AF892003

E-BOOK INSIDE

Mit diesem Buch erhalten Sie einen Download-Code für die PDF-Version dieses Buches.

So laden Sie Ihr E-Book inside herunter:

1. Öffnen Sie die Website: http://www.beltz.de/ebookinside
2. Geben Sie den untenstehenden Download-Code ein und füllen Sie das Formular aus.
3. Mit dem Klick auf den Button am Ende des Formulars erhalten Sie Ihren persönlichen Download-Link.
4. Beachten Sie bitte, dass der Code nur einmal gültig ist. Bitte speichern Sie die Datei auf Ihrem Computer.

Download-Code

2ZLS55BY

Zens • Jacob

Schwierige Situationen in der Schematherapie

Christine Zens • Gitta Jacob

Schwierige Situationen in der Schematherapie

Mit E-Book inside

BELTZ

Anschriften der Autorinnen:

Dipl.-Psych. Christine Zens
Institut für Schematherapie Hamburg
Psychotherapeutische Praxis
Harvestehuder Weg 98
20149 Hamburg
E-Mail: christine.zens@hamburg.de

PD Dr. Gitta Jacob
GAIA AG
Gertigstraße 12–14
22303 Hamburg
E-Mail: gitta.jacob@gaia-group.com

E-Book ISBN 978-3-621-28174-4

Das Werk und seine Teile sind urheberrechtlich geschützt. Jede Nutzung in anderen als den gesetzlich zugelassenen Fällen bedarf der vorherigen schriftlichen Einwilligung des Verlages. Hinweis zu § 52 a UrhG: Weder das Werk noch seine Teile dürfen ohne eine solche Einwilligung eingescannt und in ein Netzwerk eingestellt werden. Dies gilt auch für Intranets von Schulen und sonstigen Bildungseinrichtungen.

Haftungshinweis: Trotz sorgfältiger inhaltlicher Kontrolle übernehmen wir keine Haftung für die Inhalte externer Links. Für den Inhalt der verlinkten Seiten sind ausschließlich deren Betreiber verantwortlich.

1. Auflage 2014

© Beltz Verlag, Weinheim, Basel 2014
Programm PVU Psychologie Verlags Union
http://www.beltz.de

Lektorat: Dr. Svenja Wahl
Herstellung: Sonja Frank
Reihengestaltung: Federico Luci, Odenthal
Umschlagbild: Getty Images, München
Satz: Beltz Bad Langensalza GmbH, Bad Langensalza
Gesamtherstellung: Beltz Bad Langensalza GmbH, Bad Langensalza

Printed in Germany

ISBN 978-3-621-28100-3

Inhaltsübersicht

Inhalt

Vorwort

Die Schematherapie wurde von Jeffrey Young vor allem auch für Patienten mit Persönlichkeitsstörungen entwickelt. Insofern arbeiten Schematherapeuten gewissermaßen von vornherein sehr oft mit interaktionell herausfordernden und symptomatisch schwer gestörten Patienten, was schwierige Therapiesituationen mit sich bringt.

Schwierige Situationen in der Therapie haben häufig damit zu tun, dass Patienten und Patientinnen intensiv vermeiden oder sich im Kontakt problematisch verhalten, z. B. sehr nachgiebig oder auch abwertend sind. Diese Verhaltensweisen können mit Hilfe des schematherapeutischen Modusmodells gut analysiert, konzeptualisiert und therapeutisch bearbeitet werden.

Aufbau und Gebrauch dieses Buches

Das Buch folgt dem Prinzip eines pragmatischen Nachschlagewerks. Jedes Kapitel behandelt eine Klasse typischer schwieriger Situationen. Durch zusätzliche Verweise zwischen den Kapiteln kann der Leser rasch eine Hilfestellung für seine spezifische problematische Therapiesituation finden. Das Buch bezieht sich dabei meist auf typische Fälle in der ambulanten psychotherapeutischen Regelversorgung, viele Vorschläge lassen sich jedoch auch in der stationären Psychotherapie umsetzen.

Im Einführungskapitel wird ein kurzer Überblick über den schematherapeutischen Ansatz und die Arbeit mit dem Moduskonzept gegeben, u. a. zu Fallkonzeptualisierung und Behandlungsplanung. Auf dieser Grundlage kann mit dem für die eigene Problemsituation passenden Kapitel weitergearbeitet werden.

Jeder Buchteil bezieht sich auf eine bestimmte Modusklasse. Die Reihenfolge der Buchteile folgt dabei dem typischen Behandlungsverlauf der Schematherapie. In der Regel werden zunächst die Bewältigungsmodi bearbeitet, um zu dem verletzbaren Kindmodus vorzudringen und diesen in den Mittelpunkt der Therapie zu stellen. Parallel dazu werden auch weitere dysfunktionale Kindmodi beachtet. Die dysfunktionalen Elternmodi werden oft erst im Anschluss an diese Arbeit in den Fokus der Behandlung gestellt.

Zu jeder Modusklasse wird in den sogenannten »Basics-Kapiteln« eine kurze Einführung gegeben, in der die wichtigsten Eigenschaften und therapeutischen Prinzipien zusammengefasst sind. Die darauffolgenden Kapitel behandeln die für die jeweilige Modusklasse typischen schwierigen Situationen. Hier geht es jeweils darum, die in einer bestimmten Therapiesituation im Vordergrund stehende Moduskonstellation und die dazugehörigen Gefühle und Bedürfnisse herauszuarbeiten. Für die Lösung liegt das Augenmerk neben dem korrekten Einsatz von kognitiven, emotionsbasierten und übenden Techniken immer auch auf der jeweiligen Gestaltung der therapeutischen Beziehung. Im Rahmen emotionsfokussierter Techniken werden häufig Stuhldialoge eingesetzt, weil diese Technik sich zur Bearbeitung vieler schwieriger Therapiesituationen besonders gut eignet.

Jedes Kapitel zu einer bestimmten schwierigen Situation beginnt mit ein oder mehreren Fallbeispielen zur Verdeutlichung des jeweiligen Problems. Danach werden die Besonderheiten dieser Situationen herausgearbeitet und Vorschläge zur Lösung entwickelt. Dabei wird immer auch auf mögliche individuelle Muster von Therapeuten eingegangen, die in der beschriebenen Situation mit den Patientenmustern interagieren können. Die Lösungsstrategie wird beispielhaft anhand der Fälle konkretisiert und das Vorgehen entsprechend veranschaulicht. Eine Liste mit »Dos and Don'ts« schließt jedes dieser Kapitel ab.

Im abschließenden Buchteil »Schwierige Therapiesituationen und Anteile des Therapeuten« wird eine eher selbsterfahrungsbezogene Perspektive eingenommen und schwierige Situationen in Abhängigkeit von den Mustern des Therapeuten beschrieben. Auch hier werden typische Moduskonstellationen und Lösungsvorschläge nach dem schematherapeutischen Ansatz vorgestellt. Es war uns ein besonderes Anliegen, diesen Fokus in das Buch aufzunehmen, weil wir selbst für unsere eigene Arbeit und privaten Beziehungen sehr von der Auseinandersetzung mit eigenen Schemata und Modi profitiert haben. Zudem bekommen wir von Kollegen in der Selbsterfahrung und Supervision immer wieder die Rückmeldung, dass dieser Ansatz für die eigene Entwicklung außerordentlich hilfreich sein kann.

Hinsichtlich der Verwendung der Geschlechtsform haben wir uns dafür entschieden, abwechselnd von Patientinnen und von Patienten bzw. von Therapeuten und von Therapeutinnen zu schreiben. Das erschien uns lesbarer als jede kombinierte Form und bildet die Realität besser ab als die Entscheidung für nur eine der beiden Formen.

Ganz sicher decken die hier dargestellten Situationen nicht alle Schwierigkeiten ab, die im Kontext einer schematherapeutischen Behandlung auftreten können. Um die Situationen und Lösungsstrategien fortlaufend praxisnah ergänzen und aktualisieren zu können, würden wir uns sehr über kollegiales Feedback und Anregungen freuen (unter schematherapie@hamburg.de).

Danksagung

Diesem Buch liegen unsere Erfahrungen mit eigenen Patientinnen und Patienten sowie die Schwierigkeiten und Fragen von Teilnehmern in unseren (teilweise gemeinsam durchgeführten) Workshops und Supervisionen zugrunde. Wir danken unseren Teilnehmerinnen für die Offenheit, ihre Fragen und Probleme mit uns zu teilen und sowohl uns als auch andere Teilnehmer an der Entwicklung von Lösungswegen teilhaben zu lassen. Zudem danken wir unseren Patienten dafür, dass sie mit uns immer wieder kreative Wege gemeinsam gegangen sind, um Lösungen für »vertrackte« Situationen zu finden.

Wir hatten das Glück, die Schematherapie von hervorragenden Lehrern und Vorbildern zu lernen und gemeinsam mit engagierten Kollegen einzusetzen und voneinander weiterzulernen. Unser Dank gilt neben vielen anderen insbesondere Arnoud Arntz, Heinrich Berbalk, David Bernstein, Joan Farrell, Eva Fassbinder, Hannie van Genderen, Silka Hagena, Jürgen Kempkensteffen, Vivian Rahn, Laura Seebauer, Ida Shaw, Jeffrey Young und Gerhard Zarbock.

Die Zusammenarbeit mit dem Beltz Verlag, insbesondere mit Frau Dr. Svenja Wahl und Frau Andrea Schrameyer, war höchst angenehm und produktiv. Von den Büchern und Ideen von Alexander Noyon und Thomas Heidenreich haben wir sehr viel gelernt und profitiert. Nicht zuletzt waren unsere Partner und Familien bereit, unsere durch das Schreiben dieses Buches entstandene Zusatzbelastung mitzutragen – danke auch dafür!

Hamburg, im Herbst 2013 *Christine Zens und Gitta Jacob*

Einführung in die Schematherapie

Die Schematherapie nach Jeffrey Young (Young, 1994; Young et al., 2008) ist eine aktuelle Weiterentwicklung der Kognitiven Verhaltenstherapie (KVT) für Patienten mit Persönlichkeitsstörungen und chronifizierten Achse-I-Störungen. Nachdem sich Young ursprünglich mit dem Schemakonzept befasste, entwickelte er zur Behandlung schwerer Persönlichkeitsstörungen schon bald den Modusansatz der Schematherapie. Dieser wurde vor allem durch die Arbeitsgruppe von Arnoud Arntz (Maastricht) erweitert und erforscht (z. B. Giesen-Bloo et al., 2006; Arntz & van Genderen, 2010). In Deutschland wurde die Einführung der Schematherapie maßgeblich durch Heinrich Berbalk initiiert (z. B. Berbalk & Kempkensteffen, 2000; Berbalk & Young, 2009).

Young erweiterte das klassische Vorgehen der KVT unter anderem um die Konzepte der Bindungstheorie (Bowlby, 1969), der Bedürfnisorientierung humanistischer Ansätze (Rogers, 1961), der Transaktionsanalyse (Berne, 1967) sowie einen starken Fokus auf biografische Aspekte für die Entstehung psychischer Störungen, der auch ein Kernelement tiefenpsychologischer Arbeit darstellt. Auch integrierte er erlebnisorientierte Techniken z. B. aus der Gestalttherapie und dem Psychodrama (Kellogg, 2004) sowie der Hypnotherapie und anderen imaginativen Verfahren (Edwards, 2007). Der Aspekt der Interaktion verschiedener Anteile des Selbst – entsprechend der »Modi« im Konzept der Schematherapie – findet sich auch in der KVT (Beck et al., 1990) und anderen sog. »Teileansätzen« (Übersicht in Hesse, 2009) wieder.

Zentrale Konzepte der Schematherapie

Die Schematherapie verbindet auf der Grundlage der therapeutischen Beziehungsgestaltung mit dem Ansatz des »Limited Reparenting« kognitive, erlebnisorientierte und behaviorale Techniken zu einem systematischen und transparenten therapeutischen Vorgehen. Empirische Studien z. B. bei Patienten mit Borderline- oder Cluster-C-Persönlichkeitsstörungen belegen die hohe Wirksamkeit dieser Methode (Überblick zum Forschungsstand in Jacob & Arntz, 2013b).

Grundlegende Konzepte in der Schematherapie sind die maladaptiven Schemata und die daraus abgeleiteten Schemamodi. Da die positiven Wirksamkeitsnachweise bei Patienten mit Persönlichkeitsstörungen alle mit dem Schemamodusansatz erbracht wurden, beziehen wir uns in diesem Buch primär auf diesen Ansatz. Für eine Vertiefung der hier dargestellten Konzepte verweisen wir auf die vorliegende Grundlagenliteratur (Young et al., 2008; Jacob & Arntz, 2011).

Maladaptive Schemata und Schemabewältigung

Ein maladaptives Schema wird definiert als »umfassendes Thema oder Muster, das aus Erinnerungen, Emotionen, Kognitionen und Körperempfindungen besteht, welches in

Kindheit oder Adoleszenz entstanden ist und im Laufe des Lebens weiter ausgeprägt wurde« (Young et al., 2005, S. 36). Schemata entstehen im Zusammenspiel mit dem angeborenen Temperament (nach Kagan et al., 1988), wenn grundlegende Kernbedürfnisse (s. auch Kap. 13) in Kindheit und Jugend anhaltend nicht erfüllt wurden. Young beschreibt auf der Grundlage von klinischen Erfahrungen 18 maladaptive Schemata, die er entsprechend der Kernbedürfnisse fünf Schemadomänen zuordnet. Tabelle 1 zeigt die Grundbedürfnisse, die Schemadomänen und die jeweils dazugehörigen Schemata.

Tabelle 1 Kernbedürfnisse, Schemadomänen und dazugehörige Schemata (nach Young et al., 2008)

Bedürfnisse	**Schemadomänen**	**Schemata**
Sichere Bindung (Sicherheit, Stabilität, Akzeptanz, Versorgung/Schutz)	Abgetrenntheit und Ablehnung	Verlassenheit/Instabilität Misstrauen/Missbrauch Emotionale Entbehrung Unzulänglichkeit/Scham Soziale Isolation/Entfremdung
Autonomie, Kompetenz, Identitätsgefühl	Beeinträchtigung von Autonomie und Leistung	Abhängigkeit/Inkompetenz Verletzbarkeit durch schädigende Einflüsse Verstrickung/Unentwickeltes Selbst Versagen
Realistische Grenzen und Selbstkontrolle	Beeinträchtigung im Umgang mit Begrenzungen	Anspruchshaltung/Grandiosität Unzureichende Selbstkontrolle/Selbstdisziplin
Freiheit im Ausdruck von Bedürfnissen und Emotionen	Fremdbezogenheit	Unterwerfung Selbstaufopferung Streben nach Zustimmung und Anerkennung
Spontanität und Spiel	Übertriebene Wachsamkeit und Gehemmtheit	Negativität/Pessimismus Emotionale Gehemmtheit Unerbittliche Standards/Überkritische Haltung Strafneigung

Schemata bilden das emotionale Wissensspektrum eines erwachsenen Menschen ab und beeinflussen die Wahrnehmung aktueller Situationen und die jeweilige Reaktion. Wird ein maladaptives Schema aktiviert, so sind damit in der Regel starke negative Gefühle wie z. B. Wut, Trauer oder Angst verbunden. Die darauf folgende Reaktion (Schemaoperation) kann sowohl funktional als auch dysfunktional sein, letztere entspricht einer maladaptiven Bewältigungsreaktion. Young unterscheidet die Schemabewältigungsmechanismen der Unterwerfung, Vermeidung und Überkompensation. Diese sind nicht überdauernd, sondern können je nach Situation variabel auftreten. Dysfunktionale Bewältigungsstrategien wirken schemaerhaltend, da dem eigentlichen Mangel an Befriedigung von Grundbedürfnissen nicht entgegengewirkt werden kann und so keine korrigierenden Erfahrungen gemacht werden (Zens & Jacob, 2013). Tabelle 2 zeigt die verschiedenen Bewältigungsstrategien sowie je ein Beispiel für verschiedene Schemabewältigungsreaktionen beim Schema »Misshandlung/Missbrauch«.

Tabelle 2 Dysfunktionale Schemabewältigungsreaktionen (nach Young et al., 2008)

Erduldung/Unterwerfung	Vermeidung	Überkompensation
Sich in ein Schema fügen, sich entsprechend verhalten. Dem Schema nachgeben, als sei es wahr oder notwendig	Das Leben so arrangieren, dass ein Schema bzw. die damit verbundenen Emotionen nicht aktiviert werden	Das Schema bekämpfen, indem man sich so verhält, als sei das Gegenteil zutreffend
Ertragen von Misshandlung durch andere	Medikamentenmissbrauch, um Gefühle nicht zu spüren	Das Gegenüber dominieren durch z. B. Aggressivität

Der Modusansatz der Schematherapie

Aufgrund der Vielzahl der Schemata und möglicher Reaktionen, die zum Teil nur schwer voneinander abgrenzbar sind, wird eine systematische Fallkonzeptualisierung und Behandlungsplanung oftmals unübersichtlich. Der Schemamodusansatz reduziert diese Komplexität, indem Schemata und Schemaoperationen anhand des dominierenden Affektzustands zusammengefasst beschrieben werden. Dadurch können die beteiligten Schemata gemeinsam bearbeitet werden, ohne sie jeweils explizit benennen zu müssen. Der Modusansatz ist für Patienten gut zugänglich und ermöglicht in der praktischen Arbeit die schnelle und flexible Ableitung konkreter therapeutischer Strategien.

Ein Modus ist definiert als der in einer Person in einer Situation aktuell vorherrschende Gesamtzustand und erfasst alle in diesem Moment erlebten Schemata, Emotionen und Schemaoperationen. Während ein Schema eher als »Trait« bezeichnet werden kann, stellt ein Modus eher einen »State« dar. Der Schemamodusansatz umfasst sowohl ein störungsübergreifendes Modell als auch störungsspezifische Ansätze.

Dabei werden grundsätzlich vier Moduskategorien unterschieden:

- **Funktionale Modi** *(gesunder Erwachsenenmodus, glücklicher Kindmodus)* beschreiben gesunde Anteile einer Person. Im *Modus des glücklichen Kindes* können Ressourcen neu aufgebaut werden, damit sind insbesondere Aspekte wie Spaß und kindliches Vergnügen verbunden. Im *Modus des gesunden Erwachsenen* kann eine Person ihre eigenen Ziele in Abstimmung mit der Umwelt verfolgen. Sie kann Verantwortung übernehmen, Pflichten erfüllen und ist zu ausreichender Selbstfürsorge in der Lage.
- Mit den **maladaptiven Kindmodi** *(verletzbare, ärgerliche oder undisziplinierte Kindmodi)* sind intensive negative Gefühle wie z. B. Angst, Ohnmacht, Trauer, Verzweiflung oder Wut verbunden. Hier werden auch Impulsivität, Trotz und Undiszipliniertheit eingeordnet. Objektiv betrachtet sind diese Affekte in der jeweils aktuellen Situation oft nicht angemessen; stattdessen sind damit häufig solche Kindheitserinnerungen assoziiert, in denen es zu einer Frustration von Grundbedürfnissen gekommen ist. Diese Verbindung wird offensichtlich, wenn Patienten angeben, sich jetzt »wie ein Kind mit ... Jahren« zu fühlen (s. auch Kap. 13, 16, 18).
- Wenn **dysfunktionale Elternmodi** *(strafender Elternmodus, leistungsfordernder oder emotional fordernder Elternmodus)* aktiviert sind, erleben Personen extrem negative Gefühle in Form von z. B. Selbsthass und Druck. Sie entwerten und bestrafen sich, machen sich selbst Vorwürfe oder stellen sich übertriebene Anforderungen in Bezug auf Leistung oder das Wohlergehen anderer. Elternmodi entwickeln sich durch den Einfluss wichtiger Bezugspersonen in Kindheit und Jugend, worunter neben den Eltern auch Peers und andere Personen und Erfahrungen eine große Rolle spielen können (s. auch Kap. 21).
- Die **dysfunktionalen Bewältigungsmodi** *(Unterwerfungs-, Vermeidungs- oder Überkompensationsmodi)* dienen dazu, eine Person vor starken negativen Gefühlen zu schützen, was zu einer kurzfristigen Entlastung führt. Diese negativen Gefühle sind oftmals mit Eltern- oder Kindmodi verbunden. Im Gegensatz zu den Kindmodi wird in diesem Anteil das tatsächliche Alter als »gefühltes Alter« angegeben (s. auch Kap. 1, 6, 8).

Ursprünglich wurden von Young zehn verschiedene Modi beschrieben. In den Weiterentwicklungen der Arbeitsgruppe von Arnoud Arntz (Universität Maastricht; z. B. Bamelis et al., 2011), die ihre Überlegungen vor allem aus der Forschung zur Schematherapie bei Patienten mit verschiedenen Persönlichkeitsstörungen ableiteten, wurden diese Modi weiter ausdifferenziert. Tabelle 3 zeigt die Schemamodi im Detail.

Tabelle 3 Schemamodi (nach Lobbestael et al., 2007)

Kindliche Modi	
Verletzbarkeit	**Verletzbares, einsames Kind** Fühlt sich wie ein verletzbares und einsames Kind, das nur dann Aufmerksamkeit bekommt, wenn es den Wünschen der Eltern entspricht. Weil die wichtigsten emotionalen Bedürfnisse des Kindes dabei unerfüllt bleiben, fühlt sich der Patient einsam, leer, ungeliebt, wertlos und nicht liebenswürdig.
	Verlassenes oder missbrauchtes Kind Erlebt die schweren emotionalen Schmerzen und Verlassenheitsängste von Vernachlässigung oder Missbrauch. Fühlt sich traurig, ängstlich, bedroht, extrem verletzlich, hilf- und hoffnungslos, bedürftig, wertlos und verloren. Patienten in diesem Zustand erscheinen fragil und kindlich; sie fühlen sich hoffnungslos allein und suchen nach einer fürsorglichen Elternfigur.
	Dependentes Kind Fühlt sich wie ein hilfloses kleines Kind, das von den Anforderungen des Erwachsenenlebens überfordert ist. Patienten in diesem Zustand sind auf der Suche nach Unterstützung und Versorgung.
Ärger	**Ärgerliches Kind** Ist ärgerlich, wütend und frustriert, weil emotionale (oder körperliche) Kernbedürfnisse nicht erfüllt werden. Der Ärger wird unangemessen ausgedrückt, sodass sich andere Menschen vor den Kopf gestoßen fühlen.
	Wütendes Kind Intensive, unkontrollierte Gefühle von Wut oder Zorn, in denen der Patient andere Menschen verletzt oder Dinge beschädigt. Affekt eines »außer Rand und Band« geratenen Kindes, das schreit und sich heftig und impulsiv gegen einen (vermeintlichen) Gegner wehrt.
Mangel an Disziplin	**Impulsives Kind** Handelt impulsiv, um situativ eigene Bedürfnisse zu befriedigen, ohne dabei Rücksicht auf andere Personen oder mögliche negative Konsequenzen zu nehmen. Hat Schwierigkeiten, auf kurzfristige Verstärkung zugunsten längerfristiger Ziele zu verzichten.
	Undiszipliniertes Kind Kann sich nicht dazu bringen, Routinetätigkeiten oder langweilige Aufgaben zu erledigen. Ist schnell frustriert, gibt leicht auf. Kann auch verwöhnt wirken.

►

Tabelle 3 (Fortsetzung)

Glück	**Glückliches Kind** Ist zufrieden, da die emotionalen Kernbedürfnisse erfüllt sind. Fühlt sich geliebt, mit anderen verbunden, sicher, wertvoll, zuversichtlich, kompetent, widerstandsfähig, anpassungsfähig, optimistisch und spontan.
Dysfunktionale Elternmodi	
Strafe	**Strafender Elternteil** Internalisierte Stimme von Elternteilen oder anderen wichtigen Bezugspersonen, die den Patienten kritisieren und bestrafen. Patienten in diesem Modus hassen und verachten sich selbst und bestrafen sich dafür, dass sie normale Bedürfnisse haben oder zum Ausdruck bringen. Der Tonfall in diesem Modus ist hart, kritisch und unversöhnlich. Hinweise sind exzessive Selbstkritik, Selbstverachtung, Selbstverletzungen, suizidale Tendenzen und andere selbstschädigende Verhaltensweisen. Auch Schuldvorwürfe können biografisch als Strafe eingesetzt worden sein und so in diesem Modus aufgehen.
Fordern	**Fordernder Elternteil** Vertritt extrem hohe Standards und vermittelt, dass es wichtig ist, perfekt zu sein, alles richtig zu machen, immer effektiv zu sein oder einen hohen Status anzustreben (leistungsfordernder Elternmodus) und/oder bescheiden zu bleiben und die Bedürfnisse anderer vor die eigenen zu stellen (emotional fordernder Elternmodus). Spontanität und der Ausdruck eigener Gefühle erscheinen unzulässig. Tritt in Form perfektionistischer Standards und/oder einer überkritischen Haltung auf. Werden die Anforderungen nicht erfüllt, kommt es schnell zu Versagens- oder Schuldgefühlen.
Maladaptive Bewältigungsmodi	
Unterwerfung	**Kapitulation oder bereitwillige Unterwerfung (Erduldung)** Handelt passiv und unterwürfig auch gegen eigene Interessen, sucht Rückversicherung aus Angst vor Konflikten oder Zurückweisung. Lässt passiv zu, dass andere schlecht mit ihm umgehen bzw. unternimmt nichts, um eigene gesunde Bedürfnisse zu erfüllen. Erhält selbstzerstörerische Schemamuster durch das eigene Handeln und die Menschen, mit denen Umgang gesucht wird. Ein Patient ist in diesem Modus in erster Linie in Kontakt damit, was andere brauchen oder wollen, und fühlt sich dann sicher, wenn er darauf eingeht und die Wünsche anderer erfüllt. Er erlebt es z. B. emotional als stimmig oder richtig, wenn er sich um jemand anderen kümmert, dabei ist die Fürsorge für andere übermäßig und hat für den Patienten problematische Konsequenzen.

▶

Tabelle 3 (Fortsetzung)

Vermeidung	**Distanzierter Beschützer** Zieht sich durch emotionale Distanzierung von emotionalem Leid zurück. Die Emotionen scheinen abgestellt; zu anderen Menschen wird kein Kontakt hergestellt, Unterstützung zurückgewiesen. Das Handeln wirkt u. U. roboterhaft. Typische Hinweise sind z. B. Depersonalisation, innere Leere, Langeweile, Substanzmissbrauch, Selbstverletzungen oder psychosomatische Beschwerden.
	Vermeidender Beschützer Bei diesem Modus liegt der Schwerpunkt des Bewältigungsverhaltens auf der konkreten Vermeidung von Situationen, durch die eine Auslösung negativer Gefühle unterbunden werden soll. Vermieden werden z. B. soziale Kontakte, aber auch Leistungssituationen oder intensive Sinneseindrücke und Erlebnisse.
	Ärgerlicher oder klagsamer Beschützer Stellt Distanz zu anderen Menschen durch Zeigen von Ärger oder Unzufriedenheit her. Schimpft über das Gegenüber, über andere Personen oder über äußere Umstände, insbesondere wenn eigene Probleme oder Schwächen thematisiert werden sollten. Das Gegenüber erlebt den Ärger nicht als intensiv, sondern eher als Mittel, um Distanz herzustellen. Anstelle von Ärger kann auch Klagen, etwa über Schmerzen oder die schlechte Stimmung, eingesetzt werden, um diese Distanz zu schaffen.
	Distanzierende Selbstberuhigung oder -stimulation Schaltet Gefühle aus, indem er sich mit anderen Dingen beschäftigt, die beruhigen oder stimulieren. Stimulierend wirken vor allem Verhaltensweisen wie Arbeitssucht, Glücksspiel, Substanzmissbrauch, exzessiver Sport oder Promiskuität. Beispiele für eher besänftigende Aktivitäten sind Computerspiele sowie übermäßiges Essen, Fernsehen oder Tagträumen.

►

Tabelle 3 (Fortsetzung)

Überkompensation	**Narzisstische Selbstüberhöhung** Verhält sich so, als habe er besondere Rechte. Tritt kompetitiv, grandios oder missbrauchend auf, um seine Wünsche zu erfüllen. Ausgeprägter Egozentrismus mit wenig Empathie für andere. In diesem Modus wird geprahlt und angegeben, um Bewunderung zu ernten, sich selbst zu erhöhen und aufzublähen.
	Suche nach Aufmerksamkeit und Bestätigung Versucht sich immer in den Mittelpunkt zu stellen, um Gefühle von Bedeutungslosigkeit oder Minderwertigkeit nicht spüren zu müssen. Interagiert und verhält sich dramatisch, um Aufmerksamkeit und Bestätigung zu erhalten. Das Auftreten wirkt gegebenenfalls oberflächlich, z. T. auch übermäßig flirtend oder sexualisiert.
	Übermäßige perfektionistische oder misstrauische Kontrolle Versucht sich vor vermeintlichen (oder realen) Bedrohungen zu schützen durch erhöhte Aufmerksamkeit, Grübeln und extreme Kontrolle. Es können zwei Subtypen unterschieden werden: In dem Modus der übermäßigen perfektionistischen Kontrolle liegt der Fokus auf Perfektionismus, um Kritik, Unglück, Fehler oder Schuldgefühle zu vermeiden. Das Verhalten in diesem Modus kann auch die Form extremen Kümmerns annehmen, um die Umgebung zu kontrollieren (»Märtyrer-Modus«). In dem Modus der übermäßigen misstrauischen Kontrolle steht extreme Wachsamkeit im Vordergrund; andere Menschen und ihr Verhalten werden dauernd auf Indizien für Böswilligkeit geprüft.
	Einschüchterer-Modus (Schikane und Angriff; Bully and Attack) Schädigt und kontrolliert andere vorsätzlich verbal, emotional, physisch, sexuell oder durch antisoziale Handlungen, auch mit sadistischen Zügen. Kann Missbrauch überkompensieren oder zu verhindern suchen.
	Gerissener Täuscher (Betrugs-Modus) Lügt gezielt, um andere zu täuschen, sich selbst in einem guten Licht erscheinen zu lassen und eigene Ziele zu erreichen. Steht oft im Zusammenhang mit Betrug oder Hochstapelei.
	Beute-Modus (Raubtier-/Killer-Modus) Ist absichtlich und kaltblütig aggressiv, um eigene Ziele zu erreichen, Bedürfnisse durchzusetzen oder Gegner aus dem Weg zu räumen. Steht oft im Zusammenhang mit schweren Delikten bei forensischen Patienten.

►

Tabelle 3 (Fortsetzung)

Modus des gesunden Erwachsenen	
Erwachsen	**Gesunder Erwachsener** Dieser Modus ist verbunden mit angemessenen erwachsenen Funktionen wie Arbeit, Partnerschaft, Elternschaft oder der Übernahme von Verantwortung und Verpflichtungen sowie mit angenehmen erwachsenen Aktivitäten wie intellektuellen, ästhetischen und kulturellen Interessen, Sexualität, Gesundheitsfürsorge oder Sport.

Diagnostik und Indikation

Nachdem im Rahmen der Anamnese grundlegende Informationen über die Symptomatik und die Problemzusammenhänge erhoben wurden, gegebenenfalls unter Einbeziehung standardisierter Testdiagnostik und weiterer Informationsquellen, kann die Entscheidung für oder gegen eine Schematherapie gefällt werden.

Indikation und Kontraindikation

Die Schematherapie ist immer dann indiziert, wenn die Probleme eines Patienten oder einer Patientin biografisch mit begründet sind und er bzw. sie von den Hauptkomponenten der Schematherapie, also der intensiven therapeutischen Beziehungsgestaltung sowie den emotionsfokussierten Verfahren, profitieren kann (vgl. Zens & Jacob, 2012). Die Schematherapie gilt als indiziert für die Behandlung von Patienten mit Persönlichkeitsstörungen, Persönlichkeitsakzentuierungen sowie chronifizierten Achse-I-Störungen wie z. B. Zwangs- oder Essstörungen. Zudem findet sie Anwendung in der Suchttherapie (Ball & Young, 2000), bei der Arbeit mit forensischen Patienten (Bernstein et al., 2007) und Jungerwachsenen (Zens & Hagena, 2013). Erfolgreiche Entwicklungen gibt es bei der Anwendung schematherapeutischer Konzepte im Gruppensetting (Farrell & Shaw, 2013), in der Paartherapie (vgl. Roediger, 2011a) sowie bei Kindern und Jugendlichen (Loose et al., 2013).

Als Kontraindikationen sind grundsätzlich akute Störungsbilder zu nennen, z. B. bedrohliches Untergewicht bei Anorexia Nervosa. Bei Patienten mit psychotischen Symptomen, starkem Substanzmittelmissbrauch, hirnorganischen Veränderungen oder ausgeprägten frühen Entwicklungsstörungen ist die Schematherapie ebenfalls nicht indiziert. Unter sorgfältiger Beachtung der individuellen Belastbarkeit und Sicherstellung des geeigneten Settings gibt es jedoch erste positive Berichte hinsichtlich der Integration schematherapeutischer Elemente in die Behandlung dieser Störungsbilder.

Psychometrische Diagnostik

Die schemaspezifische Diagnostik (Jacob & Arntz, 2013b) erfolgt mit dem Young Schema Questionnaire (YSQ, Überblick in Oei & Baranoff, 2007), mit dessen Hilfe die

18 Schemata nach Young erhoben werden können. Mit dem Schema Mode Inventory (SMI, Lobbestael et al., 2010) können 14 Modi des Schemamoduskonzepts erfasst werden. Beide Fragebögen haben sich in bisherigen Studien als änderungssensitiv erwiesen und zeigen insgesamt zufriedenstellende psychometrische Eigenschaften. Normen liegen bislang noch nicht vor, entsprechende Studien sind in Vorbereitung.

Therapeutisches Vorgehen

Fallkonzeptualisierung und Psychoedukation

Im Interview sowie durch Selbst- und Fremdbeobachtung werden die wichtigsten Symptome, Probleme, Muster und eventuelle interaktionelle Störungen von Patienten erfasst und anhand ihrer zentralen affektiven Qualität den beschriebenen Modi zugeordnet. Auch ein möglicherweise auffälliger Interaktionsstil innerhalb der therapeutischen Beziehung gibt Aufschlüsse über die Modi von Patienten. Hier ist es besonders wichtig, von Beginn an auf eventuelle Bewältigungsmodi zu achten und gegebenenfalls frühzeitig behutsam anzusprechen. Wirkt eine Patientin z. B. sehr rational und wenig betroffen, dann liegt möglicherweise ein Vermeidungsmodus vor (s. Kap. 2). Bei einem Unterwerfungsmodus tendiert ein Patient evtl. dazu, alles in der Therapie »abzunicken« und gut zu finden (s. Kap. 7). Überkompensationsmodi behindern in Form von Abwertung (s. Kap. 9) oder extremer Aufwertung der Therapeutin (s. Kap. 12) den therapeutischen Prozess.

Neben auffälligen interaktionellen Mustern sowie den zentralen Symptomen und Problemen sind biografische Informationen wichtig für die Fallkonzeptualisierung. Diese werden meist schon in der Anamnese ausführlich berichtet. Zusätzlich können diagnostische Stuhldialoge oder Imaginationsübungen durchgeführt werden. Innerhalb einer diagnostischen Imagination wird die Patientin angeleitet, anhand der emotionalen Qualität der Vorstellung eine Verbindung zwischen einer Kindheitssituation und einem aktuell belastenden Ereignis herzustellen (Affektbrücke). Dabei ist das Ziel an dieser Stelle nicht die Veränderungsarbeit. Stattdessen ist gerade das emotionale Erleben der biografischen Zusammenhänge für Patienten wichtig, um ein tieferes Verständnis der Problematik zu gewinnen und sich für weitere therapeutische Schritte zu motivieren.

Die so gewonnenen Informationen werden in der Therapiesitzung grafisch als individuelles Modusmodell aufbereitet, sinnvollerweise auf einem Flip-Chart. Anschließend kann das Blatt z. B. abfotografiert und der Patientin mit der Hausaufgabe mitgegeben werden, die Informationen noch einmal zu sortieren und für sich geordneter zu skizzieren. Grundsätzlich wird jedes Modusmodell individuell erstellt. Es kann jedoch hilfreich sein, sich anhand der vorliegenden prototypischen Modelle für bestimmte (Persönlichkeits-)Störungen Anregungen zu holen (s. Jacob & Arntz, 2011) und diese individuell zu ergänzen. Dabei lassen sich auch die vorliegenden Informationsblätter und Arbeitsmaterialien gut einsetzen (z. B. Faßbinder, Schweiger & Jacob, 2011). Abbildung 1 zeigt das störungsübergreifende Modusmodell.

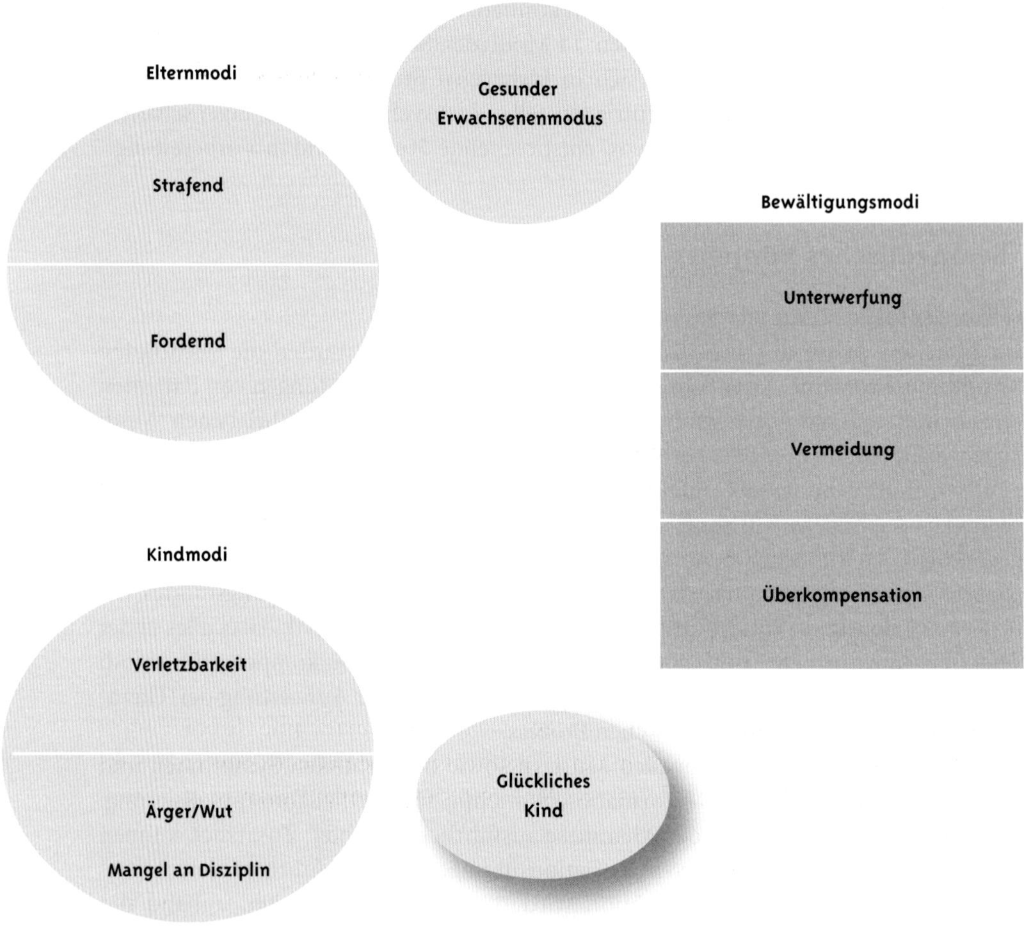

Abbildung 1 Das störungsübergreifende Modusmodell

Nicht immer lassen sich Probleme, Gefühle oder Verhaltensweisen von Beginn an einem Modus zuordnen, sind aber der Patientin oder der Therapeutin wichtig. Hilfreich ist es dann, diese Informationen am Rand des Flip-Chart-Blatts zu notieren, um sie später zu integrieren. Damit wird der Patientin auch deutlich, dass diese Informationen ernst genommen werden. Zudem treten manche Symptome bei einem Patienten auch in verschiedenen Modi auf, so können Selbstverletzungen u. a. als Selbstbestrafung (strafender Elternteil) oder als Ablenkung (distanzierter Beschützermodus) eingesetzt werden. Daher ist es gerade bei komplexen Störungen wichtig, die Zuordnung eines Symptoms auch im Verlauf der Therapie immer wieder neu zu hinterfragen.

Die Erstellung des Modusmodells erfolgt transparent im Gespräch mit der Patientin. Mögliche Widersprüche sollten aufgezeigt und später noch einmal diskutiert werden. Es muss also nicht zwangsläufig von Beginn an in jedem Punkt Einigkeit bestehen. Therapeutin und Patientin können ihre Einschätzung im Verlauf der

Therapie überprüfen. Danach gibt die Therapeutin einen Überblick über die schematherapeutische Behandlung. Dabei werden auch zentrale schematherapeutische Therapiestrategien vorgestellt, insbesondere erlebnisorientierten Techniken. Erste Erfahrungen damit können Patienten im Rahmen von diagnostischen Imaginationsübungen oder Stuhldialogen sammeln.

Ablauf und Ziele der Behandlung

Nach Etablierung des Modusmodells folgt, vor allem bei schwerer gestörten Patienten, nach Herstellung ausreichend sicherer Rahmenbedingungen zunächst die Arbeit mit den dysfunktionalen Bewältigungsmodi. Erst wenn diese anhaltend reduziert worden sind, kann intensiv mit dem verletzbaren Kindmodus gearbeitet werden, vorwiegend mit Hilfe imaginativer Übungen. Die Arbeit mit anderen kindlichen Anteilen wird nach Bedarf in die Behandlung integriert. Anschließend werden die Elternmodi begrenzt bzw. bekämpft, vor allem in Stuhldialogen und in Imaginationsübungen. In der Abschlussphase liegt der Fokus auf dem Aufbau gesunder Verhaltensmuster, dem Transfer des Gelernten in den Alltag und der Ablösung aus der Therapiebeziehung. Von diesem relativ stringenten Vorgehen kann bei Patienten mit leichteren Störungen auch abgewichen werden. Ergänzend zur therapeutischen Behandlung können Arbeitsmaterialien und Selbsthilfeliteratur herangezogen werden (z. B. Jacob, van Genderen & Seebauer, 2011; Faßbinder et al., 2011; Young, 2006).

Das Ziel der Behandlung besteht darin herauszuarbeiten, welche Kernbedürfnisse in Kindheit und Jugend nicht erfüllt wurden, welche Schemata und Modi daraus entstanden sind und wie diese sich in der Gegenwart auf die Patientin auswirken. Es sollen neue Möglichkeiten entdeckt werden, mit denen eine Patientin sich ihre Bedürfnisse auf eine angemessene Art und Weise erfüllen und Schema- bzw. Modusaktivierungen selbstständig regulieren kann. Dabei können modusspezifische Ziele beschrieben werden, die mit Hilfe kognitiver, emotionsorientierter und behavioraler Techniken sowie in der Arbeit mit der therapeutischen Beziehung erreicht werden sollen.

Modusspezifische Ziele in der Schematherapie

- Verletzbare Kindmodi werden validiert, prozessiert, getröstet und gestärkt. Patienten sollen sich diesen Anteilen zuwenden, ihre Bedürfnisse und Gefühle anerkennen (s. Kap. 13).
- Ärgerliche und wütende Kindmodi werden ventiliert und gegebenenfalls begrenzt. Dahinter liegende Bedürfnisse werden validiert und ein angemessener Bedürfnisausdruck angeleitet (s. Kap. 16).
- Impulsive und undisziplinierte Kindmodi werden in ihren Bedürfnissen wahrgenommen, jedoch auch begrenzt. Der Aufbau von Frustrationstoleranz (s. Kap. 18) wird angeleitet.

▶

- Dysfunktionale Bewältigungsmodi werden benannt und ggfs. empathisch konfrontiert, in Bezug auf die Funktionalität in der Vergangenheit validiert und bzgl. der Gegenwart hinterfragt und reduziert (s. Kap. 1, 6, 8).
- Dysfunktionale Elternmodi werden hinterfragt und begrenzt oder bekämpft. Patienten sollen überzogene Ansprüche reduzieren und ein positives Selbstwertgefühl aufbauen können (s. Kap. 21).
- Der gesunde Erwachsenenmodus wird in jeder Hinsicht gestärkt, der glückliche Kindmodus in jeder Hinsicht gefördert.

Schematherapeutische Interventionsstrategien

Die schematherapeutischen Interventionsstrategien werden an dieser Stelle nur kurz beschrieben, für eine ausführliche Einführung in diese Techniken verweisen wir auf Jacob und Arntz (2011).

Kognitive Strategien. Auf dieser Ebene werden die Modi und ihr lebensgeschichtlicher Hintergrund benannt, in Bezug auf ihre aktuelle Gültigkeit und Funktionalität hinterfragt und Verzerrungen korrigiert. Dazu werden alle Techniken der Kognitiven Verhaltenstherapie sowie schemaspezifische kognitive Interventionen wie z. B. Modus-Tagebücher oder Schema- bzw. Modus-Memos (s. Abb. 2) eingesetzt. Weitere zentrale Techniken sind die Durchführung von Psychoedukationen z. B. zu Grundbedürfnissen sowie das Erstellen von Pro-Kontra-Listen, insbesondere für die Bearbeitung der Bewältigungsmodi (konkrete Beispiele finden Sie in den Kapiteln 3, 7 und 9).

Grundlegende kognitive Techniken für die jeweiligen Modi

- **Verletzbare Kindmodi:** Psychoedukation zu den Kernbedürfnissen, zu Rechten von Kindern und zur biografischen Entstehung von Kindmodi; Validieren von Gefühlen und Bedürfnissen
- **Ärgerliche/Wütende Kindmodi:** Psychoedukation zur Entstehung von Ärger und Wut; Diskussion der Angemessenheit des Ausdrucks
- **Impulsive/Undisziplinierte Kindmodi:** Psychoedukation zur Bedeutung von Frustrationstoleranz und Disziplin; Diskussion von Vor- und Nachteilen
- **Dysfunktionale Bewältigungsmodi:** Validieren der biografischen Entstehung; Diskussion der früheren und aktuellen Vor- und Nachteile (Pro-Kontra-Listen)
- **Dysfunktionale Elternmodi:** Psychoedukation zu Pflichten von Eltern; Hinterfragen von Entwertung, Schuldzuschreibung oder Verantwortungsabgabe; Disputation von Verzerrungen
- **Gesunder Erwachsenenmodus und glücklicher Kindmodus:** Verstärkung der Kognitionen in diesen Modi; Sammlung dieser Gedanken in Positiv-Listen, Tagebüchern oder per Audioaufzeichnung; positive Selbstinstruktionen mit Hilfe von Modus-Memos

Schema-/Modus-Memo

Das augenblickliche Gefühl und die Auslösesituation wahrnehmen:

Im Augenblick fühle ich (Emotionen) ____________________,

weil (Auslöser/Trigger) ____________________

Schemata bzw. Modus und dessen Ursache identifizieren:

Ich weiß, dass dies wahrscheinlich mein Schema/Modus ____________________ *ist.*

Dieses/r ist entstanden, weil (Ursprungssituation, Lerngeschichte) ____________________

____

Schema-/Modusbedingtes Denken erkennen und verändern (Realitätsprüfung):

Obwohl ich glaube (dysfunktionale Gedanken) ____________________,

ist die Realität, dass (gesunde erwachsene Sichtweise) ____________________

Beweise für die gesunde Sichtweise sind zum Beispiel ____________________

Schema-/Modusbedingtes Verhalten (z. B. Unterwerfung, Vermeidung, Überkompensation) erkennen und verändern:

Obwohl ich am ehesten (dysfunktionales Verhalten) ____________________,

kann ich stattdessen auch (alternatives gesundes Verhalten) ____________________

Mein Memo-Satz:

____

Abbildung 2 Schema-/Modus-Memo (Young et al., 2005)

Therapiebeziehung. Im Rahmen der begrenzten elterlichen Fürsorge werden vernachlässigte zentrale Kernbedürfnisse von Patienten adressiert, in den Grenzen des therapeutischen Settings erfüllt und damit gesundes und selbstfürsorgliches Verhalten modelliert. Gefühle und Bedürfnisse werden validiert und entsprechend ihrer affektiven Tönung beantwortet, d. h. die Therapeutin ist beispielsweise besonders fürsorglich bei vernachlässigten Patienten oder ermutigt dependente Patienten, selbst Verantwortung zu übernehmen und sich Dinge zuzutrauen.

Die begrenzte Nachbeelterung (Limited Reparenting) beinhaltet sowohl fürsorgliche als auch begrenzende (Limit Setting) Aspekte. Zudem ist es oftmals wichtig, Patienten mit den Auswirkungen ihres Verhaltens empathisch zu konfrontieren, ohne sie als Person zu verurteilen (s. auch Erläuterungen zu diesen Techniken in Kap. 9).

Grundlegende Aspekte der therapeutischen Beziehungsgestaltung für die jeweiligen Modi:

- **Verletzbare Kindmodi:** Aufbau einer sicherheitsgebenden und warmherzigen therapeutischen Beziehung; begrenzte elterliche Fürsorge (z. B. Trost, Zuwendung, Ermutigung) in Bezug auf die Kernbedürfnisse
- **Ärgerliche/Wütende Kindmodi:** Validierung zugrundeliegender verletzter Kernbedürfnisse; Ventilation von Ärger in der Therapiebeziehung; Konfrontation und gegebenenfalls Begrenzung zur Regulation des Ausdrucks
- **Impulsive/Undisziplinierte Kindmodi:** Annehmen der Bedürfnisse, aber auch empathisch konfrontieren und Grenzen aufzeigen
- **Dysfunktionale Bewältigungsmodi:** In ihrer Funktion zunächst validieren (entängstigen); empathisch konfrontieren, gegebenenfalls begrenzen; »Direct Bypassing«
- **Dysfunktionale Elternmodi:** Schutz des Patienten vor z. B. übermäßigem Druck, Strafe oder Schuldzuweisung
- **Gesunder Erwachsenenmodus und glücklicher Kindmodus:** Modellierung, Anleitung und Verstärkung gesunder erwachsener Verhaltensweisen; Anleitung und Verstärkung des glücklichen Kindmodus

Die Therapeutin stellt sich also auf die jeweiligen Modi der Patientin flexibel ein und orientiert sich in ihrem Vorgehen an den verletzten Kernbedürfnissen der Patientin. Die jeweiligen Interventionen sind oftmals direktiv und weniger sokratisch, da in vielen Fällen zumindest situativ kein ausreichend starker gesunder Erwachsenenmodus angenommen werden kann. Patienten benötigen dann klare Anleitung und Unterstützung. So muss ein strafender Elternmodus häufig zunächst durch die Therapeutin begrenzt werden (s. auch Kap. 23) oder eine Patientin benötigt im Verlauf des imaginativen Überschreibens Unterstützung durch die Therapeutin (s. auch Kap. 14). Im Verlauf der Therapie wird jedoch die begrenzte elterliche Fürsorge für die Kindmodi zugunsten der Autonomie eines Patienten immer weiter zurückgenommen und die Verantwortung an den gesunden Erwachsenmodus übergeben.

Für die schematherapeutische Beziehungsgestaltung sind Transparenz und Authentizität wesentlich. Auch sind die Fähigkeit zur Wahrnehmung und Reflektion der eigenen emotionalen Prozesse innerhalb der Therapie und die Bereitschaft zu einer angemessenen Selbstöffnung von zentraler Bedeutung. Schematherapeutische Selbsterfahrung sowie begleitende Supervision bzw. Intervision werden daher als äußerst relevant betrachtet, insbesondere bei der Behandlung von Patienten mit komplexen Störungsbildern (s. Kap. 24, 25).

Emotionsorientierte Strategien. Patienten sollen lernen, ihre Emotionen und Bedürfnisse zu spüren und diese angemessen auszudrücken. Zu den zentralen Techniken gehören Stuhldialoge, das imaginative Überschreiben (s. auch Hackmann et al., 2012) sowie (biografische) Rollenspiele. Nach einer Aktivierung und Aktualisierung negativer Affekte werden diese mit Hilfe der genannten Techniken in den biografischen Kontext eingeordnet und verändert.

Stuhldialoge können in verschiedenen Formaten (s. beispielsweise Kap. 5, 9, 20, 22) durchgeführt werden. Dabei werden die aktuell relevanten Modi verschiedenen Stühlen zugeordnet. Durch diese Differenzierung gewinnen Patienten mehr Klarheit bezüglich ihrer Anteile und der lebensgeschichtlichen Einbindung. Zudem können die verschiedenen Aspekte konfrontiert, begrenzt oder gefördert werden. Dabei kann die Therapeutin diese Anteile modellieren oder bestimmte Verhaltensweisen des Patienten vorsichtig spiegeln.

Das imaginative Überschreiben erfolgt, indem sich Patienten in der Vorstellung in eine emotional belastende Kindheitserinnerung hineinversetzen. Die dort frustrierten Kernbedürfnisse werden dann mit Hilfe der Therapeutin, einer Hilfsperson oder schließlich durch Patienten selbst erfüllt (s. beispielsweise Kap. 14, 17). Die so erlebte korrigierende Erfahrung wird als besonders intensiv wahrgenommen, so geben Patienten z. B. an »Jetzt weiß ich endlich, wie es sich richtig anfühlen kann!«.

Grundlegende erlebnisorientierte Techniken für die verschiedenen Modi

- **Verletzbare Kindmodi:** Anleitung korrigierender emotionaler Erfahrungen vor allem in der Imagination sowie in Stuhldialogen oder im Rollenspiel
- **Ärgerliche/Wütende Kindmodi:** Stuhldialoge zum Erleben und Ausdruck von Ärger und Wut; Ventilieren in der Imagination
- **Impulsive/Undisziplinierte Kindmodi:** Stuhldialoge zur Begrenzung der Modi und Anleitung von Disziplin und Frustrationstoleranz
- **Dysfunktionale Bewältigungsmodi:** Hinterfragen und Reduzieren der Bewältigung in Stuhldialogen
- **Dysfunktionale Elternmodi:** Stuhldialoge zum Begrenzen und Bekämpfen dieser Modi; imaginatives Überschreiben von traumatischen Erinnerungen
- **Gesunder Erwachsenenmodus und glücklicher Kindmodus:** Modellierung und Stärkung gesunder erwachsener Anteile in Stuhldialogen und Imaginationen; Förderung des glücklichen Kindmodus durch Imaginationen

Behaviorale Strategien. Hier werden alle Techniken der KVT verwendet, um ungünstige Verhaltensmuster zu reduzieren und gesunde, alternative Fertigkeiten aufzubauen, z. B. Rollenspiele, Wahrnehmungstraining, Stimuluskontrolle oder Verstärkeraufbau. Auch Gruppenprogramme können hilfreich sein, z. B. in Form von sozialen Kompetenztrainings. Einzelne Strategien, beispielsweise zur Reduktion extrem schädlicher Verhaltensweisen, können auch schon frühzeitig in der Schematherapie eingesetzt werden. In erster Linie werden diese Techniken jedoch eingesetzt, um auf der durch die vorherige therapeutische Arbeit veränderten emotionalen Grundlage Fertigkeiten aufzubauen bzw. zu trainieren.

Grundlegende behaviorale Techniken für die verschiedenen Modi

- **Verletzbare Kindmodi:** Förderung von positiven Aktivitäten und Kontakten, in denen die Bedürfnisse von Patienten angemessen berücksichtigt werden
- **Ärgerliche/Wütende Kindmodi:** Ärger- und Wutübungen (gestuft)
- **Impulsive/Undisziplinierte Kindmodi:** Stimuluskontrolle; Üben von Frustrationstoleranz und Disziplin
- **Dysfunktionale Bewältigungsmodi:** Aufbau von Alternativverhalten
- **Dysfunktionale Elternmodi:** Verstärkeraufbau, Entspannungstraining, Aufbau von Selbstverstärkung; Abbau von Selbstbestrafung, Druck und Perfektionismus
- **Gesunder Erwachsenenmodus und glücklicher Kindmodus:** Aufbau von gesunden erwachsenen Aktivitäten; Förderung von freudvollen, glücklichen Momenten

Wie aus den bisherigen Ausführungen deutlich wurde, wird in der Schematherapie ein breiter Kanon therapeutischer Methoden auf allen Ebenen des therapeutischen Geschehens eingesetzt. Die Herausforderung für die Therapeutin besteht darin, in einer gegebenen Situation mit dem Patienten zusammen ein jeweils passendes Vorgehen zu wählen. Gerade in schwierigen Situationen, die sich u. a. auch durch unbefriedigende Mitarbeit des Patienten auszeichnen, bietet diese prinzipiell große Auswahl der Therapeutin unter Umständen zu wenig Richtlinie an. Diese Lücke wollen wir mit dem vorliegenden Buch schließen, indem für wichtige und häufige schwierige Situationen das schematherapeutische Vorgehen konzeptuell und praktisch dargestellt wird.

Teil I
Schwierige Situationen mit dysfunktionalen Bewältigungsmodi: Vermeidung

1 Basics für die Bearbeitung von Vermeidungsmodi

Erscheinungsform und Auftreten. Die verschiedenen Facetten des Vermeidungsmodus zeigen sich immer dann, wenn durch eine Situation im Alltag oder in der Therapie negative Emotionen ausgelöst werden könnten. Patienten mit starker Vermeidung versuchen dann automatisch, die mit ihren Problemen verbundenen Emotionen nicht zu spüren. Wenn diese Muster sehr hartnäckig sind, werden neue Situationen, die potenziell Gefühle auslösen könnten, nicht mehr aufgesucht. Eine Veränderung durch korrigierende Erfahrungen ist also nicht möglich. Vermeidungsmodi können sich daher im gesamten Verlauf einer Schematherapie als äußerst hinderlich erweisen. Es ist extrem wichtig für die Therapeutin, diese rechtzeitig zu erkennen und den Patienten darin anzuleiten, sie immer wieder zu reduzieren.

Im *vermeidenden Beschützermodus* versuchen Patienten, der Situation oder entsprechenden Erlebnissen von vornherein auszuweichen, in dem sie diese gar nicht erst aufsuchen oder zulassen. Im *distanzierten Beschützermodus* werden negative Gefühle mit Hilfe diverser Strategien wie z. B. Rationalisierung, innerer Leere oder Dissoziation innerlich »abgetrennt«. Ein Patient erscheint dem Therapeuten gegenüber dann unverhältnismäßig distanziert und ruhig, sein Verhalten kann »roboterhaft« wirken. Im *distanzierten/distanzierenden Selbstberuhigungsmodus* werden negative Emotionen mit Hilfe stimulierender oder besänftigender Aktivitäten überlagert. Dazu gehören suchtartige und teils zwanghafte Verhaltensweisen wie z. B. Glücksspiel, Substanzgebrauch oder auch Arbeitssucht. Im *ärgerlichen Beschützermodus* dient der Ausdruck von Ärger oder Unzufriedenheit dazu, Abstand zu anderen Menschen herzustellen und dadurch einer möglichen Aktivierung von Problemen und negativen Emotionen auszuweichen. Auch *Klagsamkeit* schafft vor allem Distanz zu anderen Menschen und kann somit sehr oft diesem Vermeidungsmodus zugeordnet werden.

Ursachen. Wie alle dysfunktionalen Bewältigungsstrategien entstehen Vermeidungsmodi dadurch, dass wesentliche Kernbedürfnisse wie z. B. Sicherheit oder Fürsorge in Kindheit und Jugend dauerhaft nicht erfüllt wurden. Um sich gegenüber den so entstandenen problematischen Kind- und Elternmodi und den daraus entspringenden negativen Botschaften und Gefühlen abzugrenzen, müssen sich die Patienten eine wirksame Schutzstrategie aneignen. Je jünger ein Patient bei der Entwicklung dieser Strategie war, desto leichter umsetzbar musste sie sein. Daher ist sie oftmals sehr automatisiert. Bei der Entstehung eines Vermeidungsmodus können auch Modelle eine zentrale Rolle spielen. So wird z. B. der Einsatz von Substanzmittelkonsum oder auch die Vermeidung von Herausforderungen oftmals in der Familie vorgelebt.

Therapiebeziehung und Fallkonzept. Die Grundlage für die Überwindung von Vermeidungsmodi ist eine vertrauensvolle und haltgebende Therapeut-Patient-Beziehung. Dabei sind Selbstöffnung, Betonung eines Gemeinschaftsgefühls sowie Validierung und Versorgung des verletzbaren Kindmodus wesentliche sicherheitsgebende

Komponenten. Ein Patient darf sich nicht verurteilt fühlen, wenn die Therapeutin die Vermeidung problematisiert.

Zu Beginn werden Fallkonzeptualisierung sowie Behandlungsplanung u. a. anhand der berichteten Symptome, der biografischen Anamnese und anhand von Beobachtungen in der Therapie abgeleitet. In der psychoedukativen Arbeit werden biografische Bezüge und die Funktionalität der Vermeidung aufgezeigt. So kann frühzeitig ein grundlegendes Einverständnis zur Bearbeitung und Reduktion der Vermeidung erreicht werden.

Modusidentifikation. Ein Patient benötigt zunächst einmal eine gewisse Übung, um einen Vermeidungsmodus im Alltag und der Therapie erkennen zu können. Neben der Anleitung zur Selbstbeobachtung, auch mit Hilfe von entsprechenden Materialien wie Selbstbeobachtungsbögen oder Listen typischer Strategien, sollte der Vermeidungsmodus auch innerhalb der Therapiesitzung fortlaufend als solcher benannt werden. Dabei ist es wesentlich, den Patienten nicht zu überfordern. Es wird ihm also bei der Bearbeitung der Vermeidungsmodi grundsätzlich mit viel Verständnis und Fürsorge begegnet. Dabei wird auch der frühere adaptive Wert der Vermeidungsmodi immer wieder betont.

Gefühle zulassen im Fokus. Ziel der Arbeit mit den Vermeidungsmodi ist es, dem Patienten die Erfahrung zu ermöglichen, dass diese regulierbar sind. Das Erleben starker Gefühle soll dadurch enttabuisiert werden, um eine Bearbeitung von Problemen und Erlebnissen überhaupt zu ermöglichen. Eine weitere wichtige Erfahrung ist, dass der Patient von der Umwelt in der Regel nicht wie von ihm erwartet als übermäßige Belastung erlebt wird, was die Grundlage für weitere korrigierende Erfahrungen ist.

Rahmenbedingungen beachten. Natürlich müssen immer auch die aktuellen Rahmenbedingungen des Patienten beachtet werden, insbesondere wenn Vermeidungsmodi im Therapieverlauf erneut erstarken. Neben möglichen Problemen innerhalb der Therapiebeziehung oder Bedrohungen durch das Setting, beispielsweise durch eine anstehende Unterbrechung der Therapie, können besondere Anforderungen, wie z. B. Probleme am Arbeitsplatz, beim Patienten das Bedürfnis nach Schutz und Sicherheit intensivieren und alte Bewältigungsstrategien reaktivieren. Wenn dies der Fall ist, sollte mit dem Patienten besprochen werden, warum aktuell der Bewältigungsmodus wieder stärker geworden ist, und wie er mit dieser Belastung gesünder umgehen kann.

Zentrale Interventionen für die Arbeit mit Vermeidungsmodi

- Zunächst über kognitive Arbeit versuchen, einen Zugang herzustellen (Pro-Kontra-Listen)
- Psychoedukation zur Entstehung von Vermeidung
- Empathische Konfrontation und gegebenenfalls »Limit Setting«
- Zwei-Stuhl-Dialog zwischen Vermeidungsmodus und gesundem Erwachsenenmodus

►

- Drei-Stuhl-Dialog mit dem Vermeidungsmodus, dem gesundem Erwachsenen und dem verletzbaren Kindmodus
- Variationen von Stuhltechniken, z. B. Rollentausch zum Spiegeln des Patienten oder Einsatz von Ersatzmaterialien wie Puppen oder leeren Stühlen, wenn klassische Stuhldialoge zu bedrohlich sind
- Imaginationsarbeit zur Vermeidung und deren Entstehung
- Kontingenzmanagement bei völliger Blockade (Fortsetzung der Therapie koppeln mit Beiträgen des Patienten)

2 Der Patient vermeidet hartnäckig durch Schweigen oder »Ich weiß nicht!«

Fallbeispiel 1

Jessica P., 20 Jahre alt, leidet unter einer Borderline-Persönlichkeitsstörung mit heftigen Stimmungsschwankungen, innerer Leere und Anspannung, Selbsthass, unklaren Zielen sowie tiefer Traurigkeit, Einsamkeit und Verzweiflung. Frau P. verletzt sich in solchen Momenten selbst, um den inneren Schmerz zu betäuben. Gelegentlich betrinkt sie sich auch bis zur Besinnungslosigkeit oder lässt sich auf Sex mit Kneipenbekanntschaften ein. Eine andere Strategie ist es, »irgendwie innerlich abzuschalten«. Sie berichtet davon, Angst vor ihren Gefühlen und dem, was alles passieren könne, zu haben. Manchmal würde sie auch »ausrasten« und zerschlage irgendwelche Dinge.

In der Kindheit fühlte sich Frau P. nie sicher, da ihr alkoholkranker Vater unberechenbar und gewalttätig war. Sie bekam, außer in den wenigen nüchternen Momenten ihrer ebenfalls alkoholkranken Mutter, kaum Zuwendung. Diese verunglückte jedoch tödlich, als Jessica 11 Jahre alt war. Der Vater kümmerte sich nicht um sie und ihre jüngere Schwester, daher brachte man sie zwei Jahre später gemeinsam in einer Pflegefamilie unter. Im Gegensatz zu ihrer Schwester fühlte Jessica sich dort nicht wohl und wurde schließlich depressiv. In den vergangenen vier Jahren wurde sie immer wieder stationär behandelt, dies habe ihr jedoch wenig geholfen. Vor fünf Monaten zog sie auf Betreiben einer Sozialarbeiterin endgültig bei der Pflegefamilie aus und lebt nun in einer engmaschig betreuten Wohngemeinschaft für psychisch kranke junge Frauen. Dies tue ihr irgendwie gut und sie wolle es schaffen, dort wohnen zu bleiben. Seit zwei Monaten habe sie zudem erstmalig eine feste Beziehung. Da sich jedoch in letzter Zeit zunehmend wieder Konflikte und Schwierigkeiten abzeichnen, hat Frau P. beschlossen, etwas zu ändern. Sie will nun mit Hilfe einer Therapie an ihren Problemen arbeiten. Frau P. berichtet in der Therapiestunde jedoch nur sehr verhalten von ihren Gefühlen und den Ereignissen der letzten Woche. Auch auf intensives und ermutigendes Nachfragen der Therapeutin reagiert sie ausweichend, wirkt distanziert und abwesend. Schließlich verstummt sie völlig. Auch in den folgenden Stunden wirkt sie abwesend und schweigt über weite Strecken. Die Therapeutin hat das Gefühl, die Patientin nicht zu verstehen. Sie fühlt sich hilflos und zunehmend unzulänglich.

Fallbeispiel 2

Gregor B., Bankkaufmann, 31 Jahre, hat eine soziale Phobie (Angst vor freien Vorträgen) und eine zwanghafte Persönlichkeitsakzentuierung. Herr B. stammt aus einer Lehrerfamilie. Eigene Bedürfnisse mussten in der Kindheit und Jugend ►

überwiegend zurückgestellt werden. In der Familie zählten gute Leistungen, es gab kaum Freiräume für Hobbies oder Freundschaften. Bei schlechten Noten habe ihn sein Vater einige Male als »Schande für die Familie« bezeichnet. In der Schule fühlte er sich als Außenseiter. Erst während der Ausbildung konnte er einige Freunde finden, wobei er immer noch »der eher introvertierte Typ« sei. Sein Beruf mache ihm durchaus Spaß, er habe allerdings permanent Angst zu versagen und kontrolliere sich daher selbst mit Hilfe von Stichproben. Er würde dann einzelne Akten nochmal aus der Ablage nehmen und diese genauestens auf Fehler überprüfen. Eine feste Partnerschaft habe er noch nie gehabt, er sei sehr unsicher. Oft fühle er sich daher einsam. Dann neige er dazu, sich mit Hilfe seines Computers abzulenken und stundenlang TV-Serien anzuschauen. Auch trinke er oft Alkohol, insbesondere in sozialen Kontexten, um sich dadurch besser zu fühlen. Als Therapieziel benennt Herr B., weniger Ängste zu haben und sicherer im Umgang mit anderen Menschen zu werden. In der Therapie wurde bisher das Modusmodell erarbeitet und mit der Beobachtung und Bearbeitung der Bewältigungsstrategien (kognitive Sammlung von Pro- und Kontra-Argumenten) begonnen. Es besteht eine gute Therapeut-Patient-Beziehung. Dennoch wirkt Herr B. in manchen Stunden sehr einsilbig, in sich zurückgezogen und reagiert auf Nachfragen ausweichend mit z. B.: »Ich weiß nicht!«. Trotz Benennen des Vermeidungsmodus gelingt es der Therapeutin nicht, einen ausreichend guten Kontakt zu dem Patienten herzustellen, was sie gerade aufgrund der geleisteten Vorarbeit sehr frustriert. Sie gerät daher zunehmend unter Druck, wird immer aktiver und redet sehr viel.

Fallbeispiel 3

Mona R., 22 Jahre alt, leidet unter einer rezidivierenden Depression vor dem Hintergrund dependenter und emotional-instabiler Persönlichkeitsanteile. Neben Stimmungsschwankungen und Traurigkeit fühlt sie sich oft einsam und hilflos. Sie kann nicht gut alleine sein und versucht sich bei allen wichtigen Dingen mit ihren Eltern abzustimmen, obwohl sie keine durchgängig positive Beziehung zu diesen hat. Sie fürchtet sich vor ihrem Vater und erlebt regelmäßig, wie er ihre Mutter »fertigmacht«. Dennoch ist sie nach einigen beruflichen Fehlversuchen wieder zuhause eingezogen. Dort kann sie das Drittauto der Familie benutzen und bekommt viel Taschengeld, welches sie größtenteils für Kleidung und Cannabis ausgibt. Manchmal kommt ihr Onkel zu Besuch, der sie schon als Kind sexuell belästigt habe. Er bedrängt sie, wenn die Eltern dies nicht sehen. Frau R. gibt an, dass sich allerdings daran nie etwas ändern lassen würde, denn die Eltern würden im Zweifelsfall eher noch den Onkel schützen. In der Vorgeschichte gab es lange Therapien, die jedoch nicht erfolgreich waren. Frau R. betont, wie glücklich sie mit ihrer jetzigen Therapeutin sei, der sie sich anvertrauen könne, und wie sehr sie diese brauchen würde. Als es in der Therapie jedoch um konkrete Veränderung geht, ist sie konsequent abwesend und dissoziiert häufig. Die Therapeutin ist regelrecht ▶

verzweifelt, da sie ohne Änderung der Abhängigkeitssituation keine sichere Umgebung für die Patientin schaffen kann, was eine Grundlage für die weiteren Therapieschritte ist.

Hier geht es um Therapiesituationen, die von mangelndem Kontakt geprägt sind. Patienten können ihre eigentlichen Anliegen und Bedürfnisse nicht deutlich machen. Der Therapeutin gelingt es nicht, die Patientin bzw. den Patienten zu verstehen, da die relevanten Inhalte und Gefühle weder verbal noch nonverbal kommuniziert werden. Stattdessen schottet sich die Patientin in Fallbeispiel 1 ab, indem sie sehr verhalten reagiert, abwesend wirkt, schweigt und sich immer mehr in sich zurückzieht. Der Patient in Fallbeispiel 2 wehrt tiefergehende Fragen durch blockierende Äußerungen ab. In Fallbeispiel 3 gelingt es der Therapeutin nur teilweise, die Patientin hinsichtlich aller wichtigen Bedürfnisse zu unterstützen, da eine konkrete Veränderungsarbeit mit dissoziativen Symptomen vermieden wird.

Hier ist meist der Modus des distanzierten Beschützers relevant, mit dessen Hilfe ein Patient sich von negativen Gefühlen wie z. B. Angst, Ohnmacht oder Scham innerlich zurückzieht, häufig aus Angst vor »emotionaler Überflutung«. Diese Angst kann sehr diffus sein (»Wer weiß, was passiert, wenn ich diese Gefühle zulasse ...«). In vielen Fällen ist zusätzlich noch der Modus des vermeidenden Beschützers aktiv, indem die Gefühlsauslösung auch situativ unterbunden wird. Ein Patient erhält so weder Hilfe für eine aktuelle Problematik noch kann er sich auf längerfristige Therapieziele konzentrieren. Korrigierende Erfahrungen sind in diesem Zustand nicht möglich. Wenn Patienten im Extremfall in der Therapie dissoziieren, muss davon ausgegangen werden, dass keinerlei neues Lernen mehr möglich ist. Die Neigung zur Vermeidung wird zudem aufrechterhalten, wodurch ein Patient weiterhin keine Befriedigung seiner Grundbedürfnisse erfährt. In der Therapie kann ein hartnäckiger distanzierter Beschützermodus durch den fehlenden Kontakt zu Störungen in der Therapeut-Patient-Beziehung führen. Die Therapie stagniert, es kann schließlich sogar zum Abbruch kommen.

2.1 Welcher Modus ist in diesen Situationen zentral?

Der distanzierte Beschützermodus ist dadurch erkennbar, dass kein therapeutischer Kontakt möglich ist. Der Therapeut bekommt keinen Zugang zum Patienten, insbesondere nicht zu dessen Problemen und den damit verbundenen Emotionen. Die Bedürfnisse des Patienten können nicht erkannt und erfüllt werden. In der Gegenübertragung führt dies beim Therapeuten oft zu Hilflosigkeitserleben und Frustration (s. Kasten »Anteile des Therapeuten« im Abschnitt 2.2).

Da die Modi des distanzierten und/oder vermeidenden Beschützers sich in Auftreten und Auswirkung anamnestisch gut erheben lassen, z. B. oft auch anhand der vorliegenden Achse-I-Symptomatik, wird dieses Verhalten meist schon im Rahmen der ersten Fallkonzeptualisierung mit dem Patienten besprochen. Mit der Bearbeitung der Bewältigungsmodi wird in der Regel frühzeitig begonnen. Dennoch fällt es Patienten nicht leicht, diese Modi als solche innerhalb einer aktuellen Situation zu identifizieren, geschweige denn, diese sofort zu reduzieren. Es ist also eher Regel als Ausnahme, dass diese Modi im Verlauf der Therapie immer wieder störend auftauchen.

In extremer Form und Frequenz behindern diese jedoch langfristig den Prozess auch noch, nachdem sie bereits ausführlich bearbeitet wurden und eigentlich die Voraussetzung für ihre Reduktion in der Therapiebeziehung wiederholt geschaffen wurde. Dann kann kein therapeutischer Fortschritt stattfinden. Es ist daher zentral, diese Bewältigungsstrategie immer wieder im Kontext des aktuellen Verhaltens zu verdeutlichen sowie den biografischen Bezug herzustellen, um so weiter an den relevanten Problemen arbeiten zu können. Neben kognitiven Strategien sind dabei auch diagnostische Stuhldialoge hilfreich.

Fallbeispiele

Bei den ersten beiden Fallbeispielen spielt der Vermeidungsmodus in Form des distanzierten Beschützers, z. T. in Zusammenhang mit einem vermeidenden Beschützer, eine zentrale Rolle. Im dritten Fallbeispiel ist zusätzlich auch der dependente Kindmodus beim Verständnis der Situationsproblematik relevant.

Fallbeispiel 1. Jessica P. hat sich auch aus eigenem Antrieb in Therapie begeben, um etwas zu ändern (gesunder Erwachsener). Als Kind erlebte sie keine Sicherheit, wurde vernachlässigt und misshandelt (strafender Elternmodus). Sie neigt u. a. zu promiskuitivem Verhalten und zu missbräuchlichem Alkoholkonsum, was als distanzierter Selbstberuhigermodus konzeptualisiert wird. Rückzug, Schweigen, Dissoziation und Selbstverletzungen werden als distanzierter Beschützermodus eingeordnet. Diese Vermeidungsstrategien sollen Frau P. vor den intensiven negativen Gefühlen wie Trauer und Einsamkeit (verletzbarer Kindmodus) schützen. Gelegentlich reagiert sie auch mit »Ausrastern« (wütender Kindmodus). Frau P. kann sich im distanzierten Beschützermodus zwar vermeintlich vor den Folgen eventueller starker negativer Emotionen schützen, jedoch auf Kosten des Kontakts zu ihrer Umwelt und zu ihrer Therapeutin. Diese kann die Patientin in diesem Modus nicht verstehen, kann ihr keine Hilfe anbieten oder Lösungsstrategien mit ihr erarbeiten, da sie die eigentlichen Hintergründe der aktuellen Problematik nicht kennt. Frau P. kann so keine korrigierende Erfahrung im Umgang mit den zugrundeliegenden Problemen und Emotionen machen, erfährt keine günstige Form der Bedürfnisbefriedigung.

Fallbeispiel 2. Gregor B. wuchs in einer Familie mit hohen Anforderungen auf, in der er nur für Leistung Anerkennung bekam (leistungsfordernder Elternmodus, s. Abb. 2.1). Bei Versagen wurde er durch Abwertung und Beschämung bestraft. Auch die Bedürfnisse nach Spontaneität, Spaß und Spiel wurden in der Kindheit nicht erfüllt (strafender Elternmodus). Herr B. fühlt sich oft ängstlich, unsicher, unzulänglich und einsam, was als verletzbarer Kindmodus konzeptualisiert wird. Seine Fähigkeit, während der Ausbildung Freunde zu finden, und sein Wunsch nach mehr sozialer

Kompetenz kann als gesunder Erwachsenenmodus betrachtet werden. Der Alkoholkonsum, das stundenlange Fernsehen und die Ablenkung mithilfe der Computernutzung entsprechen einem distanzierten Selbstberuhigermodus, während der soziale Rückzug, die Einsilbigkeit und das wiederholte »Ich weiß nicht!« einem distanzierten bzw. distanziert-vermeidenden Beschützermodus zugeordnet werden können. Die Vermeidung von Vortragssituationen wird als vermeidender Beschützermodus, das Stichprobenziehen als Modus der übermäßigen perfektionistischen Kontrolle in das Fallkonzept eingeordnet. Herr B. kann in der vorliegenden Situation den Bezug zum Modusmodell trotz dessen Kenntnis nicht oder nur vordergründig herstellen und sein Verhalten so nicht als Vermeidungsmodus betrachten. Es gelingt der Therapeutin nicht, mit dem Patienten an seinen Problemen zu arbeiten und ihn im Anteil des verletzbaren Kindes zu unterstützen.

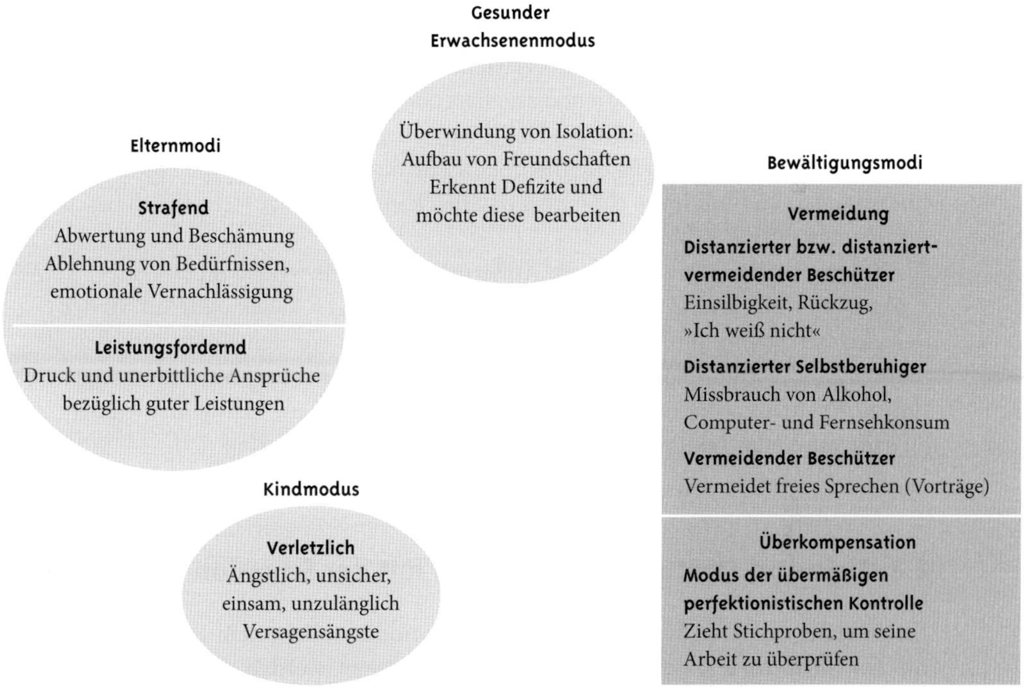

Abbildung 2.1 Modusmodell von Gregor B.

Fallbeispiel 3. Mona R. wuchs in einer missbrauchenden, unsicheren Umgebung auf (strafender Elternmodus). Das Aushalten der Situation zuhause wird als Unterwerfungsmodus, der Cannabiskonsum als distanzierter Selbstberuhigermodus konzeptualisiert. Die bei Veränderungsbemühungen auftretende Abwesenheit und Dissoziation werden dem distanzierten Beschützermodus zugeordnet. In der Therapie sucht sie Stabilität (gesunder Erwachsenenmodus). Sie fühlt sich einsam, traurig, instabil und verlassen (verletzter Kindmodus), aber auch hilflos und bedürftig (dependenter Kindmodus). Zusätzlich lassen sich undisziplinierte Anteile identifizieren (materielle

Verwöhnung). Bei dieser Problemsituation steht eher der dependente Kindmodus im Vordergrund (s. Kap. 15).

Wie lässt sich der richtige Modus zuordnen?
In den meisten Fällen lässt sich anhaltendes Schweigen oder Vermeiden in der Therapiesituation als vermeidender oder distanzierter Beschützer konzeptualisieren. Dabei ist eine genaue Zuordnung zu einem dieser beiden Modi wegen der starken Überlappungen unter Umständen nicht ganz sicher möglich. Dies stellt kein gravierendes Problem dar, da beide Modi ohnehin ähnlich behandelt werden.

Von einem *vermeidenden Beschützermodus* wird dann gesprochen, wenn der Patient erkennbar bei der Annäherung an emotional belastende Themen in die Vermeidung wechselt und dann z. B. nur noch wenig oder stockend spricht oder darum bittet, das Thema nicht weiter zu behandeln.

Von einem *distanzierten Beschützermodus* wird eher dann gesprochen, wenn der Patient gar nicht erst in die Nähe belastender Themen kommt, da von vornherein kein Kontakt besteht, der Patient dissoziiert oder keine Bereitschaft zeigt, emotional relevantere Themen zu berühren. Dabei ist zu bedenken, dass gerade für sozialphobische Patienten bereits die therapeutische Situation selbst eine emotional belastende Situation im o. g. Sinne darstellen kann, in der sie sich schnell beschämt und unzulänglich fühlen.

Gelegentlich treten abwehrende Äußerungen wie z. B. »Weiß nicht!« oder »Keine Ahnung!« auch im Zusammenhang mit einem *trotzigen Kindmodus* auf. In der Gegenübertragung fühlt man sich dabei jedoch eher »vor den Kopf« gestoßen als kontaktlos. Es geht dem Patienten dann primär nicht darum, sich vor unangenehmen, möglicherweise überflutenden Gefühlen zu schützen. Vielmehr wird dem Therapeuten das Bedürfnis nach Autonomie signalisiert (s. Kap. 19).

2.2 Ziele und Strategien im Umgang mit der Situation

Im Umgang mit dem distanzierten Beschützermodus sollten dem Patienten zunächst die Nachteile dieser Vermeidungsstrategie aufgezeigt werden, um ihn so zu einer sukzessiven Veränderung zu motivieren. Das Erleben negativer Gefühle soll nicht länger als Bedrohung gelten, die unbedingt zu vermeiden ist. Patienten reden in diesem Zusammenhang oft von ihrer ultimativen Angst, »in einen Abgrund zu fallen«. Es ist für die Therapie entscheidend, dass ein Patient lernt, den Modus des distanzierten bzw. distanziert-vermeidenden Beschützers rechtzeitig zu erkennen und zu unterbrechen. Nur so kann er die Erfahrung machen, dass seine Bedürfnisse auf eine gesunde Weise erfüllbar sind und negative Erfahrungen mit Hilfe der Therapie bearbeitet werden können. In der sicherheitsgebenden therapeutischen Beziehung kann ein Patient auf diesem Wege lernen, Risiken einzugehen und emotionalen Schmerz zumindest zeitweise auszuhalten.

Kognitive Strategie. In der vorbereitenden kognitiven Arbeit geht es darum, den Patienten zunächst einmal für die negativen Konsequenzen seiner Bewältigungsstrategie zu sensibilisieren. Dazu informiert man ihn im Rahmen der Psychoedukation über Entstehungsbedingungen und Auswirkungen des Beschützermodus. Der Patient soll für eine Reduktion motiviert werden, indem er das Ausmaß der aktuell notwendigen Vermeidung aushandelt. Die Vor- und Nachteile des distanzierten Beschützers werden zusammen mit denen eventueller weiterer Vermeidungsstrategien erarbeitet und visualisiert. Dies kann auch im Kontext einer Zwei-Stuhl-Arbeit erfolgen. Dabei ist es von wesentlicher Bedeutung, die frühere Funktionalität der Vermeidung anzuerkennen, die heutigen Nachteile jedoch zu betonen und gegebenenfalls zu ergänzen. Viele Patienten betonen an dieser Stelle, dass die Vermeidungsstrategie auch heute noch sehr wichtig und funktional sei. Dies kann als anhaltender distanzierter/vermeidender Beschützermodus aufgefasst werden. Es ist wichtig, sich an dieser Stelle nicht auf die Diskussion einzulassen, sondern dem Einwand mit Verständnis zu begegnen und die Intervention zielgerichtet weiterzuführen. Eine entsprechende Pro-Kontra-Liste finden Sie in Kapitel 3.

Wenn die Angst vor einer emotionalen Überflutung sehr stark ist, führt eine vorbereitende kognitive Intervention nicht immer zu mehr Verständnis bzw. einer Motivationssteigerung für die weitere Arbeit. Stattdessen kann es sogar zu einer Verstärkung der Distanzierung kommen. In diesem Fall sollte möglichst direkt zu emotionsfokussierenden Techniken übergegangen werden.

Therapiebeziehung. Dem Patienten wird vor allem fürsorglich und validierend begegnet, um Ängste zu reduzieren und die Erfahrung von Sicherheit im Kontext der Therapie zu ermöglichen. Dem Patienten wird zugesichert, dass der Therapeut ihm beim Umgang mit negativen Gefühlen helfen wird. Bei einem intensiven anhaltenden distanzierten Beschützermodus kann es zudem notwendig sein, den Patienten empathisch zu konfrontieren und diesen Anteil gegebenenfalls auch zu begrenzen. Dabei ist es zentral, dem Patienten eine Begründung zu geben. Therapeutische Hilfe ist ohne das Zulassen der gefürchteten negativen Gefühle nicht möglich. Zudem müssen Konfrontation und Begrenzung in einer sehr zugewandten und fürsorglichen Haltung geschehen, um das Risiko eines möglichen Wechsels in den strafenden Elternmodus zu minimieren. Sofern es dennoch dazu kommt, wird der strafende Anteil dadurch begrenzt, dass er benannt und aus der Situation »herausgeworfen« wird.

Anteile des Therapeuten

Therapeuten können sich angesichts eines hartnäckigen distanzierten Beschützers schnell hilflos oder ohnmächtig fühlen. Sie fühlen sich oftmals unter Druck und reagieren z. B. mit einer Erhöhung ihrer Redeanteile. Oder sie beginnen, konkrete Lösungsvorschläge zu machen, um dem Patienten aus seiner Passivität zu helfen. Innere Fragen und Sätze wie: »Bin ich gut genug ausgebildet, um dem Patienten zu helfen?« oder »Wenn ich nur besser Bescheid wüsste, könnte ich dem Patienten auch helfen!«, können auf eigene Unzulänglichkeitsgefühle bzw. Versagensängste (ver- ▶

letzbarer Kindmodus) sowie einen fordernden Elternmodus des Therapeuten (Druck) hindeuten. Gelingt es auch durch »noch mehr Anstrengung« (Bewältigungsstrategie des Therapeuten) nicht, den Vermeidungsmodus des Patienten zu durchbrechen bzw. zu umgehen, so kann dies schließlich auch zu Ärger auf den Patienten führen (Wechsel in den ärgerlichen Kind- oder Überkompensationsmodus des Therapeuten).

Werden solche Anteile aktiviert, verliert der Therapeut seinerseits den Kontakt zum Patienten, er kann sich nicht mehr einfühlen und nicht mehr helfen. Zudem reagiert er modusbedingt möglicherweise dysfunktional auf den Patienten. In einigen Fällen kann das Therapeutenverhalten den Patienten sogar irritieren, z. B. wenn dessen Sicherheitsbedürfnis durch den Ärger des Therapeuten verletzt wird. Auch könnte beim Patienten eventuell ein Wechsel in einen strafenden Modus angestoßen werden und z. B. zu Selbstabwertung führen. Daher ist es für die Therapie von zentraler Bedeutung, wieder Distanz zu seinen eigenen Anteilen herzustellen. Oft reicht es aus, sich noch einmal die Biografie und die Fallkonzeptualisierung des Patienten anzuschauen und gegebenenfalls zu überarbeiten. Dadurch kann sich der Therapeut das Verhalten des Patienten erklären, ohne es persönlich nehmen zu müssen. Auch kann er dann seine Strategien wieder variabel den Erfordernissen der Situation anpassen, beispielsweise eine empathische Konfrontation beim Patienten vornehmen. Darüber hinaus kann es sinnvoll sein, diese Situation im Rahmen von Intervision oder Supervision zu besprechen, um wieder Abstand zu bekommen und eventuelle eigene Themen abzugrenzen (s. dazu auch Kap. 24).

Emotionsorientierte Strategie. Die zentrale Technik zur Bearbeitung solcher Situationen sind Stuhldialoge. Zwei-Stuhl-Dialoge zwischen dem distanzierten Beschützermodus und dem Modus des gesunden Erwachsenen, der zunächst durch den Therapeuten modelliert werden kann, stehen am Anfang der Bearbeitung. Der Therapeut kann den Patienten auf dem Beschützerstuhl ausführlich und wertschätzend dazu befragen, warum er gerade da ist und wofür er gut war. So kann der Patient sich zunächst innerhalb eines gewissen Schutzraums mit dem Thema auseinandersetzen. Bei einem sehr hartnäckigen Beschützermodus wird es jedoch an dieser Stelle selten unmittelbar zum Auftauchen des verletzbaren Kindmodus kommen. Es ist daher sinnvoll, beim Dialog mit dem Beschützermodus nicht nur dessen früheren adaptiven Wert anzuerkennen und dem Patienten Hilfe zuzusichern, sondern schnell auch die Nachteile des distanzierten Beschützers in das Gespräch einzuflechten, um den Patienten zu einer Reduktion zu motivieren und so den Zugang zum verletzbaren Kindmodus zu erleichtern. Diese Nachteile sollten möglichst auf Patientenäußerungen beruhen, z. B. auf den Kontra-Argumenten der kognitiven Vorarbeit. Zur Intensivierung dieses Aspekts und zur frühzeitigen Aktivierung des gesunden Erwachsenenmodus können auch Drei-Stuhl-Dialoge zwischen dem distanzierten Beschützer, dem gesunden Erwachsenen (zunächst modelliert durch den Therapeuten) und dem verletzbaren Kind hilfreich sein. Schließlich kann der Therapeut zuerst auch die Gefühle und Bedürfnisse des Patienten auf dem Stuhl des verletzbaren Kindes formulieren, um ihm ein Modell für diesen Anteil anzubieten.

Desweiteren stehen verschiedene Variationen von Stuhldialogen zur Verfügung, die insbesondere dann hilfreich sind, wenn ein Patient zu wenig Sicherheit hat und daher seinen Modus nicht aufgeben kann, was beim vermeidenden, distanzierten Beschützermodus oft der Fall ist. Dann kann die Situation mit Hilfe von Puppen, Spielzeugfiguren, anderen Platzhaltern oder Symbolen (z. B. Karten für die jeweiligen Modi, verschiedenfarbige Zettel) nachgestellt werden, was für Patienten mit mehr Distanz verbunden ist und ein vorsichtiges Herantasten ermöglicht. Ähnliches kann erreicht werden, wenn man dem Patienten die Möglichkeit gibt, sich seine Modi bzw. die verschiedenen Stühle zunächst von einer Außenperspektive anzusehen und zu besprechen, was der Anteil des verletzbaren Kindes brauchen würde. Auch das Einnehmen der Perspektive eines positiv besetzten Menschen, z. B. die einer Freundin oder einer Person in der Mutterrolle, kann hilfreich sein. Wesentlich bei all diesen Techniken ist, dass sich der Patient möglichst bald selbst in eine Bearbeitung mit Stuhldialogen wagt. Durch die stärkere Erlebnisaktivierung können intensivere emotionale Veränderungen bewirkt werden.

Eine weitere Möglichkeit ist es, den Patienten in seinem Beschützermodus zu spiegeln oder diesen mit Hilfe einer Übung besser zu verdeutlichen. Dazu kann z. B. ein Tuch oder ein Blatt Papier verwendet werden, hinter dem der Therapeut sein Gesicht kurz verbirgt. Danach befragt er den Patienten zu seinen Gefühlen und Eindrücken, insbesondere inwieweit er Kontakt zu diesem »verborgenen« Gegenüber herstellen konnte. Solche kurzen Übungen, die sich auch in Gruppen gut einsetzen lassen (Farrell & Shaw, 2013), müssen sehr wertschätzend und in einem geschützten Umfeld durchgeführt werden, damit sich der Patient nicht bloßgestellt fühlt. Oftmals kann damit die Wahrnehmung für die schädlichen Auswirkungen des Vermeidungsmodus durch das Erleben des »Beschützers« beim Gegenüber verbessert werden, was wiederum die Änderungsmotivation steigert.

Zudem kann Imaginationsarbeit zum Beschützermodus und seinen Entstehungsbedingungen durchgeführt werden, um das verletzbare Kind zu validieren und nicht erfüllte Kernbedürfnisse wie z. B. fehlende Fürsorge oder Schutz zu versorgen. Beginnt sich der Beschützermodus erneut zu aktivieren, hilft es auch oft schon, den Patienten in körperliche Aktivität zu bringen, zum Beispiel durch Aufstehen und Bewegung.

Behaviorale Strategie. Grundsätzlich soll ein Patient weniger Zeit in seinem distanzierten Beschützermodus verbringen. Es geht darum, Gefühle zuzulassen, eigene Bedürfnisse auszudrücken und mit anderen Personen angemessen in Kontakt zu treten. Weitere Strategien wie z. B. das Einüben von Skills oder andere störungsspezifische Techniken müssen entsprechend der Symptomatik ergänzt werden. Bei einem hartnäckigen distanzierten Beschützermodus wird die Hauptarbeit zunächst in der Therapiesitzung stattfinden, bevor entsprechende Veränderungen außerhalb der Therapie überhaupt möglich sind. Als Übungen dienen z. B. Rollenspiele, Training und Ausdruck eigener Gefühle und Bedürfnisse sowie Training sozialer Kompetenzen.

Der Therapeut sollte den Patienten auch für kleine Schritte verstärken und allmählich die Übertragung auf den Alltag des Patienten durch Hausaufgaben fördern.

Manchmal gelingt es dennoch nicht, einen hartnäckigen distanzierten, evtl. zusätzlich vermeidenden Beschützermodus zu durchbrechen. Dann sollte ein Patient wiederholt empathisch damit konfrontiert werden, dass ohne seine Mitarbeit kein Fortschritt möglich ist. Dabei können eine Erhöhung der Therapiestundenzahl pro Woche oder Möglichkeiten von Kontakten zwischen den Therapiestunden (per Mail oder Telefon) erörtert werden. Häufig ist durch diese Erhöhung der Kontaktfrequenz genügend Sicherheit für den Patienten zu erreichen und er kann sich öffnen. Wenn, wie im dritten Fallbeispiel, widersprüchliche Ziele vorliegen, sollte zunächst versucht werden, mit der therapeutischen Arbeit am primär behindernden Modus anzusetzen.

Grenzen der Behandlung. In seltenen Fällen ist trotz aller genannten Interventionen kein Fortschritt zu erzielen und es kann notwendig werden, die Therapiestunden zunächst zu reduzieren, z. B. damit der Patient erneut seine Ziele überdenken kann oder die Rahmenbedingungen verbessert werden können. Manchmal kann es auch notwendig werden, die Therapie zumindest für eine Zeit zu unterbrechen. Der Therapeut kann nicht die alleinige Verantwortung für den Therapiefortschritt übernehmen.

2.3 Konkrete Lösungsvorschläge

Fallbeispiel 1. Die Therapeutin schlägt Jessica P. einen Stuhldialog vor, um gemeinsam die verschiedenen Modi zu erkennen und den Hintergrund für das Schweigen besser zu verstehen.

T: Frau P., ich würde gerne das, was gerade hier passiert, einmal mit Hilfe von verschiedenen Stühlen besser verstehen, ist das okay?

P: *(Schweigt.)*

T: *(Stellt einen Stuhl auf.)* Bitte setzen Sie sich doch einmal auf diesen Stuhl hier. *(Patientin zögert erst, wechselt aber dann auf den Stuhl.)* Wenn Sie einmal in sich hinein fühlen ..., was ist da grad und was möchte dieser Anteil sagen?

P: Nichts.

T: Okay. Das ist der Anteil, den wir Mauer genannt haben, der beschützt die kleine Jessica. Darf ich diesen als Mauer ansprechen und »du« sagen?

P: Von mir aus.

T: *Okay. (Stellt einen weiteren Stuhl auf.)* Und hier sitzt noch ein anderer Anteil von Ihnen, von dem wir auch wissen, dass es ihn gibt. Das ist der Stuhl für die kleine, verletzbare Jessica. Wechseln Sie doch bitte einmal hierher.

P: *(Atmet schwer durch, wechselt aber den Stuhl.)*

T: Ich weiß, das ist nicht leicht. Ich rede den Anteil auch mit »du« an, okay? Was fühlst du hier? Spüre mal in dich hinein. Was denkst du?

P: *(Verstummt.)*

T: Okay, das geht grad noch nicht, das ist völlig okay. Bitte wechsel noch einmal auf den Stuhl der Mauer.

P: *(Wechselt zurück auf den Stuhl des distanzierten Beschützers.)* Hier ist es besser.

T: Warum ist es auf diesem Stuhl besser?

P: Ich weiß es nicht genau, besser halt.

T: Okay … ich verstehe sehr gut, warum du als Mauer so stark bist und die kleine Jessica schützen möchtest. Ich glaube, dass du eine sehr lange Zeit sehr wichtig warst. Aber jetzt möchte ich mit der kleinen Jessica sprechen und du hinderst mich daran zu ihr durchzudringen. Ich bekomme gar keinen Kontakt zu ihr. Bitte tritt ein wenig zur Seite, denn ich sorge mich um die kleine Jessica und möchte ihr gerne helfen.

P: *(Schweigt wieder, senkt den Blick.)*

T: Darf ich mich einmal auf den Platz der kleinen Jessica setzen?

P: Hm, ja.

T: *(Wechselt den Stuhl und spricht für den Anteil der kleinen, verletzbaren Jessica.)* Ich fühle mich hier so alleine. Ich möchte so gerne mit jemandem reden können und etwas lernen. Und ich habe Angst. Ich hätte so gerne jemanden, der mir hilft. Ich weiß, dass du mich nur schützen willst, aber ich kann so mit niemandem wirklich reden. Niemand weiß, was in mir vorgeht, und ich möchte doch so gerne anfangen, meine Probleme selber zu lösen. *(Therapeutin steht auf.)*

P: *(Fängt an zu weinen)*

T: Okay, es ist alles gut, komm einmal hier herüber. *(Zeigt auf den Stuhl der kleinen Jessica.)*

P: *(Wechselt auf den angezeigten Stuhl, Therapeutin kniet daneben.) (Weint hemmungslos.)* Ich kann das alles nicht mehr, ich fühle mich so furchtbar. Ich will diese Gefühle nicht haben. Ich fühle mich immer, als ob ich in einem schwarzen Loch versinke, aus dem ich nie wieder herauskomme.

T: Ich weiß, wie schwer das für dich ist. Aber ich versichere dir, dass ich für dich da bin und auf dich aufpasse. Aber nur wenn ich weiß, was los ist, also wenn die Mauer zur Seite geht, dann kann ich bei dir sein und wir können zusammen nach Lösungen suchen. Wollen wir das in Zukunft versuchen?

P: *(Immer noch schluchzend, aber ruhiger.)* Ja, okay.

Fallbeispiel 2. Die Therapeutin unterbricht das Gespräch und stellt zwei Stühle auf. Sie bittet Gregor B., sich einmal ganz in den Modus des distanzierten Beschützers zu begeben und sich auf den einen Stuhl zu setzen. Sie setzt sich ihm gegenüber und befragt den Beschützer nach seiner aktuellen und früheren Funktion, sichert dem Patienten dabei Schutz und Hilfe zu und nennt auch einige Nachteile, erhält jedoch weiterhin nur einsilbige Antworten. Sie wechselt daraufhin die Methode und schlägt eine Übung vor (Patient und Therapeutin bleiben auf den Stühlen sitzen).

T: Herr B., ich habe das Gefühl, dass Sie mir momentan gar nicht richtig folgen können, wenn ich mit Ihnen spreche. Ist das richtig?

P: Ich weiß nicht. Ich glaube nicht.

T: Ich möchte Sie sehr gerne verstehen können und dazu muss ich ein wenig von dem kleinen Gregor sehen dürfen, damit ich weiß, was er fürchtet und was er braucht. Und dazu muss mir der Beschützer, der gerade auf dem Stuhl vor mir sehr präsent ist, die Sicht frei machen.

P: Weiß nicht, keine Ahnung.

T: Wir haben uns ja in den letzten Stunden schon mit diesem Anteil auseinandergesetzt …

P: *(Lange Pause.)* Vielleicht.

T: Hm, okay. Ich habe das Gefühl, dass er grad jetzt ganz präsent ist und ich gar nicht mehr zu dem kleinen Gregor durchkomme.

P: *(Schweigt.)*

T: Ich würde gerne eine kleine Übung zu dieser Situation machen, die vielleicht ein wenig deutlicher machen kann, was ich meine. Ist das okay?

P: *(Nickt etwas abwesend.)*

T: Schauen Sie mir bitte einmal zu und lassen Sie die Situation auf sich wirken. Sagen Sie mir bitte danach, welche Eindrücke Sie von mir gesammelt haben. *(Therapeutin nimmt sich einen dunklen Schal und verbirgt dahinter kurz ihr Gesicht.)* Okay, was haben Sie gerade wahrgenommen?

P: *(Zögernd.)* Naja, nicht viel. Ich konnte Sie ja gar nicht sehen.

T: Genau. Sie konnten mich nicht sehen. Haben Sie eine Idee, was ich gedacht oder gefühlt haben könnte?

P: *(Grinst etwas.)* Das kann ich ja nicht wissen, Sie haben ja nichts gesagt.

T: *(Lächelt.)* Ganz genau. Sie konnten mich nicht sehen und haben nichts von mir gehört. Wie hat sich das für Sie angefühlt?

P: *(Nachdenklich.)* Okay, irgendwie abgetrennt.

T: Stimmt. Genau das passiert, wenn der distanzierte Beschützer sich so breit macht. Die Gedanken, Gefühle oder Bedürfnisse einer Person sind nicht mehr sichtbar und man verliert den Kontakt.

P: *(Leise.)* Stimmt, ich glaube, so fühle ich mich auch oft.

T: Okay. *(Stellt einen weiteren Stuhl für den Kindmodus dazu.)* Da ist jetzt ein Gefühl spürbar, das machen Sie richtig klasse. Wollen wir den Anteil einmal hierher setzen?

P: *(Patient wechselt auf den Stuhl des kleinen, einsamen Gregor.)*

T: Ich finde das ganz großartig, dass ich dich jetzt sehen kann, kleiner Gregor. Sag mir doch einmal, wie es dir jetzt geht.

P: *(Leise, wirkt traurig.)* Nicht wirklich gut. Ich fühle mich ziemlich alleine.

T: Das kann ich gut verstehen. Magst du mir erzählen, warum es dir so schwerfällt, mir zu erzählen, was dich bedrückt?

P: *(Noch leiser. Senkt den Blick.)* Das ist mir peinlich.

T: Okay … jetzt verstehe ich dich besser. Und ich möchte dir sagen, dass du absolut keine Angst haben musst. Nichts, was du sagst oder tust, kann so schlimm sein, dass du dich vor mir schämen müsstest und wir nicht darüber reden können. Das verspreche ich dir.

P: *(Stockend.)* Naja, ich habe letzte Woche mitbekommen, wie sich ein Kollege über mich lustig gemacht hat, weil ich etwas übersehen habe. Ich wäre am liebsten im Boden versunken.

T: Ja, das verstehe ich. Da fühltest du dich total beschämt. Kennst du das Gefühl?

P: Ja, das kenne ich nur zu gut … von meinem Vater.

T: Und ich möchte dir sagen, dass es gar nicht peinlich oder falsch ist, was du tust. Fehler können wirklich jedem passieren. Und es ist absolut nicht in Ordnung von dem Kollegen, sich über dich oder jemand anderen lustig zu machen, das ist total uncool.

P: *(Wirkt etwas entspannter, schaut die Therapeutin jetzt an.)* Wirklich?

T: Wirklich. Und wir werden gemeinsam sehen, wie du lernen kannst, dich besser zu fühlen und dich bei so etwas zu wehren. Und es ist total klasse, dass ich dich jetzt sehen kann und erfahre, was los ist und dir helfen kann. Das geht nämlich nicht, wenn der Beschützermodus so stark ist und mir die Sicht versperrt. Ich weiß natürlich, dass er dir nur helfen will, aber das tut er dann nicht.

P: *(Sieht auf den Stuhl neben sich.)* Nein …

T: Vielleicht kann er uns in Zukunft eine Chance geben, zumindest schon einmal hier in der Therapiesituation?

P: Okay …

T: Prima, dann setzen wir uns wieder dorthin *(Wechsel auf die Therapiestühle)*. Sie haben das wirklich sehr gut gemacht. Jetzt ist mir auch klar, warum Sie manchmal so einsilbig sind und mit »Ich weiß nicht!« oder Ähnlichem antworten. Und wir konnten sehen, warum es gerade dann so wichtig ist, dass Sie mir sagen können, was los ist. Wenn es das nächste Mal auftritt, weise ich Sie darauf hin und Sie versuchen, den Beschützer ein wenig zur Seite zu schieben, abgemacht?

P: Abgemacht.

Fallbeispiel 3. Zusätzlich zur Bearbeitung des Erduldungsmodus wurde unter anderem dieselbe Intervention wie bei Gregor B. (s. Lösungsvorschlag zu Fallbeispiel 2) auch mit Mona R. durchgeführt. Diese reagierte zunächst mit Dissoziation, später berichtete sie vage von suizidalen Gedanken. Es zeigt sich kein Fortschritt im therapeutischen Prozess, da Frau R. sich nicht aus der für sie schädlichen Situation lösen kann bzw. will. Auf die Lösung dieser Problematik wird in Kapitel 15 eingegangen.

Zusammenfassung

In den beiden ersten Fallbeispielen ging es zunächst einmal darum, ruhig zu bleiben und den Modus des Patienten als distanzierten bzw. distanziert-vermeidenden Beschützer zu erkennen. Dann wurde versucht, diesen mit Hilfe des variablen Einsatzes verschiedener Techniken zu umgehen. Jessica P. konnte mit Hilfe der Benennung ihrer Gefühle und Bedürfnisse durch die Therapeutin wieder Kontakt zu ihrem verletzbaren Modus herstellen und anschließend das Hilfsangebot der Therapeutin wahrnehmen. Gregor B. konnte mit Hilfe einer Übung die Auswirkungen des Beschützermodus besser erleben. Zudem lockerte diese die festgefahrene Situation auf. Es kam dadurch zu einer Motivationssteigerung, den Beschützermodus zu reduzieren und Herr B. konnte schließlich von einem typischen, problematischen Ereignis berichten und einen Zugang zu seiner Scham und seinen Ängsten (verletzbarer Kindmodus) gewinnen. Das Ziel der Interventionen war erreicht, sobald der Zugang zu den Gefühlen und Bedürfnissen eines Patienten hergestellt werden konnte.

Dos	Don'ts
▶ Bleiben Sie ruhig und wertschätzend. ▶ Verstärken Sie den Patienten auch für kleine Schritte. ▶ Konfrontieren Sie den Patienten empathisch mit dem distanzierten, vermeidenden Verhalten und ordnen Sie es als einen Bewältigungsmodus in das Fallkonzept ein. ▶ Führen Sie eine Psychoedukation zu möglichen Ursachen des Beschützermodus durch und stellen Sie	▶ Interpretieren Sie einen hartnäckigen Beschützermodus nicht als Beleg für mangelnde Fertigkeiten. Stellen Sie Distanz zu eigenen Aktivierungen her und betrachten Sie die Probleme als die des Patienten. ▶ Verfallen Sie nicht in Aktionismus, indem Sie z. B. zu viel reden oder Vorschläge machen. ▶ Versuchen Sie nicht, das Verhalten zu ändern, bevor der Beschützer re-

▶

Dos	Don'ts
individuelle biografische Bezüge her. ▶ Erarbeiten Sie die Vor- und Nachteile des Verhaltens. Achten Sie die frühere Funktionalität, betonen Sie aber vor allem die negativen Konsequenzen, um die Änderungsmotivation zu steigern. ▶ Üben Sie mit dem Patienten, den Beschützer wahrzunehmen, z. B. indem Sie ihn benennen oder indem Sie Übungen durchführen. ▶ Führen Sie Zwei-Stuhl-Dialoge oder Variationen durch. ▶ Lassen Sie gegebenenfalls eine Außenperspektive einnehmen. ▶ Wechseln Sie bei Bedarf auch die Methode, um den Beschützermodus zu umgehen. ▶ Üben Sie relevante Aspekte wie Gefühls- oder Bedürfnisausdruck in Rollenspielen und später auch in Verhaltensexperimenten (Hausaufgaben). ▶ Erhöhen Sie gegebenenfalls die Kontaktfrequenz (Therapiestunden, Kontakte zwischen den Sitzungen). ▶ Begrenzen Sie den Beschützermodus, wenn sich trotz allem nichts tut (»Limit Setting«). Notfalls muss eine Therapie auch unterbrochen werden.	duziert wurde. Das wird den Patienten in der Regel überfordern. ▶ Ignorieren Sie das vermeidende Verhalten des Patienten nicht. Ein Fortschritt ist in der Therapie in diesem Modus nicht möglich. ▶ Reagieren Sie nicht ärgerlich oder mit Vorwürfen, dies aktiviert schnell dysfunktionale Elternanteile beim Patienten. ▶ Fühlen Sie sich nicht für den Fortschritt alleine verantwortlich. Holen Sie sich gegebenenfalls Unterstützung in Intervision oder Supervision.

3 Der Patient zeigt suchtartige Verhaltensweisen

Fallbeispiel 1

Moritz H., 18 Jahre, leidet unter Zwangsgedanken und sozialphobischen Tendenzen. Er lebt bei seinen Eltern, bei denen er sehr behütet aufgewachsen ist. Aktuell besucht Herr H. die 12. Klasse eines Gymnasiums und geht, nach eigener Aussage, bis auf wenige Ausnahmen regelmäßig zur Schule. Herr H. berichtet, in der Vergangenheit Mobbingerfahrungen durch Mitschüler gemacht zu haben. Aus Angst vor negativen Äußerungen ziehe er sich zurück, sei eher ein Einzelgänger, fühle sich mit sich selbst nicht wohl. Kontakte zu Gleichaltrigen pflege er fast ausschließlich über Online-Spiele. Als die Therapeutin fragt, wie viel Zeit er denn täglich vor dem Computer verbringe, reagiert der Patient mit den Worten: »Naja, also eigentlich den ganzen Tag, wenn ich nicht gerade in der Schule bin. Manchmal passiert es auch, dass ich die Zeit übersehe; ich erschrecke dann, wenn ich merke, dass es schon wieder dunkel ist.« Herr H. berichtet, das Spielen am Computer lenke ihn ab, er fühle sich sicher und er habe währenddessen keinerlei quälende Zwangsgedanken. Sein überhöhter PC-Konsum hat in letzter Zeit zu vermehrtem Ärger mit seinen Eltern geführt, da er auf Versuche, ihn zu anderen Aktivitäten zu überreden, ungehalten und gereizt reagiert. Obwohl Herr H. keine Therapiestunde versäumt und sich innerhalb des Kontaktes motiviert und bemüht zeigt, schafft er es oft nicht, vereinbarte Hausaufgaben, wie beispielsweise Selbstbeobachtungsprotokolle, zu erledigen. In letzter Zeit hat das Spielverhalten wieder extrem zugenommen. Nach kurzem Abwarten spricht die Therapeutin dies an und Herr H. antwortet: »Ich habe schon dran gedacht, aber ich konnte eigentlich nicht so viel aufschreiben, mir ging es ja ziemlich gut. Ich habe die meiste Zeit vor dem Computer verbracht, es gibt gerade ein neues Online-Spiel. Ich habe da einen Avatar, der super aussieht und ganz geniale Fähigkeiten hat!« Die Therapeutin ist frustriert und gereizt. Sie bekommt allmählich den Eindruck, dass die Therapie nichts bringt und der Patient nicht ausreichend motiviert ist. Sie selbst ist zunehmend lustlos.

Fallbeispiel 2

Tim S., 35 Jahre alt, Gymnasiallehrer, leidet unter rezidivierenden Depressionen vor dem Hintergrund narzisstischer Persönlichkeitselemente. Er beschreibt sich selbst als sehr einsam, dabei unsicher und gehemmt und hinsichtlich seiner Berufswahl extrem unzufrieden. Er habe auch noch nie eine feste Partnerschaft gehabt, da er sich eigentlich zu Männern hingezogen fühle, sich dessen aber zu sehr schäme und deshalb nur heimliche Affären habe. Auch sei es schwer, »etwas wirklich Passendes« zu finden. Er halte nach außen zwar eine gute Fassade aufrecht und arbeite extrem ►

viel, bekomme dafür auch viel Anerkennung, halte sich aber eigentlich für einen Versager. Dies habe sein autoritärer Vater ihm zeitlebens erzählt, da er niemals dessen Anforderungen gerecht werden konnte. Sein Vater habe ihn als Kind auch oft geschlagen, weil er sich angeblich »wie ein Kretin« verhalten hätte. Erst nach der Probatorik und Antragstellung berichtet Herr S. von seinem regelmäßigen Alkoholkonsum (mehrfach pro Woche einige Gläser Wein), wobei er nie vor dem Abend trinken würde. Das würde ihn beruhigen, er fühle sich dann nicht so deprimiert, auch sei es angenehm für ihn. Es gäbe allerdings auch immer wieder Phasen, in denen er keinen Alkohol trinken würde. Er konsumiere zudem gelegentlich Kokain, z. B. wenn er auf eine Party eingeladen wird. Bereits als Jugendlicher, berichtet er, begann er Alkohol zu trinken, um mit der Situation zuhause besser klarzukommen. Auch Mutter und Schwester hätten dies so gemacht. Der Therapeut konfrontiert den Patienten daraufhin damit, dass er ihn bei der Anamnese angelogen hat. Der Patient entschuldigt sich für sein Verhalten und erklärt, er habe sich zu sehr geschämt. Er möchte aber gerne an dieser Problematik arbeiten, zumal es ihm morgens zunehmend schwerer falle aus dem Bett zu kommen und er negative Konsequenzen befürchte. Obwohl der Therapeut weiterhin misstrauisch ist, führt er die Therapie unter der Bedingung fort, dass der Patient sich auf eine Abstinenzabsprache einlässt. Neben schematherapeutischen Strategien werden auch suchtspezifische Themen einbezogen. Nach einiger Zeit hat der Therapeut jedoch den Eindruck, dass sich der Patient nicht mehr an die Absprache hält, was sein Misstrauen wieder aktiviert. Herr S. antwortet ausweichend, wenn er bzgl. der vereinbarten Arztbesuche befragt wird, und gibt an, trotz der Ferienzeit auch keine Termine am Morgen ausmachen zu können. Nach einer Weile berichtet er selbständig davon, dass er in letzter Zeit wieder öfter etwas getrunken habe. Kokain habe er jedoch nicht mehr genommen. Er habe irgendwie etwas Beruhigendes gebraucht und keine Alternative gewusst. Er würde sich furchtbar schämen und habe aus Angst, dass die Therapie jetzt abgebrochen werden müsste, auch nicht früher etwas gesagt.

In diesen Situationen geht es um nicht-substanzgebundenes Konsumverhalten wie exzessives Computerspielen (Fallbeispiel 1), den exzessiven Gebrauch von Pornographie oder auch exzessive Besuche bei Prostituierten etc. oder um den missbräuchlichen Einsatz von Substanzen wie Alkohol und Stimulanzien (Fallbeispiel 2). Es kann auch in den Bereich krimineller Verhaltensweisen übergehen, z. B. bei zwanghaftem Klauen oder dem Gebrauch illegaler Drogen (s. auch Kap. 10). Häufig ist die Leistungsfähigkeit herabgesetzt und es kann zu Konflikten mit dem sozialen Umfeld (z. B. Familie oder Arbeitsstelle) kommen, auch materielle Schwierigkeiten können auftreten. Patienten können sich in diesem Zustand nicht mit ihren zugrunde liegenden Problemen auseinandersetzen. Wichtige Kernbedürfnisse werden nicht erkannt und Patienten können nicht lernen, auf erwachsene Weise zu Lösungen und positiven Erfahrungen zu gelangen. Hinzu kommt die stetige Gefahr einer Abhängigkeitsentwicklung oder weiterer physischer oder psychischer Begleiterkrankungen. Schließlich ergeben sich Probleme in der Therapiebeziehung, wenn der Patient bezüglich des fraglichen Verhaltens unehrlich oder nicht offen für eine Veränderung ist.

3.1 Welcher Modus ist in diesen Situationen zentral?

In diesen Situationen ist meist der Modus der distanzierten Selbstberuhigung aktiv, mit dem sich Patienten selbst besänftigen, entspannen oder stimulieren, um unangenehme Gefühle aktiv durch Ablenkung auszuschalten und durch angenehmere Erfahrungen zu ersetzen. Diese Verhaltensweisen treten aber auch im Zusammenhang mit dem distanzierten Beschützermodus auf, in dem der Patient mit Hilfe dieser Strategien versucht, negative Gefühle abzuschalten (s. Kasten »Wie lässt sich der richtige Modus zuordnen?«). Oft geht diese Art der Vermeidung mit dem Modus des impulsiven oder undisziplinierten Kindes einher, welches sich unmittelbare Bedürfnisbefriedigung mit Hilfe des Konsums verschafft. Zum Beispiel sucht Moritz H. (Fallbeispiel 1) mit Hilfe seines »Ersatz-Ichs« (Avatar) im Online-Spiel eine Pseudorealität auf, in der seine Bedürfnisse nach Sicherheit, Anerkennung und Wertschätzung unmittelbar befriedigt werden.

Der distanzierte Beruhigungsmodus zeigt sich in der Anamnese anhand von stimulierenden Verhaltensweisen wie z. B. Arbeitssucht, Glücksspiel, Extremsport, Promiskuität oder Substanzgebrauch. Er tritt auch in Form entspannender oder beruhigender Verhaltensweisen auf. Beispiele dafür sind übermäßiges Computerspielen, Chatten oder Surfen im Internet, Fernsehen, Essen oder auch Tagträumen.

Aufgrund von Scham und befürchteten Sanktionen werden diese Verhaltensweisen oft nicht bzw. erst spät berichtet oder vom Patienten bagatellisiert. Der Patient benötigt sichere und klare Rahmenbedingungen, um offen von seinen Problemen sprechen zu können. Dennoch kommt es häufig vor, dass sich diese Symptome in ihrer Intensität und ihrer Funktionalität erst im Verlauf der Behandlung deutlich erkennen lassen. Dies führt bei Therapeuten oft zu Ärger und Frustrationserleben.

Eine bestehende Missbrauchs- oder Abhängigkeitsproblematik muss bei einer schematherapeutischen Behandlung ausreichend berücksichtigt werden (vgl. dazu auch Roediger, 2011b). Das Erleben korrigierender emotionaler Erfahrungen wird durch Vermeidungsstrategien behindert, bei akutem Substanzkonsum können diese sogar künstlich verändert werden. Damit ist eine wesentliche Grundlage für den Einsatz emotionsorientierter Veränderungsstrategien für die Arbeit mit Kindmodi oft nicht mehr in ausreichendem Maße gegeben. Auch der Transfer neuer Erfahrungen in den Alltag des Patienten wird behindert, die Ausbildung neuer Fertigkeiten im Erwachsenenmodus ist auf diese Weise nicht möglich. In vielen Fällen besteht zudem die mehr oder weniger ausgeprägte Gefahr einer psychischen und/oder physischen Abhängigkeitsentwicklung, sofern das Verhalten regelmäßig ausgeübt wird. Es ist also zentral, diese Verhaltensweisen so früh wie möglich im Modusmodell einzuordnen und so seine Funktionalität zu verstehen. Es ist darüber hinaus oftmals erforderlich, die schematherapeutische Behandlungsplanung auf die Besonderheiten der jeweiligen

Missbrauchs- bzw. Abhängigkeitssymptomatik abzustimmen, um eine anhaltende Reduktion dieses Modus zu erreichen.

DFST – Dual Focus Schema Therapy
Ball (Ball et al., 2000; Ball, 2004) entwickelte ein Konzept zur Behandlung von Abhängigkeitserkrankungen bei Patienten mit Persönlichkeitsstörungen, in dem er schematherapeutische und suchtspezifische Interventionen kombinierte. Das 24-wöchige, im Einzelsetting durchzuführende Therapiemanual besteht aus Kernelementen wie (a) einer individuellen schemaspezifischen Diagnostik und Fallkonzeptualisierung zur Analyse der aktuellen Problematik und deren Einordnung in den biografischen Kontext sowie (b) Schemabearbeitung mit Hilfe von Imaginationsarbeit, Stuhltechniken und kognitiv-behavioralen Strategien. Basierend auf der individuellen Problematik werden mit Hilfe von Wahlmodulen weitere Schwerpunkte gesetzt, z. B. die gezielte Bearbeitung des suchtspezifischen Verhaltens (u. a. Aufbau von Fertigkeiten im Umgang mit Craving oder Risikosituationen), Modusarbeit sowie Arbeit mit der therapeutischen Beziehung oder der Aufbau sozialer Kompetenzen.

Empirisch hat sich dieses Vorgehen einer Standard-Suchtbehandlung nach anfänglichen positiven Erfahrungen in einer randomisiert-kontrollierten Studie jedoch nicht als überlegen gezeigt (Ball et al., 2011). Dieser überraschende Befund könnte daher kommen, dass in diesem Konzept primär das Schema- statt des Modusmodells eingesetzt wird. Wir empfehlen daher in jedem Fall die hier vorgeschlagene Konzeptualisierung von problematischem Konsum im Modusmodell.

Erfüllt ein Patient die Kriterien einer Abhängigkeitserkrankung bzw. kann sich nicht innerhalb der ersten ambulanten Stunden erfolgreich auf eine Abstinenzregelung (Abstinenzvertrag, regelmäßige Laborkontrollen) einlassen, so ist zunächst eine spezielle Suchttherapie angezeigt, gegebenenfalls mit vorgeschalteter stationärer Entgiftung bzw. Entwöhnung. Oftmals ist der Grat zwischen manifester Abhängigkeit und schädlichem Gebrauch sehr schmal. Im Zweifelsfall sollten spezielle Suchtberatungsstellen zu Rate gezogen werden, um ein Suchtscreening zur Abgrenzung von Missbrauch und Abhängigkeit durchführen zu lassen.

Fallbeispiele
Bei beiden Fallbeispielen ist vor allem der Vermeidungsmodus in Form des distanzierten Selbstberuhigermodus relevant, dieser zeigt sich jedoch in unterschiedlicher Art und Weise.

Fallbeispiel 1. Moritz H. wurde von seinen Eltern zu einer Kinder- und Jugendtherapie angemeldet. Er ist jedoch auch selbst motiviert an seinen Problemen zu arbeiten und kommt regelmäßig zu den vereinbarten Stunden (gesunder Erwachsenenmodus, s. Abb. 3.1). In der Vergangenheit hat er Mobbing durch Mitschüler erlebt, was als strafender Elternmodus konzeptualisiert werden kann. Die Ängste vor weiteren

Entwertungen und das Unzulänglichkeitsgefühl werden als verletzbarer Kindmodus, der Zorn über das Unverständnis und den Druck der Eltern (emotional fordernder Elternmodus) als ärgerlicher Kindmodus konzeptualisiert. Der soziale Rückzug wird als vermeidender Beschützermodus, die Zwangsgedanken als Modus der übermäßigen Kontrolle eingeordnet. Das exzessive Online-Spielen dient vor allem der aktiven Ablenkung von Symptomen (distanzierter Selbstberuhigungsmodus). Zudem ist hier auch der Modus des impulsiven Kindes aktiv, der durch das Eintauchen in die Spielrealität und der Identifikation mit einem Avatar zu einem schnellen Erleben von Anerkennung, Wertschätzung und Erfolg kommt. Diese unmittelbare Bedürfnisbefriedigung, die relativ sicher durch intensives und regelmäßiges Spielen zu erlangen ist, gekoppelt mit der Ablenkung von quälenden Symptomen muss als extrem verstärkend betrachtet werden, was aufrechterhaltend wirkt und letztlich zur psychischen Abhängigkeitsentwicklung beitragen kann. Zudem kann Herr H. seine Ängste und Zwänge nicht nachhaltig bearbeiten.

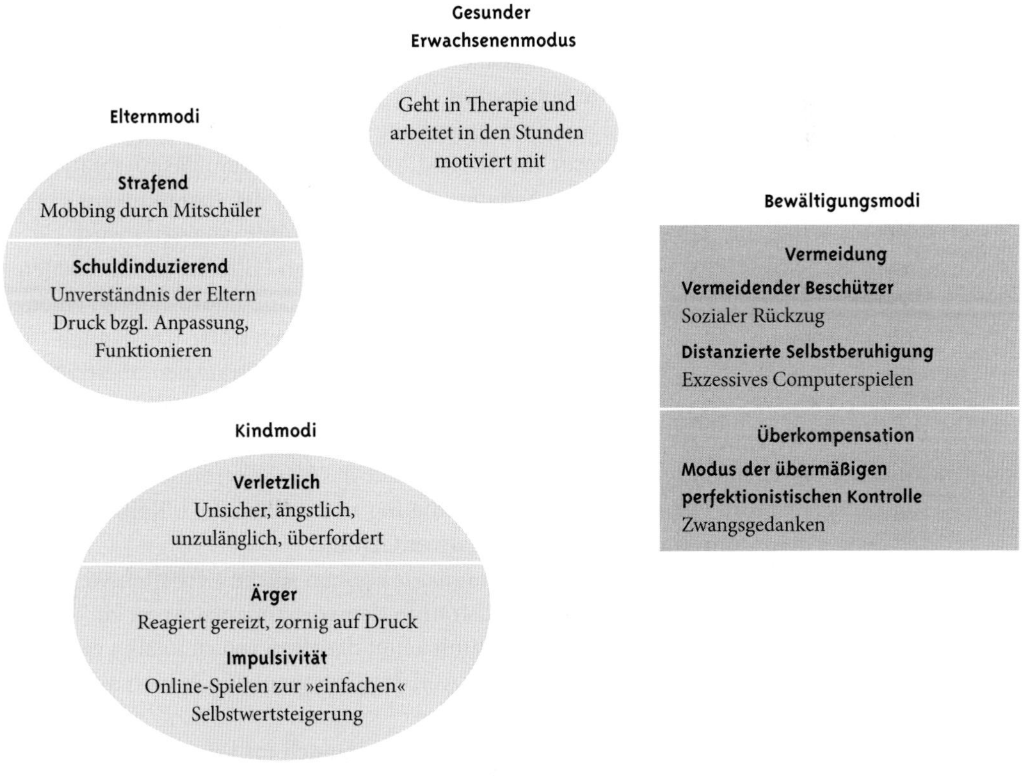

Abbildung 3.1 Modusmodell von Moritz H.

Fallbeispiel 2. Tim S. wuchs in einer Familie auf, in der sich alle auf den autoritären Vater einzustellen hatten. Mutter und Schwester dienten ihm als Modell für missbräuchlichen Substanzkonsum. Der regelmäßige Alkoholkonsum, der Kokainkonsum und das exzessive Arbeiten werden als distanzierter Selbstberuhigungsmodus konzeptualisiert, der soziale Rückzug und die depressiven Symptome als distanzierter Beschützermodus. Die anfängliche Leugnung kann einer ausgeprägten Vermeidung (vermeidender Beschützermodus) zugeordnet werden. Würde der Patient durch die Leugnung auch Vorteile »erschleichen« oder gezielt Sanktionen vermeiden, müsste sie gegebenenfalls als Modus der gerissenen Täuschung konzipiert werden. Herr S. scheint selbst hohe Anforderungen an andere zu stellen (»etwas wirklich Passendes«), was als narzisstische Selbstüberhöhung betrachtet werden kann. Im Elternhaus erlebte er emotionale und physische Gewalt durch den Vater, der hohe Forderungen an Leistung und Benehmen stellte (strafender und leistungsfordernder Elternmodus), was sich heute in selbstentwertenden und sich unter Druck setzenden Äußerungen zeigt. Er fühlt sich unsicher und beschämt, gehemmt und einsam (verletzbarer Kindmodus). Die Einsicht in die Problematik und der Veränderungswunsch werden dem gesunden Erwachsenenmodus zugeordnet. Herr S. kann er sich zudem zunächst glaubhaft und kontrolliert an die mit dem Therapeuten vereinbarte Abstinenzregelung halten.

Wie lässt sich der richtige Modus zuordnen?

Missbräuchlicher Konsum von Substanzen oder der Einsatz exzessiver Ablenkungsstrategien können auch im Zusammenhang mit dem *distanzierten Beschützermodus* auftreten, z. B. in Form von Benzodiazepin- oder Cannabismissbrauch. Im Unterschied zum *distanzierten Selbstberuhigungsmodus*, der eher aktiv zur Verbesserung und Überlagerung möglicher negativer Gefühle eingesetzt wird, werden die Gefühle im distanzierten Beschützermodus mit Hilfe der beschriebenen Verhaltensweisen unterdrückt bzw. abgeschaltet. Eine genaue Zuordnung zu einem dieser beiden Modi ist wegen der starken Überschneidungen unter Umständen nicht immer möglich, daher sind auch viele Techniken und Strategien übertragbar (s. auch Kap. 2).

Häufig lassen sich solche Verhaltensweisen auch im Kontext von *impulsiven oder undisziplinierten Kindmodi* beobachten. Hier dient das Verhalten jedoch primär dazu, sich unmittelbar eine Bedürfnisbefriedigung zu verschaffen (s. Kap. 20), und es geht weniger um die Veränderung negativer Gefühle.

Auch im Kontext eines *wütenden Kindmodus* können solche Verhaltensweisen auftreten, um anderen Personen bei Frustration den vorhandenen Ärger zu demonstrieren, z. B. wenn der Patient damit zeigt, dass ihm »sowieso alles egal ist« und »er sich nicht an die Abmachung hält, weil der Therapeut dies ja auch nicht tut« (s. Kap. 17).

Letztlich können manche dieser Verhaltensweisen auch im Kontext des *strafenden Elternmodus* auftreten. Dann dienen sie dazu, sich selbst zu schädigen und zu bestrafen (s. dazu auch Kap. 5 und 21).

3.2 Ziele und Strategien im Umgang mit der Situation

Eingangs erfolgt die Diagnostik und Einordnung der Probleme in das individuelle Fallkonzept des Patienten, woraus sich die weitere Behandlungsplanung ergibt. Im Umgang mit dem distanzierten Selbstberuhigungsmodus ist es zentral, zunächst einmal die Motivation zur Veränderung dieser zum Teil sehr verstärkend erlebten Verhaltensweisen zu schaffen. In der Behandlungsplanung muss insbesondere auf eine vorhandene oder drohende Abhängigkeitsproblematik geachtet werden.

Im Umgang mit solchen Situation sind zwei Schwerpunkte zu beachten: Zum einen müssen Patienten motiviert werden, den distanzierten Selbstberuhigungsmodus zu reduzieren und sich den bislang überlagerten, negativen Gefühlen zu stellen. Dadurch können neue, korrigierende emotionale Erfahrungen gemacht werden und Patienten gelangen auf eine gesunde Weise zu einer Erfüllung ihrer zentralen Kernbedürfnisse. Zum anderen müssen sie parallel neue Verstärker für sich entdecken und im Alltag etablieren. Diese stehen durch den regelmäßigen Einsatz der suchtartigen Strategien mit ihren leicht zugänglichen und oft auch unmittelbaren positiven Effekten (z. B. Rauschzustände, Adrenalin- oder Endorphinausschüttung oder Selbstwertsteigerung) oftmals nicht mehr zur Verfügung und werden auch als wesentlich weniger stark und befriedigend erlebt.

Kognitive Strategie. In der vorbereitenden kognitiven Arbeit werden zunächst einmal die Nachteile dieser Bewältigungsstrategie herausgearbeitet. Zentral für die Veränderungsmotivation ist das gemeinsame Erarbeiten von Pro- und Kontra-Argumenten, da der Patient aufgrund der teils sehr angenehmen Erlebnisse in diesem Modus zunächst oft eine positive Verstärkerbilanz zieht. Hier sollte der Therapeut gegebenenfalls bei der Suche nach Kontra-Argumenten behilflich sein können, um den erwachsenen Anteil des Patienten zu unterstützen und zu fördern. Dazu dienen auch psychoedukative Elemente bzgl. negativer Konsequenzen und Auswirkungen, z. B. auch mit Hilfe von (symptomspezifischer) Selbsthilfeliteratur.

Der Einsatz von Modus-Tagebüchern ist eine gute Möglichkeit, um dem Patienten die Funktionalität des Verhaltens zu verdeutlichen. Eine gezielte kognitive Analyse kann auch mit Hilfe von Schema-/Modus-Memos erfolgen, die zunehmend eigenständig durchgeführt werden sollten (s. Anleitung im Einführungskapitel). Zum Beispiel kann Tim S. (Fallbeispiel 2) seinen Wunsch, Kokain zu konsumieren, so mit seiner Angst vor Ablehnung und seiner Gehemmtheit in Verbindung bringen, die er aufgrund der entwertenden Aussagen seines Vaters in seiner Kindheit entwickelt hatte. Er lernt, seine entsprechend verzerrten Gedanken und Verhaltensweisen zu hinterfragen und durch eine gesündere Sicht- und Verhaltensweise zu ersetzen.

Insbesondere wenn das Verhalten bereits die Kriterien eines Missbrauchs oder einer beginnenden Abhängigkeit erfüllt, müssen diesbezüglich im Rahmen der schematherapeutischen Behandlung Therapieziele benannt und klare Absprachen in Bezug auf das Verhalten getroffen werden. Je nach Verhaltensweise ist unter suchtspezifischen Gesichtspunkten entweder klare Abstinenz oder eingeschränkter Konsum gefordert. Aufgrund der Komplexität dieser Thematik verweisen wir an dieser Stelle auf die vorliegende Fachliteratur zur Suchttherapie (z. B. Moggi & Donati, 2004). Auf keinen Fall darf die missbräuchliche Einnahme von Substanzen oder Alkohol die therapeutische Arbeit innerhalb der Stunde beeinträchtigen.

Therapiebeziehung. Dem Patienten wird in der Therapiebeziehung mit Wertschätzung und Klarheit begegnet, um ihn zu »entängstigen«. Dies eröffnet ihm die Möglichkeit, in einer sicheren Umgebung auch schambesetzte Themen offen auszusprechen. Er bekommt damit die Basis, die selbstberuhigenden Vermeidungsverhaltensweisen allmählich zu reduzieren. Dabei ist wichtig, Verständnis für die Entstehung durch Berücksichtigung der biografischen Entwicklung zu zeigen, aber gleichzeitig eine klare Haltung zu den schädlichen Auswirkungen in der Gegenwart zu haben. Diese werden dem Patienten mit Hilfe empathischer Konfrontation verdeutlicht.

Sollten Substanzmissbrauch oder andere abhängigkeitsfördernde Strategien vorliegen, so muss der Therapeut hinsichtlich der Einhaltung der getroffenen Absprachen immer wieder direkt nachfragen und diesbezüglich Eigenverantwortung einfordern. Sollte es zu einem Rückfall in alte Verhaltensmuster gekommen sein, z. B. in missbräuchlichen Alkoholkonsum, so wird dieser hinsichtlich seiner Entstehung analysiert und erneut auf die Einhaltung der Regeln hingearbeitet. Wichtig ist, dem Patienten dabei klar, aber nicht strafend zu begegnen, damit er sich innerhalb der therapeutischen Beziehung weiterhin sicher fühlen kann und ein offener Umgang mit den Symptomen gewährleistet bleibt. Dabei sollte immer betont werden, warum das Einhalten dieser Regeln bzw. die Reduktion dieses Modus so wichtig für den Therapeuten ist – nur so kann der Patient heilsame Erfahrungen machen, nur so kann die Therapeutin ihm dabei wirklich helfen!

Sollte das Einhalten von Absprachen langfristig nicht möglich sein, was die weitere therapeutische Arbeit anhaltend behindert, dann ist es notwendig, den Patienten zu begrenzen und gegebenenfalls Konsequenzen zu ziehen.

Anteile des Therapeuten

Typische Gefühle, die sehr häufig durch einen intensiven Vermeidungsmodus ausgelöst werden, sind Hilflosigkeit oder Ohnmacht. Angesicht der beschriebenen Situationen kommt es bei Therapeuten zudem häufig zu einer Verunsicherung, wenn sie sich bezüglich der Einschätzung des Verlaufs und weiteren Vorgehensweise im Unklaren sind. Auch kann es zu Frustration und Ärger auf den Patienten kommen, wenn dieser sich nicht an Absprachen hält und nicht motiviert zu sein scheint. Dies kann wiederum eigene eventuell vorhandene Versagensängste aktivieren, die z. B. durch innere Distanzierung oder sogar Abbruch der Therapie (Vermeidungsverhalten des Therapeuten) oder auch durch Kritik bzw. Vorwürfe (Überkompensationsstrategie des Therapeuten) dysfunktional bewältigt werden könnten. Auch erduldende Bewältigungsstrategien wie das Einnehmen einer resignativen Haltung und Absenkung der Therapieziele können auftreten.

Ist ein Therapeut in dieser Weise mit eigenen Anteilen beschäftigt, so kann er sich nicht mehr ausreichend distanzieren und seinem Patienten professionell zur Seite ▶

stehen. Eine Gefahr besteht dann z. B. darin, dass ein Therapeut nicht mehr direkt und konkret nachfragt und die Therapie sozusagen »aussitzt«. Oder aber er schiebt den Patienten an andere Institutionen ab, ohne einen Klärungsversuch zu starten. Wichtig ist also, sich selbst im Rahmen der Therapiebeziehung hinsichtlich eigener Anteile zu hinterfragen und eigene Hypothesen bezüglich des Patienten anschließend erneut im Rahmen der Fallkonzeptualisierung zu überprüfen. In bestimmten Fällen ist es sinnvoll, diese im Rahmen von Intervision oder Supervision zu besprechen, um wieder ausreichend Abstand zu bekommen (s. a. Kap. 25). Anschließend kann die Behandlungsplanung neu ausgerichtet werden. Gegebenenfalls kann das auch dazu führen, dass eine tatsächlich vorhandene Machtlosigkeit akzeptiert werden und die Behandlung wertschätzend beendet werden muss.

Gelegentlich resultiert die Tabuisierung von Suchtverhalten auch aus einer Angst, sich kritisch mit den eigenen Substanzgewohnheiten auseinandersetzen zu müssen. An dieser Stelle ist die Eigenverantwortung des Therapeuten gefragt.

Emotionsorientierte Strategie. In diesen Situationen werden zur Bearbeitung des Vermeidungsmodus (s. a. Kap. 2) insbesondere Stuhldialoge eingesetzt. In Zwei-Stuhl-Dialogen können die Vor- und Nachteile der Bewältigungsstrategie veranschaulicht werden, wobei die zuvor kognitiv erarbeitete Pro-Kontra-Argumentationsliste verwendet werden kann. Hilfreich ist die frühzeitige Einbindung des Erwachsenenmodus, um die Übernahme von Eigenverantwortung und das Selbstwirksamkeitserleben zu fördern. Dazu dienen Mehr-Stuhl-Dialoge mit dem vermeidenden Anteil, dem erwachsenen Anteil und den Kindmodi. Dabei kann der Therapeut den Erwachsenenmodus unterstützen, indem er sich neben den Patienten stellt und ihm bei Bedarf souffliert. Auch kann er den Erwachsenenmodus zunächst modellieren. Sobald der verletzbare Kindmodus auftaucht, wird dieser auf einem weiteren Stuhl validiert und versorgt. An dieser Stelle ist es möglich, eine imaginative Überschreibung anzuschließen. Dabei unterstützt der Therapeut den Patienten im Sinne des »limited reparenting« und versorgt dessen zentrale Kernbedürfnisse. Auch hier ist es im Sinne der Selbstwirksamkeitserfahrung hilfreich, den gesunden Erwachsenenmodus des Patienten – unter Berücksichtigung der vorhandenen Fertigkeiten – zügig in die Imaginationsarbeit zu integrieren.

Generell sollte darauf geachtet werden, ob die vom Patienten genannten Wünsche seinen Kernbedürfnissen entsprechen oder eher seinem Wunsch nach unmittelbarer Bedürfnisbefriedigung im impulsiven, undisziplinierten Kindmodus bzw. einem eventuellen Craving-Verhalten zuzuordnen sind. Mit diesem Verhalten kann direkt ein Zwei-Stuhl-Dialog (mit dem Erwachsenmodus und dem »Stimulationsanteil«) durchgeführt werden. Dabei wird die Arbeit mit diesem Anteil umso schwieriger, je verstärkender (also euphorisierender, stimulierender oder beruhigender) das Verhalten erlebt wird. Im Rahmen der imaginativen Überschreibung kann der Therapeut an dieser Stelle suchtartige Impulse begrenzen und den Patienten darin anleiten, vermehrt seine Kernbedürfnisse zu fokussieren.

Behaviorale Strategie. Patienten mit suchtartigen Verhaltensweisen sollen lernen, diese Anteile zu begrenzen und alternative Verhaltensweisen aufzubauen. Zudem soll ein Patient weniger Zeit in seinem distanzierten Selbstberuhigungs- bzw. Beschützermodus verbringen, Gefühle und Bedürfnisse zulassen und angemessen ausdrücken. Dazu ist es notwendig, entsprechende Fertigkeiten, z. B. soziale oder emotionale Kompetenzen, zu erlernen. Zudem ist es von zentraler Bedeutung, alternative Verstärker zu erarbeiten und mit Hilfe von Hausaufgaben im Alltag zu etablieren. Aufgrund der oftmals hohen und unmittelbaren Verstärkerladung der suchtartigen Verhaltensweisen kann dies äußerst langwierig sein.

Zusätzlich ist es wichtig, die Behandlung auf die Besonderheiten der jeweiligen Missbrauchs- bzw. Abhängigkeitssymptomatik abzustimmen, um eine stabile Reduktion des Verhaltens zu erreichen. Zum Beispiel können Elemente aus der Suchttherapie zum Umgang mit Craving oder Risikosituationen integriert werden. An dieser Stelle möchten wir noch einmal auf die vorliegende Fachliteratur (z. B. Lindenmeyer, 2010) verweisen. Ziele sind zudem die Förderung von Eigenverantwortung, Selbstwirksamkeit und Disziplin, weshalb regelmäßig mit Hausaufgaben gearbeitet werden sollte.

Grenzen der Behandlung. Bei suchtartigen Verhaltensweisen kann es aufgrund der hohen Verstärkerintensität vorkommen, dass keine ausreichend stabile Veränderungsmotivation mit dem Patienten zu erarbeiten ist. Dann kann es notwendig sein, die Therapie – nach Information über weitere suchtspezifische Beratungs- und Behandlungsstellen – zu beenden bzw. die Weiterführung der schematherapeutischen Behandlung an eine nachgewiesene Compliance zu koppeln.

3.3 Konkrete Lösungsvorschläge

Fallbeispiel 1. Die Therapeutin schlägt Moritz einen Stuhldialog vor, um den Hintergrund für das andauernde Computerspielen zu analysieren und Veränderungsmotivation aufzubauen.

T: Moritz, ich würde gerne mit Ihnen einmal einen Stuhldialog durchführen, auch um Ihre Probleme noch besser verstehen zu können. Ich werde dann verschiedene Anteile auch duzen, wie beim letzten Mal. Ist das okay?

P: Ja … klar.

T: *(Stellt einen Stuhl für den selbststimulierenden Modus auf.)* Bitte setzen Sie sich doch einmal auf diesen Stuhl und erzählen Sie mir, sozusagen ganz aus dem Anteil des Computerspielers heraus, was Sie denken und wollen …

P: Äh, okay … Also, ich möchte gerne spielen, weil es einfach Spaß macht, auf jeden Fall mehr als zum Fußball zu gehen oder sonst was. Und weil ich mich dann besser fühle, also keine Zwangsgedanken mehr habe. Ich mache mir nicht mehr ständig darüber einen Kopf, was die anderen machen oder denken … Und bei diesem neuen Spiel, da habe ich diesen super Avatar. Das ist einfach geil.

T: Wenn Sie sich in diese Rolle begeben, dann fühlen Sie sich mit sich selbst richtig gut?

P: Ja genau. Da bin ich jemand.

T: Ich höre da jetzt eigentlich zwei Anteile heraus. Ein Anteil will, dass sich die Zwänge und die Ängste nicht mehr so schlimm anfühlen, indem er angenehme und ablenkende Dinge tut, eben wie Computerspielen (Patient nickt.) … und ein anderer Anteil, den wir einmal hier hinsetzen. *(Therapeutin stellt einen weiteren Stuhl für den impulsiven Kindmodus auf, zeigt dem Patienten an zu wechseln.)* Dieser Anteil will einfach nur schnell jemand sein, der cool ist, wie der Avatar …

P: *(Wechselt auf den Stuhl des impulsiven Kindes) (Mit Nachdruck.)* Ja, ganz genau.

T: Okay … *(Zu diesem Stuhl gewandt.)* Obwohl ich dein Bedürfnis total gut verstehen kann, bist du ja nicht nur gut für Moritz. Er kann sich dann gar nicht mehr mit seinen Problemen beschäftigen und kommt da auch nicht weiter, was er aber eigentlich sehr gerne möchte.

P: *(Leiser.)* Ja, stimmt irgendwie schon. …

T: Okay, großartig, dann stehen Sie bitte einmal auf und gehen zurück auf den anderen Stuhl, den »Ablenkungs-Stuhl« *(zeigt auf den anderen Stuhl)*. Warum bist du denn gerade wieder so stark geworden? Kannst du mir sagen, warum du so viel ablenken musst?

P: *(Unsicher.)* Ja, äh, naja … es gibt ja immer mal wieder Partys in der Klasse, wo fast alle hingehen, ich aber natürlich nicht … aber jetzt hat Emma, also das ist eine Klassenkameradin, mich eingeladen und … *(stockt)*.

T: Hm, okay … jetzt kann ich den »kleinen Moritz« sehen *(stellt einen weiteren Stuhl auf)*. Bitte komm doch mal hier herüber und erzähl mir, wie du dich gerade fühlst …

P: *(Wechselt auf den Stuhl des verletzbaren Kindes.)* Ziemlich schlecht, ich hab total Angst. Ich weiß nicht, warum die mich eingeladen hat und was die denkt. Bestimmt will die sich nur über mich lustig machen. Und dann weiß ich auch gar nicht, wie ich mich da verhalten soll … und ob ich jetzt hingehen soll oder nicht. Irgendwie möchte ich auch …

T: Jetzt verstehe ich dich. Du bist unsicher und hast auch Angst, dass die dich wieder mobben könnten … aber eigentlich würdest du gerne hingehen … was brauchst du jetzt?

P: *(Schluckt, senkt den Blick, leise)*. Ja, aber Emma ist auch ziemlich nett. Wenn ich nur nicht so unsicher wäre … ein Freund wäre toll, der auch da wäre. Dann würde ich mich besser fühlen. Aber da ist ja keiner …

T: Okay. *(Stellt einen weiteren Stuhl gegenüber auf.)* Kommen Sie einmal hier herüber, auf den Stuhl des großen Moritz. *(Patient wechselt.)* Sie haben grad vom kleinen Moritz gehört, was der sich wünscht. Was möchten Sie ihm sagen? *(Patient schaut neugierig, bleibt aber stumm.)* Ich helfe Ihnen einmal, okay? *(Therapeutin spricht als »erwachsener Moritz«.)* Ich möchte dir sagen, dass ich an deiner Seite bin und auf dich aufpasse, wie ein richtig guter Freund.

Dieser Stuhldialog zwischen dem kleinen und dem (anfänglich modellierten) erwachsenen Moritz wird solange fortgesetzt, bis der kleine Moritz sich sicher genug fühlt und dem großen Moritz mehr zutraut. Anschließend fragt die Therapeutin den großen Moritz, ob er den Vermeidungsanteil für sein Vorhaben hilfreich einschätzt, was dieser verneinen muss. Herr H. nimmt sich vor, dass Online-Spielen auf maximal zwei Stunden am Tag zu beschränken und sich stattdessen vorzubereiten, z. B. herauszufinden, wie er sich auf der Party kleiden soll. Auch erarbeitet die Therapeutin mit ihm einige, speziell auf diese Situation bezogene Selbstsicherheitsstrategien. Herr H. geht zu der Party, fühlt sich dort nach anfänglicher Unsicherheit recht wohl, freundet sich schließlich sogar mit Emma an.

Fallbeispiel 2. Der Therapeut schlägt vor, zunächst zu analysieren, warum Herr S. das Verhalten so lange verborgen hat und was er für Vor- oder auch Nachteile durch seine

Vermeidungsstrategien hat. Dazu erarbeitet er mit dem Patienten eine Pro-Kontra-Liste (s. Tab. 3.1).

Tabelle 3.1 Vor- und Nachteile des Vermeidungsmodus von Tim S.

Vorteile	Nachteile
▶ Ich fühle mich ruhig und angenehm. ▶ Ich muss mich nicht mit meinen Minderwertigkeitsgefühlen auseinandersetzen. ▶ Ich habe keine Angst. ▶ Ich kann das schwierige Thema meiner sexuellen Orientierung/Beziehungen vermeiden. ▶ Ich kann, wenn ich dem Therapeuten nicht alles berichte, das Bild eines guten und erfolgreichen Patienten aufrechterhalten. ▶ Ich nehme nicht so stark wahr, wie unbefriedigend vieles in meinem Leben gerade ist. ▶ Manchmal fühle ich mich (z. B. in Kombination mit Kokain) in diesem Modus richtig großartig. ▶ Ich kann mich der Auseinandersetzung mit der Realität entziehen, die teilweise sehr frustrierend wäre.	▶ Ohne Partnerschaft werde ich langfristig unglücklich bleiben. ▶ Ich bleibe depressiv, weil ich keine »echten Verstärker« aufbauen kann. ▶ Ich bleibe depressiv, weil ich mich nicht mit den negativen Gefühlen hinter diesem Modus auseinandersetze. ▶ Ich habe keine echten Beziehungen – z. B. keine Vertrauensbeziehung in der Therapie, wenn ich den Therapeuten anlüge. ▶ Ich kann dadurch keine »korrektiven Erfahrungen« machen. ▶ Ich hasse mich selbst für dieses Verhalten. ▶ Ich werde damit langfristig meine Gesundheit ruinieren.

Der Therapeut konfrontiert Herrn S. zudem empathisch mit den negativen Folgen seines Verhaltens, äußert dabei auch seine persönliche Betroffenheit, und fordert eine Verhaltensänderung ein.

Empathische Konfrontation mit anschließender Begrenzung

»Herr S., ich möchte Ihnen gerne etwas dazu sagen, dass Sie mir Ihren Konsum verschwiegen haben. Ich bekomme dadurch leider überhaupt nicht mit, was wirklich in Ihnen vorgeht, habe nur das Gefühl mir bliebe etwas verborgen. Das macht mich dann misstrauisch und auch unsicher, denn ich kann nicht abschätzen, was Sie jetzt wirklich brauchen. Wenn ich an Ihre Kindheit und Jugend denke, dann kann ich Ihr Verhalten gut verstehen. Sie haben sich sehr für Ihren Rückfall geschämt und hatten Angst vor den Konsequenzen, weil Sie früher immer bestraft wurden, wenn einmal etwas nicht im Sinne Ihres Vaters lief. Kann das sein? *(Herr* ▶

S. nickt zustimmend.) Es ist nun so, dass dieses Vermeidungsverhalten zwar früher einmal sinnvoll war, Ihnen aber heute wirklich Probleme bereitet, z. B. wie gerade in der Therapie. Und wie wir bei der Pro-Kontra-Liste gesehen haben, gibt es noch andere Nachteile. *(Patient nickt.)* Ich möchte Sie also bitten, dass Sie in Zukunft wieder Protokoll zu dem Konsumverhalten führen und mir versprechen, mir mitzuteilen, wenn Sie wieder konsumieren wollen; möglichst schon bevor Sie rückfällig geworden sind. Dann können wir daran arbeiten, dass es so schnell wie möglich wieder in die richtige Richtung geht. Außerdem möchte ich, dass Sie wie besprochen regelmäßig Ihren Arzt aufsuchen und zu der Selbsthilfegruppe gehen, über die wir gesprochen haben. Können Sie sich darauf einlassen? *(Patient stimmt zu.)*

Herr S. führt daraufhin regelmäßig Protokolle, die in den Therapiestunden besprochen werden und nimmt die Arztbesuche wieder auf. Er geht in eine Emotions-Anonymous-Selbsthilfegruppe und sucht etwas später von sich aus ein Fitnessstudio auf, das bei schwulen Männern beliebt ist. Dort ergeben sich gute Kontakte zu anderen Männern auf einer Ebene, die von »Alkohol, Kokain und Party« nicht betroffen ist.

Zusammenfassung

In beiden Situationen wurde zunächst die Funktion des suchtartigen Verhaltens herausgearbeitet und den jeweiligen Modi zugeordnet. Moritz H. konnte mit Hilfe eines Stuhldialogs seine verschiedenen Anteile besser verstehen und bekam so den Zugang zur Auslösesituation, seinem verletzbaren Anteil und seinen Bedürfnissen. Dadurch konnte er die negativen Folgen des exzessiven Computerspielens erkennen und sich zu einer Begrenzung dieses Verhaltens entschließen. Tim S. konnte mit Hilfe einer Pro-Kontra-Liste und empathischer Konfrontation die negativen Konsequenzen seines Vermeidungsverhaltens besser erkennen. Zudem forderte der Therapeut eine Verhaltensänderung ein, die Herr S. auch umsetzte. Beide Patienten bekamen so die Möglichkeit, korrigierende Erfahrungen zu machen.

Dos	**Don'ts**
▶ Sprechen Sie das problematische Verhalten klar und deutlich an. ▶ Erarbeiten Sie Vor- und Nachteile, wobei der große kurzfristige Verstärkerwert des Verhaltens und die großen langfristigen Probleme herausgearbeitet werden. ▶ Führen Sie Stuhldialoge durch, in denen der große Verstärkerwert und	▶ Lassen Sie sich nicht darauf ein, Therapie einzig und allein zur Stabilisierung anzubieten, wenn der Patient keine Veränderung anstrebt. ▶ Vermeiden Sie das Thema nicht! ▶ Lassen Sie sich nicht zu vorschnellem Rückzug oder zu Vorwürfen hinreißen, sondern gehen Sie wieder auf professionelle Distanz.

▶

Dos	Don'ts
die massiven Probleme gleichermaßen deutlich werden. ▶ Führen Sie empathische Konfrontationen durch. ▶ Geben Sie zu, wenn der Patient Sie »aufs Glatteis geführt hat«, und weisen Sie darauf hin, dass Therapie so keinen Sinn macht. ▶ Seien Sie verständnisvoll, aber setzen Sie auch Grenzen. ▶ Wenn der Patient langfristig nicht bereit ist, das Verhalten zu reduzieren, beenden Sie die Therapie.	▶ Bieten Sie keine weitere Therapie an, wenn der Patient eindeutig keine Veränderungsmotivation aufbauen kann. ▶ Übernehmen Sie nicht die Verantwortung für das Leben des Patienten. ▶ Fühlen Sie sich nicht alleine für den Therapieerfolg verantwortlich.

4 Die Patientin klagt oder schimpft unentwegt

Fallbeispiel 1

Marianne C., eine 48-jährige Büroangestellte, kommt wegen Ängsten und Depression in die Behandlung. Außerdem leidet sie unter wechselnden körperlichen Problemen (Rückenschmerzen, Kopfschmerzen, Magenprobleme etc.), im Klinikbericht wird die Verdachtsdiagnose einer Somatisierungsstörung formuliert. In einer Klinik sei ihr Schematherapie empfohlen worden, um ihre Kindheit besser aufzuarbeiten und an ihren Mustern zu arbeiten. Die Patientin beginnt schon in der ersten probatorischen Sitzung, intensiv über verschiedene Themen zu klagen. Ihr Mann, mit dem sie seit 25 Jahren verheiratet sei, sei illoyal und unaufmerksam und kümmere sich kaum um sie, auch wenn es ihr schlecht ginge; ihre Vorgesetzte sei gemein und missachte ihre körperlichen Einschränkungen bei der Aufgabenverteilung. Ihre Kolleginnen würden immer wieder gemeinsam Dinge unternehmen, ohne sie einzuladen – insgesamt hätten alle anscheinend etwas gegen sie. Durch detailliertere Nachfragen wird deutlich, dass Frau C. den damit verbundenen Ärger nicht direkt ausdrückt, sondern eher durch eine passive »Verweigerungshaltung«. So bleibt sie z. B. mit Unwohlsein im Bett liegen, statt an einer geplanten gemeinsamen Wanderung teilzunehmen, wenn sie sich über ihren Mann geärgert hat. Arbeitsaufgaben, die damit verbunden sind, Akten aus einem höheren Regalfach zu holen (was ihr aufgrund ihrer Rückenschmerzen schwer fällt), lässt sie unkommentiert liegen. Ihre Chefin sei »selbst schuld, wenn sie mir sowas zumutet«. Als der Therapeut Themen anspricht, die eigene Verantwortungsübernahme erfordern, z. B. Aktivierung oder sportliche Aktivitäten, werden diese von der Patientin »abgewürgt« – alles ist »unmöglich«, entweder wegen der körperlichen Probleme oder weil andere Personen (z. B. ihr Mann) es nicht unterstützen. Der Therapeut ist zunehmend frustriert und weiß nicht, was er der Patientin eigentlich anbieten soll. Zudem vermutet er, dass ihr klagsames Verhalten auch andere Beziehungen negativ beeinflusst. Als er dies einmal vorsichtig anzusprechen versucht, reagiert die Patientin sehr heftig (»Alle halten mich für einen Jammerlappen, mein Mann sagt das immer, und Sie denken das auch!«). Daraufhin »rudert der Therapeut zurück« und fühlt sich ziemlich hilflos. Zum biografischen Hintergrund kann der Therapeut dem Klinikbericht entnehmen, dass die Mutter der Patientin selbst depressiv war und Marianne als Kind stark parentifiziert wurde. Sie hat dadurch starke Schuldgefühle entwickelt, insbesondere beim offenen Ausdruck von Ärger oder eigenen Bedürfnissen. Zudem bot die Mutter vermutlich ein Modell dafür, durch Jammern und Krankheit Zuwendung einzufordern. Frau C. hat schon verschiedene ambulante und stationäre Behandlungen in Anspruch genommen, sowohl für körperliche als auch für psychische ▶

Probleme. Dabei scheint sie therapeutische Begleitung grundsätzlich zu schätzen, erlebt sie jedoch nicht als hilfreich.

Fallbeispiel 2

Claus A., 25 Jahre, wurde vom Berater der Krankenkasse eine Psychotherapie nahegelegt, nachdem er mehrere Ausbildungen begonnen und wieder abgebrochen hat, »weil er mit den Leuten nicht klarkam«. Er berichtet primär Probleme mit Ängsten – häufig könne er nicht aus dem Haus und unter Leute gehen, weil er sich minderwertig fühle und Angst vor Zurückweisung habe. Dann spiele er die meiste Zeit am Computer, manchmal trinke er auch Alkohol, um sich weniger schlecht zu fühlen. Das sei auch bei den genannten Ausbildungen so abgelaufen. Auf die Therapeutin wirkt Herr A. misstrauisch, angespannt und feindselig. Er scheint ihre Fragen fast als Angriff zu empfinden, gegen den er sich wehren muss (»Wie soll es mir schon damit gehen?! Wenn es mir gut ginge, wäre ich ja wohl nicht hier!«). Nach den ersten Sitzungen hat die Therapeutin den Eindruck, dass dieses Muster verstärkt auftritt, wenn der Patient sich schlechter fühlt, z. B. nach einem ergebnislosen Treffen mit dem Arbeitsberater. Allerdings fällt es ihr schwer, dies genauer zu explorieren, da Herr A. gerade dann auf ihre einfühlsamen Fragen besonders feindselig reagiert. Deshalb fühlt sich die Therapeutin in dieser Situation recht hilflos. Hinsichtlich des biografischen Hintergrundes hat ihr Herr A. bisher berichtet, dass er im Alter von 6 Jahren aus der Familie genommen und in einem Heim untergebracht wurde, weil sein Vater ein »unkontrollierbarer Alkoholiker« gewesen sei. Im Heim habe er sich sehr verlassen und einsam gefühlt und sei über Jahre von älteren Kindern extrem gemobbt worden.

Fallbeispiel 3

Diana U. ist 38 Jahre alt und leidet mehreren Arztbriefen zufolge unter instabilen Persönlichkeitszügen, Bulimie, einer rezidivierenden Depression und einer histrionischen Persönlichkeitsstörung. Nach dem Hauptschulabschluss hat sie verschiedene Ausbildungen und Jobs begonnen und relativ rasch wieder abgebrochen, mittlerweile bezieht sie Grundsicherung. Nachdem sie bereits einige intensive ambulante und stationäre Therapien, offensichtlich ohne nennenswerten Erfolg, absolviert hat, stellt sie sich in der Sprechstunde für Borderline-Persönlichkeitsstörungen vor. Sie habe gehört, dass hier eine neue Therapie angeboten würde und wolle diese unbedingt mitmachen. Auf die Frage nach ihren Beschwerden reagiert die Patientin mit einem stillen Tränenausbruch, der es ihr unmöglich macht zu sprechen. Als die Therapeutin darauf empathisch und mit Zuwendung reagiert, verfällt Frau U. in lautes Schluchzen. Nachdem sie sich beruhigt hat, tritt dieses Muster bei der kurz darauf folgenden Frage zu ihren übergeordneten Behandlungszielen wieder auf. Die Therapeutin reagiert diesmal distanzierter und wartet einfach ab, woraufhin sich Frau U. relativ rasch wieder beruhigt. Diese Interaktion zeigt sich während des gesamten Erstgespräches. Die Therapeutin, die zunächst ►

empathisch und mitfühlend war, fühlt zunehmend den Impuls, Frau U. »zu schütteln« und sie energisch aufzufordern, sich einigermaßen normal zu verhalten. Sie bittet Frau U. um die Erlaubnis, den Vorbehandler kontaktieren zu dürfen, und erhält nach kurzer und tränenreicher Diskussion (»Ich glaube aber, die haben mich gar nicht verstanden!«) eine Schweigepflichtentbindung für eine vorbehandelnde Klinik. Dort bekommt die Therapeutin die Auskunft, dass die Behandlung von Frau U. sehr schwierig, »fast unmöglich«, gewesen sei. Bei Problemen und Konflikten aller Art sei sie hochdramatisch aufgetreten, um Aufmerksamkeit zu erhalten. Regelmäßig habe sie kurz vor den Mahlzeiten laut weinend auf dem Flur gestanden, sodass alle Mitpatienten und Behandler auf dem Weg zum Mittagessen dies mitbekamen. Eine konstruktive Zusammenarbeit sei kaum möglich gewesen. Frau U. kommt aus sehr einfachen, fast asozialen Verhältnissen. Beide Eltern waren Sozialhilfeempfänger, Gewalt und Alkohol waren in ihrer Kindheit an der Tagesordnung, echte Unterstützung gab es vermutlich so gut wie gar nicht.

In diesem Kapitel geht es um Situationen, in denen bei Patienten Bewältigungsmodi aktiviert sind, in denen auch starke negative Gefühle ausgedrückt werden. Allerdings führen dieser Gefühlsausdruck und das Eingehen darauf nicht zu einem guten Kontakt zum verletzten Kindmodus mit entsprechenden Behandlungsmöglichkeiten. Stattdessen hält die Patientin die Therapeutin durch diese Modi auf Abstand (Beispiel 1 und 2) oder kontrolliert sie sogar (Beispiel 3). Solange auf die vordergründig gezeigten Gefühle eigegangen wird, dreht sich die Kommunikation gewissermaßen im Kreis. Für eine konstruktive Therapie ist das Unterbrechen dieser »Dauerschleifen« notwendig.

Diese Art des Emotionsausdrucks wird in der emotionsfokussierten Therapie auch als »sekundäre Emotion« bezeichnet (Greenberg, 2002). Das heißt, im Kern geht es nicht um die nach außen dargestellten Gefühle, sondern diese sind nur sekundär und »verdecken« gewissermaßen die anders gelagerten primären Gefühle. Demnach könnte das primäre Gefühl von Marianne C. (Fall 1) Ärger sein, der durch Klagen überlagert wird; bei Claus A. (Fall 2) liegen möglicherweise Angst und Verlassenheit vor, die durch Aggression und Feindseligkeit überdeckt werden. Bei Diana U. (Fall 3) liegen primär vermutlich die Angst und das Gefühl, nicht »wirklich« gesehen zu werden, vor, was durch die dramatische Darstellung von Traurigkeit, Überforderung und Verzweiflung überlagert wird.

4.1 Welcher Modus ist in diesen Situationen zentral?

In den hier beschriebenen Situationen stehen ebenfalls Bewältigungsmodi im Vordergrund. Allerdings können sowohl vermeidende als auch überkompensierende Modi vorkommen. In den ersten beiden Fallbeispielen steht Vermeidung im Vordergrund, weil die Patienten durch diese Muster den Kontakt zum Therapeuten und zu ihren »eigentlichen« Gefühlen im Wesentlichen vermeiden. Im dritten Fallbeispiel liegt ein überkompensierender Bewältigungsmodus vor: Diana U. kompensiert mit ihrem hochdramatischen Auftreten das Gefühl, nicht wahrgenommen und unterstützt zu werden, indem sie maßlos Unterstützung und Aufmerksamkeit einfordert. Da dies jedoch in einem Bewältigungsmodus stattfindet, werden die damit zum Ausdruck gebrachten Bedürfnisse nicht wirklich befriedigt und der Modus bleibt bestehen.

In manchen Fällen ist eine Unterscheidung zwischen Vermeidung und Überkompensation allerdings auch schwierig bzw. beides kann ineinander übergehen. Das ist etwa der Fall bei Patienten, deren Bewältigungsmodus zwischen ärgerlichem Beschützer (Vermeidung) und Bully-and-Attack-Modus (Überkompensation) schwankt, oder bei Patienten, deren klagsam-vermeidender Beschützermodus in einen lauteren und dramatischeren aufmerksamkeitssuchenden Modus übergeht, wenn die Therapeutin z. B. versucht, das Klagen zu unterbrechen.

Zur Schau gestellte Gefühle in Bewältigungsmodi und zu Kindmodi gehörige Gefühle lassen sich in der Regel recht gut voneinander abgrenzen (s. dazu Tab. 4.1). Wie fast immer ist es auch hier grundsätzlich sinnvoll, den Charakter des Modus mit der Patientin zu besprechen. Die dabei zu beachtenden Besonderheiten werden im Folgenden beschrieben.

Tabelle 4.1 Unterscheidung von Gefühlen in Kind- und Bewältigungsmodi

Gefühle im Kindmodus	Gefühle im Bewältigungsmodus
▶ Situativ nachvollziehbare Entstehung, wenn entsprechende Themen berührt werden ▶ Gefühle wirken authentisch und echt und lösen Mitgefühl beim Therapeuten aus ▶ Eingehen auf die Gefühle und damit verbundene Bedürfnisse beruhigt die Patientin und hilft ihr ▶ Gefühle werden im Verlauf durch imaginative Techniken und Reparenting reduziert	▶ Stereotyper Gefühlsausdruck auch ohne situativen Auslöser ▶ Gefühle wirken weniger authentisch und lösen mittelfristig eher Genervtheit aus ▶ Eingehen auf die Gefühle führt eher zu einer Verstärkung des Modus ▶ Keine Verbesserung der Gefühle durch imaginative Techniken oder Reparenting

Fallbeispiele

Fallbeispiel 1. Bei Marianne C. liegt ein vermeidender klagsamer Beschützermodus vor, dem das Schimpfen und Klagen über ihren Mann, ihre Kollegen, die Vorgesetzte etc. zugeordnet werden (s. Abb. 4.1). Auch Klagen über körperliche Beschwerden lassen sich hier einordnen. Die Somatisierungssymptome selbst können eher einem distanzierten Beschützermodus zugeordnet werden. Als weiterer Vermeidungsmodus liegt ein vermeidender Beschützer vor, in dem die Verweigerungshaltung mit behavioraler Vermeidung (im Bett liegen bleiben, Aufgaben nicht erledigen, therapeutische

Vorschläge pauschal ablehnen) verortet wird. Als Elternmodus besteht ein durch die depressive Mutter entstandener schuldinduzierender Elternmodus, im verletzten Kindmodus fühlt sich die Patientin schuldig, überfordert, nicht gesehen und alleine. Ressourcen im gesunden Erwachsenenmodus sind die meistens bestehende Arbeitsfähigkeit sowie die schon lange bestehende Ehe.

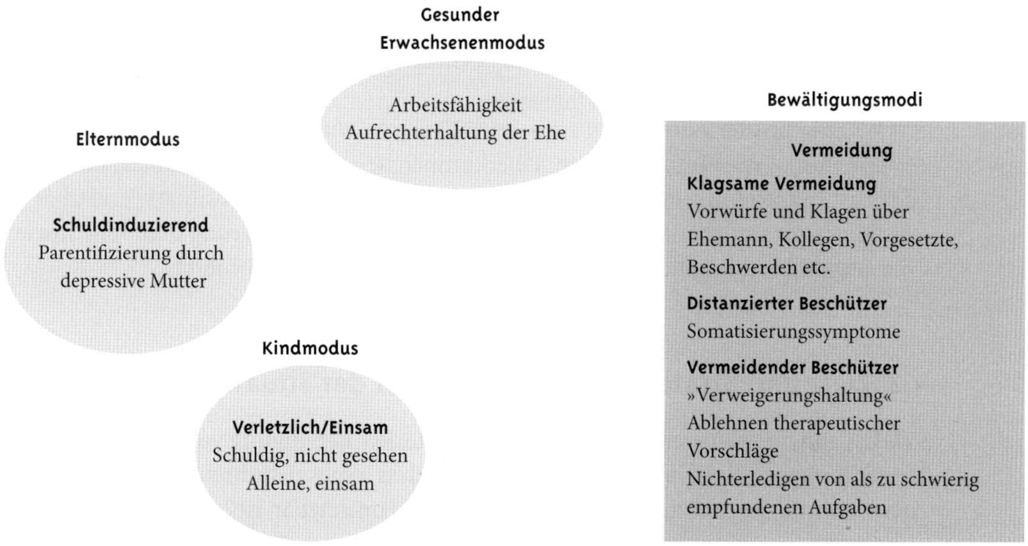

Abbildung 4.1 Modusmodell von Marianne C.

Fallbeispiel 2. Bei Claus A. liegt ein feindselig-ärgerlicher Beschützermodus vor, der insbesondere dann aktiviert wird, wenn er sich angegriffen fühlt, was leicht der Fall ist. Der Modus äußert sich in seiner feindselig-abwehrenden Interaktion. Zusätzlich hat er einen vermeidenden Beschützermodus (zu Hause bleiben, wenn er sich überfordert fühlt; schwierige Situationen vermeiden) sowie einen distanzierten Beschützermodus mit selbststimulierenden Momenten (Computerspielen, Alkohol). Im verletzten Kind fühlt sich Herr A. von anderen bedroht und dadurch angstvoll, außerdem verlassen und einsam. Zum strafenden Elternmodus haben seine Eltern und die älteren Kinder im Heim beigetragen.

Fallbeispiel 3. Diana U. zeigt einen starken aufmerksamkeitssuchenden Überkompensationsmodus. Dieser zeigt sich insbesondere im dramatischen emotionalen Verhalten wie dem lauten Schluchzen, das sich verstärkt, wenn die Therapeutin versucht sie zu beruhigen. Als Bewältigungsmodus lässt sich dieser Modus einstufen, weil sie ihn gezielt so einsetzt, dass es möglichst viele Personen mitbekommen (z. B. in der Klinik vor den Mahlzeiten), und weil in diesem Modus kein Kontakt zu ihr herstellbar ist. Überkompensatorisch ist er deshalb, weil sie damit die Situation massiv unter ihre Kontrolle bringt und das Gefühl, nicht gesehen zu werden, damit überkompensiert. Zum aktuellen Zeitpunkt lassen sich über die anderen Modi von Frau U. noch keine Aussagen machen, weil der Bewältigungsmodus die Situation dominiert. Allerdings ist aufgrund ihrer Biografie und ihrer Diagnosen davon auszugehen, dass sie auch stark ausgeprägte dysfunktionale Eltern- und Kindmodi aufweist, und möglicherweise weitere Bewältigungsformen vorliegen.

Wie lässt sich der richtige Modus zuordnen?
Therapeuten denken in der Regel zunächst an *verletzliche Kindmodi*, wenn ihre Patienten starke Gefühle zum Ausdruck bringen. Allerdings kann das Zeigen intensiver Emotionen auch mit einem vermeidenden oder überkompensierenden Bewältigungsmodus zusammenhängen.

Wichtig für die Zuordnung zum *Bewältigungsmodus* sind die Funktionalität (Vermeidung relevanter Themen, Überkompensation negativer Gefühle), die Art des Auftretens (sehr früh in der Behandlung, stereotyp, nicht situativ erklärbar), die Reaktion auf Interventionen und Reparenting (keine Besserung dadurch) sowie die Gegenübertragung der Therapeutin (eher frustriert oder genervt).

4.2 Ziele und Strategien im Umgang mit der Situation

Wie bei anderen schwierigen Situationen mit starker Beteiligung von dysfunktionalen Bewältigungsmodi ist es auch hier wichtig, dass eine zielführende therapeutische Arbeit mit dem verletzbaren Kindmodus schwer umsetzbar ist, solange der Bewältigungsmodus so aktiv ist. Daher soll der Modus möglichst rasch unterbrochen und benannt werden. Im Fall der hier behandelten Bewältigungsmodi mit »emotionalem Gesicht« ist es wichtig, dem Patienten auch den Unterschied zu »echten« Gefühlen zu verdeutlichen. Dabei ist es im Rahmen der empathischen Konfrontation wichtig, einerseits sehr klar zu sein, und andererseits den Modus immer zu validieren. Die Konfrontation mit »unechtem« (sekundärem oder funktional wirkendem) Gefühlsausdruck wird von vielen Patienten (und auch Therapeuten) als besonders kritisch und mit Vorwürfen behaftet erlebt. Dies löst bei den Patienten leicht den strafenden Elternmodus aus. Darauf sollte die Therapeutin vorbereitet sein, um diese Reaktion in ihre Interventionen mit einzubeziehen.

Kognitive Strategie. Auf der kognitiven Ebene ist es wichtig, den Modus zu charakterisieren, zu benennen und seine Entstehung und Funktionen zu explorieren. Sobald der Patient auf diese Weise aus dem Modus etwas herausgekommen ist, sollten auch seine Vor- und Nachteile besprochen werden. Die Vorteile von stark klagsamen oder aufmerksamkeitssuchenden Bewältigungsmodi (Fallbeispiel 1 und 3) beziehen sich dabei in der Regel auf die Möglichkeit, damit Versorgung und Unterstützung insbesondere im Gesundheitssystem zu erwirken. Die Patienten nehmen häufig viele verschiedene Behandlungen in Anspruch, in denen möglicherweise fast ausschließlich dieser Modus aktiv ist. Viele Behandler halten das klaglos aus, oder zeigen ihre Missbilligung lediglich indirekt, z. B. durch weniger engagierte Betreuung. Therapeuten, Ärzte und andere Behandler (z. B. Heilpraktiker, psychiatrische Pflegekräfte, Sozialarbeiter) stellen für diese Patienten häufig auch die wichtigsten und am häufigsten aufgesuchten Bezugspersonen dar. Andere Beziehungen werden oft wenig gepflegt: Einerseits fällt es den Betroffenen schwer, mit anderen Personen überhaupt positiven Kontakt zu erleben – andererseits ziehen sich auch Personen aus dem privaten Umfeld oft eher zurück, weil sie vom klagsamen Modus abgeschreckt werden.

Therapiebeziehung. In der Therapiebeziehung werden simultan drei modusbezogene Ziele verfolgt: (1) Der im Fokus stehende Modus sollte sehr klar benannt und begrenzt werden. (2) Gleichzeitig sollten alle Äußerungen und Handlungen des Patienten, die sich mit dem gesunden Erwachsenenmodus in Verbindung bringen lassen, explizit und umfassend gewürdigt und verstärkt werden. Damit bietet die Therapeutin dem gesunden Erwachsenenmodus eine intensive Beziehung an (auch im Sinne von Shaping), sodass für den Patienten auch ein Weg gebahnt wird, außerhalb des Bewältigungsmodus in Kontakt zu treten. Es ist nicht zu unterschätzen, wie schwierig das für diese Patienten sein kann! (3) Die Konfrontation mit dem klagsamen oder feindseligen Bewältigungsmodus löst häufig den strafenden Elternmodus aus. Daher sollte der Therapeut in der Therapiebeziehung jederzeit darauf gefasst sein, Äußerungen, die dem strafenden Elternmodus zugeordnet werden können, entschieden zu widersprechen und die Patientin so gegen den strafenden Elternmodus zu verteidigen.

Insbesondere Patienten mit stark klagsamen oder aufmerksamkeitssuchenden Modi möchten oft gerne an diesen Modi festhalten, sodass die Konfrontation relativ hart durchgesetzt werden muss. In der Therapiebeziehung kann der Therapeut dies etwas auffangen, indem er wiederholt betont, dass er die Patientin nur deshalb mit diesem schwierigen Thema plagt, weil sie ihm am Herzen liegt und es ihm wichtig ist, ihr optimal zu helfen.

Anteile des Therapeuten

Für Therapeuten ist es in der Regel erst einmal ungewohnt, auf vom Patienten gezeigte Gefühle nicht primär wertschätzend und empathisch zu reagieren. Dies ist jedoch bei den hier besprochenen Bewältigungsmodi notwendig. Dabei empfehlen wir, so rasch wie möglich mit der Konfrontation solcher Modi zu beginnen. Der häufig geäußerten Ansicht, dass man zu diesen Patienten zunächst eine gute Beziehung aufbauen müsse, bevor man sie konfrontieren könne, stimmen wir nicht zu. Der Grund dafür ist, dass mit einem Patienten in diesem Bewältigungsmodus gar keine Beziehung aufgebaut werden kann (besonders extrem im Fallbeispiel 3). Zudem stauen sich beim Therapeuten rasch Ärger und Frust auf, und eine einfühlsame und freundliche Konfrontation wird dadurch immer schwieriger. Letztlich gewöhnen sich Patienten auch an ein therapeutisches Beziehungsangebot – je rascher daher eine Konfrontation erfolgt, umso erfolgreicher kann der Therapeut den Patienten darauf konditionieren, dass der Bewältigungsmodus in der Therapiebeziehung wenig Platz hat.

Zudem wird die hier beschriebene Konfrontation oft als besonders schwierig empfunden. Auch der Vorschlag einer differenziellen Beziehungsgestaltung (simultane Begrenzung des Bewältigungsmodus, Verstärkung des gesunden Erwach- ▶

senen und Bekämpfung des strafenden Elternmodus) wird oft zunächst als Überforderung erlebt. Diese Schwierigkeiten sollten Sie jedoch nicht davon abhalten, sich an diese Aufgaben heranzuwagen! Wie immer macht erst die Übung den Meister und Sie sollten es sich verzeihen, wenn die Konfrontation bei den ersten Malen noch nicht »perfekt sitzt«. Machen Sie sich klar, dass bei Patienten wie Diana U. ohnehin »wenig durchkommt«, sodass eine ungünstige Formulierung von Ihnen von der Patientin möglicherweise kaum bemerkt wird. Zudem ist es auf jeden Fall die schlechteste Alternative, den Bewältigungsmodus »einfach laufen zu lassen«. Letztlich empfehlen wir, sich als Therapeut bei der Konfrontation solcher Modi selbst Zeit zum Überlegen zuzugestehen. Scheuen Sie sich nicht, das Gespräch kurz zu unterbrechen mit dem Hinweis, dass Sie selbst einmal nachdenken müssten!

Emotionsorientierte Strategie. Hinsichtlich emotionsorientierter Strategien sind Stuhldialoge zentral. Dabei steht am Anfang der Zwei-Stuhl-Dialog mit Bewältigungsmodus und gesundem Erwachsenenmodus, der häufig rasch durch einen Stuhl für den strafenden Elternmodus erweitert werden muss. Oft ist es hilfreich, die Perspektive des gesunden Erwachsenenmodus zunächst nicht als »gesunder Erwachsener« zu bezeichnen, sondern als »die Perspektive des Therapeuten« (s. dazu konkrete Lösung für Fallbeispiel 3 in Abschn. 4.3).

Behaviorale Strategie. Auf der behavioralen Ebene sollte zunächst darauf hingearbeitet werden, dass die Aktivierung dieses Modus reduziert wird. Dabei ist die Therapiebeziehung der erste Ort, an dem dies praktisch umgesetzt werden kann. Längerfristig muss es auch um die Reduktion des Modus in anderen Situationen gehen. Dazu müssen die Patienten lernen, solche Dinge zu tun, die sie sonst nicht machen, z. B. positive Kontakte zu pflegen oder Sport zu treiben. Dabei können Hilfen wie Modus-Memos (s. Einführungskapitel) oder Audioaufnahmen (s. Lösungsvorschlag in Abschn. 23.3) genutzt werden, um die emotionalen Bedürfnisse des Patienten zu validieren und in gewissem Maße zu erfüllen. Das kann dem Patienten Sicherheit geben und ihm helfen, verstärkt in den gesunden Erwachsenenmodus zu kommen.

Typische Prozesse bei klagsamen Modi. Insbesondere klagsame und aufmerksamkeitssuchende Modi, die die Patienten im Gesundheitssystem gut »ausleben« können, werden von Behandlern oft sehr verstärkt. Diese Modi haben den Vorteil, dass sie den Betroffenen eine gefühlte Kontrolle über sonst als unkontrollierbar erlebte Situationen geben und es ihnen ermöglichen, im Kontakt mit Behandlern zu sein, ohne sich ungeschützt fühlen zu müssen. Im Vergleich zu diesen Verstärkern können die Aufgaben, sich mit der interpersonellen Wirkung dieses Modus auseinanderzusetzen, ihn zu reduzieren und mühsam gesündere Beziehungen aufzubauen, wenig reizvoll erscheinen. Auch Ihrer Konfrontation kann sich die Patientin häufig vergleichsweise leicht entziehen, indem sie Sie durch einen Kollegen ersetzt, oder indem sie die Therapie im feindseligen Modus abbricht. Die dadurch gegebenen Grenzen dessen, was bei manchen Patienten erreicht werden kann, sollten Sie realistisch sehen und akzeptieren! Allerdings sollte Sie dies nicht von der vorgeschlagenen Konfrontation abhalten, denn diese ist letztlich notwendig, um den Patienten nicht nur kurzfristig zu stabilisieren, sondern ihm langfristig und substanziell zu helfen.

4.3 Konkrete Lösungsvorschläge

Fallbeispiel 1. Der Therapeut fragt Frau C., ob sie sich, wie in der Sitzung davor kurz besprochen, in einem Fitnessstudio in der Nähe ihrer Wohnung nach dem Angebot erkundigt hat. Frau C. verfällt sofort wieder ins Klagen – sie habe das nicht gemacht, weil ihr Mann »wieder nur die Zähne langgezogen« habe, als er von dem Plan gehört habe. Daraufhin beschließt der Therapeut, Frau C. mit dem klagsamen Beschützermodus zu konfrontieren, da er keinen anderen Weg sieht, mit ihr konstruktiv weiterzuarbeiten.

T: Frau C., jetzt passiert gerade wieder etwas, was mir schon einige Male aufgefallen ist und worauf ich Sie auch schon mal angesprochen habe.

P: Was meinen Sie damit? Dass es mir schlecht geht?

T: Nein, ich meine damit, dass Sie immer wieder in einen Zustand rutschen, in dem Sie gar keinen Zugang dazu haben, dass Sie selbst die Verantwortung für sich und Ihr Leben haben. Stattdessen machen Sie andere für Ihr Unglück verantwortlich, und bleiben dadurch ziemlich passiv. Verstehen Sie, was ich meine?

P: *(Vorwurfsvoll.)* Ich weiß schon, Sie finden doch, dass ich ein Jammerlappen bin, genau wie mein Mann! Dass bei mir Hopfen und Malz sowieso verloren ist und …

T: *(Unterbricht sie.)* Frau C., stopp, das meine ich nicht, dass bei Ihnen Hopfen und Malz verloren ist, und auch nicht, dass Sie ganz und gar ein Jammerlappen sind! Ich würde es Ihnen gerne mal zeigen, was ich meine, ist das in Ordnung?

P: Naja, wenn Sie meinen …

T: Prima! *(Steht auf und stellt drei Stühle auf, für den klagsamen Modus, den strafenden Elternmodus und den gesunden Erwachsenenmodus; stellt sich hinter den klagsamen Stuhl.)* Hier sitzt der Anteil von Ihnen, in dem Sie jammern, okay? Kommen Sie mal hierher und setzen sich darauf und lassen diesen Anteil sprechen?

P: *(Steht etwas widerwillig auf und setzt sich auf diesen Stuhl.)* Was soll ich hier machen?

T: Hier sollen Sie die Seite sprechen lassen, in der Sie gerade im Moment eh waren – wo Sie finden, dass Sie nicht ins Fitnessstudio können, weil Ihr Mann komisch guckt; dass Sie nichts Neues ausprobieren können, weil er nicht mitmacht; dass alle blöd zu Ihnen sind und so weiter …

P: Ja, also, so ist es ja auch! Meinen Mann, den sollten Sie mal erleben! Jetzt sind wir 25 Jahre verheiratet, eigentlich sollte er sich doch um mich kümmern, oder? Ich kann heulend im Bett liegen und es ist ihm scheißegal, er sitzt vor der Glotze und trinkt sein Bier!

T: Sie machen das sehr gut! Jetzt kommen Sie bitte mal hier rüber *(geht zum Stuhl für die gesunde Erwachsene).* Hier sitzt die Seite, die in Therapie gekommen ist, weil sie merkt, dass sie etwas ändern will.

P: *(Setzt sich auf den Stuhl der gesunden Erwachsenen, in aggressivem Ton.)* Ha, wenn die da drüben die ganze Zeit so meckert, dann tut sich eh nix, und sie geht allen nur auf den Geist, die blöde Kuh!

T: Halt, stopp! Das ist der strafende Modus, der eben auch schon kam. Der soll da drüben sitzen *(zeigt auf den Stuhl des strafenden Elternmodus).* Der sitzt da drüben und schimpft rum. Dem möchte ich mal kurz widersprechen. *(Zum strafenden Stuhl gewandt:)* Diese Beschimpfungen von Marianne sind völlig unkonstruktiv! Es stimmt, dass sie manchmal etwas zu passiv ist und dass es wichtig ist, dass sie sich damit auseinandersetzt. Aber das ist ein sehr kompliziertes Thema für sie, denke ich, und sie muss sich damit in aller Ruhe und ganz entspannt beschäftigen können, sonst bringt es eh nichts! Mir ist es sehr wichtig, dass wir dieses Thema hier optimal bearbeiten können. Deswegen hältst du jetzt bitte mal den Mund! *(Zur Patientin gewandt:)* Wie finden Sie das?

P: Hm, gar nicht schlecht.

T: Und was denken Sie dann von diesem Stuhl aus, der sich selbst liebevoll und mit Wertschätzung betrachtet, über diesen Stuhl da drüben *(deutet auf den klagsamen Modus)?*

P: Naja, das ist wirklich ein Problem. Ich glaube auch, dass das manchen Leuten auf den Wecker geht.

T: Ja, das könnte ich mir tatsächlich auch vorstellen. Und was denken Sie, welchen Einfluss hat dieser Anteil in der Therapie, wenn er immer sagt, dass die anderen an allem Schuld sind?

P: Naja, wahrscheinlich meinen Sie, dass ich selbst entscheiden muss, und nicht mein Mann.

T: Hm, was meinen Sie denn selbst von diesem gesunden Stuhl aus?

P: Naja, das stimmt schon …

T: Ich bin sehr froh, dass wir das hier ähnlich einschätzen. Ich glaube auch, dass wir uns in der Therapie mit diesem Anteil auseinandersetzen müssen, weil er ziemlich oft im Vordergrund steht, und dann kommen wir vielleicht nicht voran, oder?

P: Ja, das könnte schon sein …

In den folgenden Sitzungen weist der Therapeut Frau C. immer wieder darauf hin, wenn sie in den klagsamen Modus rutscht, den sie selbst als »Jammermodus« bezeichnet. Er bespricht mit ihr, wie dieser Modus entstanden ist, Vor- und Nachteile werden erarbeitet und die Patientin wird regelmäßig aufgefordert, mehr im gesunden Erwachsenenmodus zu sein und zunehmend Verantwortung für sich zu übernehmen.

Fallbeispiel 2. Herr A. kommt mit einer sehr abweisend-feindseligen Ausstrahlung in die nächste Sitzung, und wehrt auch den Kontakt zur Therapeutin so stark ab, dass ein konstruktives Gespräch unmöglich erscheint. Die Therapeutin konfrontiert ihn daraufhin empathisch mit diesem Modus und erarbeitet mit ihm erste Schritte, um damit umzugehen.

T: Herr A., schön, dass Sie da sind! Wie geht es Ihnen?

P: *(Feindselig.)* Wie soll es mir schon gehen? Natürlich nicht toll!

T: Ja, das nehme ich wahr. Gibt es etwas, das Sie besprechen möchten, oder möchten Sie erzählen, warum es Ihnen heute nicht gut geht?

P: *(Immer noch feindselig.)* Ich wüsste nicht, warum das Sinn machen sollte. Sie können mir doch auch nicht helfen!

T: Hm, im Moment ist das vielleicht wirklich etwas schwierig. Ich habe das Gefühl, dass es Ihnen gerade wirklich schlecht geht, so wie Sie es auch gesagt haben. Und dass es eigentlich sehr wichtig wäre, dass Sie Unterstützung bekommen und zumindest spüren können, dass Sie nicht alleine sind. Vielleicht können wir dann sogar etwas dafür tun, dass es Ihnen wieder besser geht.
Allerdings habe ich gleichzeitig das Gefühl, dass Sie ganz »dicht gemacht« haben und schon meine Fragen so abweisen, als wolle ich Ihnen etwas Böses antun. Ich glaube, dass dieses Dichtmachen eine Reaktion ist, die Sie in Ihrer Kindheit gelernt haben und die sehr wichtig war, als Sie über so viele Jahre von so vielen Leuten so schlecht behandelt wurden. Kann das sein?

P: *(Etwas berührt, aber immer noch etwas feindselig.)* Ja, natürlich! Was glauben Sie, was ich da in die Fresse bekommen habe!

T: Ja, das glaube ich absolut! Ich weiß keine Details, weil Sie davon noch nicht viel erzählt haben, aber ich kann es mir von der Richtung her schon vorstellen! Das muss ganz furchtbar gewesen sein und dieses Dichtmachen war sicher ein ganz wichtiger Schutz!

P: Ja, der einzige Schutz!

T: Genau, der einzige Schutz! Nur gerade jetzt ist es schwierig damit: Ihnen ist etwas Belastendes widerfahren, ich würde Ihnen gerne helfen, aber Sie können kein Vertrauen haben und machen dicht. Das führt aber dazu, dass Sie auch kein Vertrauen aufbauen können und dass ich gar keine Chance habe, Ihnen zu helfen. Verstehen Sie, was ich meine?

P: *(Weniger feindselig.)* Hm, ja, irgendwie schon … *(Wird still, Tränen treten in seine Augen.)*

T: Herr A., ich bin sehr froh, dass Sie mich jetzt ein wenig hinter Ihre Fassade schauen lassen! Ich glaube, genau die Gefühle, die jetzt hervorkommen, sind ja der Grund, warum Sie Unterstützung brauchen, oder?

P: *(Nickt mit Tränen in den Augen.)*

T: Ich möchte Ihnen sagen, dass ich diese Gefühle sehr wichtig finde und dass ich sehr gerne mit Ihnen zusammenarbeiten möchte, damit es Ihnen mit der Zeit besser geht. Ich habe einige sehr gute Ideen und Vorschläge für Sie, was wir machen können, damit es Ihnen mit der Zeit auch wirklich besser geht, und damit es für Sie nicht nur eine Qual ist, diese Gefühle zu spüren.

P: *(Etwas beruhigt, jetzt gut im Kontakt.)* Stimmt das wirklich?

T: Ja, natürlich ist das so!

P: Was würden Sie denn jetzt vorschlagen?

T: Jetzt würde ich erstmal vorschlagen, dass Sie mir erzählen, was eigentlich in der letzten Zeit vorgefallen ist, was Sie belastet hat. Und dann würde ich Ihnen gerne erklären, wie wir die Probleme und Gefühle, die dabei eine Rolle spielen, in der Schematherapie erklären und verstehen. Das schaffen wir heute vielleicht noch. In der nächsten Stunde könnte ich Ihnen dann die Techniken, mit denen wir Veränderung erreichen, genauer erklären, und auch mal ein bisschen ausprobieren, damit Sie ein Gefühl dafür bekommen. Was halten Sie von dem Plan?

P: Das klingt ganz gut.

T: Super! Dann schießen Sie doch mal los – warum geht es Ihnen heute so schlecht?

Fallbeispiel 3. Frau U. kommt in gelösterer Stimmung in das zweite Gespräch. Die Therapeutin möchte deshalb ihre aktuellen Behandlungsziele besprechen. Auf die Frage nach ihren Zielen hin verfällt Frau U. sofort wieder in dramatisches Weinen. Es gehe ihr einfach furchtbar schlecht, sie brauche Hilfe, und dies sei ihre letzte Rettung. Die Therapeutin beschließt daraufhin, »den Stier bei den Hörnern zu packen« und Frau U. massiv mit diesem offensichtlich sehr »eingefahrenen« Interaktionsmuster zu konfrontieren.

T: *(Steht auf, stellt zwei Stühle für den gesunden Erwachsenenmodus und den aufmerksamkeitssuchenden Modus auf und wartet hinter einem der Stühle stehend schweigend, bis die Patientin sich wieder etwas beruhigt hat.)*

P: *(Leicht verwirrt.)* Was machen Sie da?

T: Ich möchte mit Ihnen eine kurze Übung machen. Ich möchte einmal gerne unsere Rollen tauschen. Hier *(deutet auf einen Stuhl)* sitzen Sie. Und hier *(anderer Stuhl)* sitze ich. Setzen Sie sich bitte mal auf meinen Stuhl?

P: *(Immer noch etwas verwirrt, setzt sich auf den Stuhl des gesunden Erwachsenen/Therapeutenstuhl.)* Was soll ich hier machen?

T: Dort sollen Sie bitte Dinge sagen und tun, die Therapeuten immer sagen. Sie haben ja schon viel Therapie gemacht und kennen sich damit recht gut aus, oder?

P: Ja, eigentlich schon.

T: Super! Und ich spiele hier Sie *(setzt sich auf den anderen Stuhl)!* Dann legen Sie doch mal los als Therapeutin!

P: *(Etwas unsicher, zur Therapeutin in der Patientenrolle.)* Wie geht es Ihnen heute, was möchten Sie besprechen?

T: *(Markiert dramatisches Aufheulen ohne Kontakt zum Gegenüber.)* Alles ganz, ganz schrecklich! Sie müssen mir helfen!!!!

P: Ja, genau so ist es auch!

T: Oh, Sie müssen jetzt weiter die Therapeutin spielen! Was würde jetzt eine Therapeutin sagen?

P: Haben Sie schon eine gute Aktivität ausprobiert heute?

T: *(Markiert dramatisches Schluchzen, antwortet nicht.)*

P: Ich weiß jetzt auch nicht, was ich machen soll!

T: *(Steht auf, stellt sich neben die Patientin.)* Sehen Sie, dann haben Sie das jetzt sehr gut gespielt und sich sehr gut in Ihre Rolle hineinversetzt, denn genauso geht es mir auch! Warum wussten Sie gerade nicht mehr, was Sie machen sollen?

P: Aber so bin ich doch nicht?

T: Hm, ich finde schon. Meinen Sie nicht, wenn Sie an gerade eben denken?

P: Hm, ja schon.

T: Warum wussten Sie denn jetzt nicht, was Sie machen sollten?

P: Naja, Sie haben ein Riesentheater gemacht und mir gar nicht zugehört!

T: Genau, das haben Sie super auf den Punkt gebracht! Genauso erlebe ich es hier: Sie kommen mit einem Anliegen, aber wenn ich genauer frage, was Sie wollen, dann machen Sie ein großes Theater und ich komme gar nicht an Sie ran …

P: Was sollen wir denn jetzt machen?

T: Ich würde vorschlagen, dass wir diesem Theater-Anteil erstmal einen Namen geben. Und dann müssen wir uns darüber unterhalten, was wir hier eigentlich wollen, aber das müssen Sie bitte, wie jetzt, in Ihrem ganz vernünftigen Anteil mit mir besprechen. Okay?

P: Okay. Wie sollen wir den nennen?

T: Wie Sie wollen. Ich finde, das ist eine richtige »Drama Queen«, kennen Sie den Ausdruck?

P: *(Muss lachen.)* Das hat schon mal jemand zu mir gesagt!

T: *(Lacht mit.)* Ach nein, wirklich? Sind Sie mit dem Namen einverstanden?

P: Ja, okay. Obwohl es schon irgendwie blöd ist, ich fühle mich gerade auch ziemlich alleine, wenn Sie darüber lachen.

T: Oh, das ist gut, dass Sie das sagen! Ich möchte mich nicht über Sie lustig machen, ich habe mich jetzt einfach gefreut, dass wir über dieses schwierige Thema so gut sprechen konnten! Ich denke aber, dass die Gefühle von Einsamkeit sehr wichtig sind, und übrigens vielleicht der wichtigste Grund für den Drama-Queen-Anteil. Wissen Sie, jeder Mensch braucht Kontakt und Zuwendung, und Sie haben das Ihr Leben lang kaum bekommen. Vielleicht ist die Drama Queen für Sie so eine Art Ersatzmethode, um wenigstens etwas Aufmerksamkeit zu bekommen, weil Sie sich deshalb so einsam fühlen?

P: Hm, das kann schon sein.

T: Ich hätte einen Vorschlag. Sie sind ja gekommen, weil Sie Behandlung möchten. Ich schlage vor, ich erkläre Ihnen mal, wie die Schematherapie arbeitet und was der Drama-Queen-Anteil da für eine Rolle spielen würde. Und dann überlegen wir gemeinsam, ob Sie wirklich Interesse an dieser Behandlung haben oder nicht. Einverstanden?

P: Ja, das klingt ganz gut!

Zusammenfassung

In allen drei Fallbeispielen war die direkte Konfrontation mit dem Modus ein geeigneter Weg, um mit dem Patienten in einen gesunden Kontakt zu kommen. Dabei wird jede Äußerung des Patienten, die dem gesunden Erwachsenenmodus zugeordnet werden kann, ausgiebig verstärkt. Auf diese Weise kann relativ schnell ein erster Zugang zum gesunden Erwachsenen gebahnt werden, der dann zunächst für die Indikationsprüfung oder Behandlungsplanung genutzt werden kann. In allen Fällen ist danach eine längerfristige Arbeit notwendig, um dem Patienten substanziell zu helfen.

Dos	Don'ts
▶ Führen Sie empathische Konfrontation durch. ▶ Nutzen Sie Stuhldialoge, um die Wirkung des Bewältigungsmodus klar zu verdeutlichen. ▶ Steuern Sie Stuhldialoge aktiv. ▶ Realisieren Sie eine differenzielle Beziehungsgestaltung: Begrenzen des Bewältigungsmodus, Verstärken des gesunden Erwachsenen, Zurückweisen des strafenden Elternteils. ▶ Betonen Sie, dass Sie der Patientin helfen wollen und dass sie Ihnen am Herzen liegt und wichtig ist. ▶ Erlauben Sie sich selbst, sich Zeit zu nehmen, wenn Sie momentan nicht weiterwissen. ▶ Bleiben Sie Ihrer Linie treu, wenn Sie davon überzeugt sind. ▶ Bitten Sie den Patienten um Rückmeldung und erklären Sie offen, was Ihre Gedanken sind.	▶ Fürchten Sie sich nicht davor, Fehler zu machen – in der »Hitze des Gefechtes« sind Fehler normal. Es ist auch keine Schande, sich dafür zu entschuldigen. ▶ Haben Sie keine Scheu, einen Gefühlsausdruck als Bewältigungsmodus zu konfrontieren, wenn seine Funktionalität dies nahelegt. ▶ Erwarten Sie nicht von sich, dass Sie alles ganz genau richtig einschätzen. Fragen Sie daher den Patienten, was er von Ihren Vermutungen hält. ▶ Reagieren Sie nicht ärgerlich oder mit Rückzug, sondern ordnen Sie das Verhalten des Patienten einem Modus zu und versuchen Sie diesen zu bearbeiten.

5 Suizidalität oder selbstschädigendes Verhalten als vermeintlicher Ausweg

Melanie F., 24 Jahre alt, hat eine rezidivierende Depression vor dem Hintergrund einer Borderline-Persönlichkeitsstörung. Obwohl sie sich nach einer Beziehung sehnt, kann sie Nähe so gut wie nicht ertragen. Sie leidet unter wiederkehrenden Zuständen tiefer Trauer, Verzweiflung und Einsamkeit, massiven Anspannungszuständen sowie unspezifischen Ängsten. Manchmal kommt es auch zu heftiger Wut, die sie aber meist unterdrückt. Frau F. beschreibt massiven Selbsthass und Selbstekel. Diese extremen negativen Gefühle wechseln sich mit Momenten innerer Leere und Entfremdungsgefühlen ab. Es kommt regelmäßig zu Selbstverletzungen durch tiefe Schnittwunden, die als Notfall versorgt werden müssen. Frau F. befindet sich seit Jahren in psychiatrischer und psychotherapeutischer Behandlung, in der bereits alternative Strategien und Skills erarbeitet und eingeübt worden sind. Diese wendet sie jedoch nicht an. Auf Nachfrage beschreibt die Patientin die Neigung zur Selbstverletzung damit, dass der Schmerz sie ablenken würde und sie zusammen mit dem Blut ihre schlechten Gefühle verlieren und so nichts mehr spüren würde. Gelegentlich spricht sie dann auch vom Sterben. Dieser Gedanke sei tröstend für sie. Obwohl sie noch nie einen Suizidversuch unternommen habe, käme es ihr manchmal als einziger Ausweg aus ihrem verkorksten Leben vor. Frau F. erlebte in Kindheit und Jugend physische Gewalt sowie emotionale Entwertungen und Demütigungen durch Stiefvater und Stiefbrüder. Sie berichtet, sie habe alles irgendwie ertragen, weil ansonsten ihre Mutter und ihr kleiner Bruder in akuter Gefahr gewesen wären. Glückliche Momente konnte sie nur beim Spiel mit ihrem Hund erleben. Seit der damaligen Zeit kommt es zu den dissoziativen Zuständen, die sie schon immer mit Schmerz bekämpft habe. Aktuell isst sie zudem viel, um sich zu beruhigen und liegt tagsüber stundenlang im Bett und schläft. Seit der Hauptschule arbeitete Frau F. als Kassiererin. Sie suchte sich auf Anraten der Klinik eine ambulante Therapeutin und schaffte sich zudem einen Hund an, wodurch es ihr allmählich besser geht. Überraschend droht ihr aufgrund der Insolvenz des Unternehmens die Arbeitslosigkeit. In der folgenden Therapiestunde wirkt sie extrem angespannt und wenig schwingungsfähig. Sie berichtet davon, dass sie einfach nur noch sterben wolle, sie habe sich auch schon die Tabletten besorgt. Ein weitergehendes Gespräch über ihre Gefühle und aktuellen Probleme blockt sie ab. Die Therapeutin hat das Gefühl, ihr nicht helfen zu können. Sie fühlt sich zudem durch die wiederholten Selbstschädigungen und Suizidäußerungen überfordert. Die akute Suizidalität der Patientin macht der Therapeutin Angst.

In diesem Fallbeispiel werden verschiedene schwierige Therapiesituationen im Zusammenhang mit massiver Selbstverletzung und Suizidalität bzw. suizidalen Äußerungen beschrieben.

Hier ist vor allem der Modus des distanzierten Beschützers aktiv. Die reguläre schematherapeutische Arbeit ist dadurch in unterschiedlichem Ausmaße betroffen, da die Intensität und das Auftreten des Modus verschieden sind. In allen Fällen geht es zunächst einmal darum, ausreichend Stabilität und Sicherheit für die Patientin herzustellen. Danach kann die Arbeit mit dem distanzierten Beschützer in der üblichen Weise, ggfs. unter Berücksichtigung weiterer vorliegender Schwierigkeiten, wieder aufgenommen werden (s. Kap. 2).

5.1 Welcher Modus ist in diesen Situationen zentral?

Der distanzierte Beschützermodus ist in diesem Fall dadurch erkennbar, dass die Patientin ihre Gefühle innerlich abtrennt. Sie fügt sich zum einen körperliche Schmerzen zu, um intensive negative Emotionen nicht spüren zu müssen. Oder sie flüchtet sich in Todesfantasien, um diesen Gefühlen zu entfliehen, was sich zunächst in distanzierter, später in akuter Weise zeigt. Die Therapeutin kann in solchen Momenten kaum Kontakt zu der Patientin herstellen. Durch die besonders dysfunktionale Art des distanzierten Beschützers ist die Patientin zudem erheblich gefährdet. Dies führt bei der Therapeutin zu Überforderung und Ängsten (s. Kasten »Anteile des Therapeuten« im Abschnitt 5.2).

Selbstschädigendes Verhalten, Suizidgedanken und eventuelle frühere Suizidversuche sind zumeist aus der Anamnese bekannt, bei der das Vorliegen dieser Symptome mit besonderer Sorgfalt erhoben wird. Insofern werden diese Verhaltensweisen oftmals bereits in der ersten Fallkonzeptualisierung einem oder mehreren Modi zugeordnet. Da Selbstschädigung und Suizidalität auch im Kontext anderer Modi als dem distanzierten Beschützermodus auftreten (s. Kasten »Wie lässt sich der richtige Modus zuordnen?«), ist es von zentraler Bedeutung, das jeweils aktuelle Verhalten genau zu betrachten. Zur richtigen Einordnung sollten die Motive bzw. die Funktionalität hinterfragt werden (»Wozu dient das Verhalten?«). Schwerer Selbstverletzung und Suizidalität muss dem jeweiligen Modus entsprechend mit Klarheit begegnet werden, um ausreichende Sicherheit für den Patienten herzustellen. Auch könnte ein Therapeut sonst in die Gefahr kommen, therapeutische Interventionen mittelfristig falsch auszurichten.

Tritt Suizidalität im Kontext einer depressiven Episode oder einer anderen psychischen Störung auf, so muss zunächst geklärt werden, inwieweit eine Indikation für eine schematherapeutische Behandlung vorliegt. Grundsätzlich wird mit der schematherapeutischen Arbeit erst begonnen bzw. diese fortgesetzt, wenn die akute Krise aufgefangen werden konnte.

Fallbeispiel. Im Kontext von Selbstverletzung und Suizidalität ist hier vor allem der Vermeidungsmodus in Form des distanzierten Beschützers relevant.

Melanie F. hat die Hauptschule absolviert, sich eine Arbeit als Kassiererin gesucht, eine ambulante Therapie begonnen und sich einen Hund angeschafft, was als gesunder Erwachsenenmodus beschrieben werden kann (s. Abb. 5.1). Als Kind war sie schutzlos ausgeliefert, wurde schwer körperlich misshandelt und fühlte sich gleichzeitig für die Unversehrtheit ihrer Mutter und des kleinen Bruders verantwortlich. Aktuell beschreibt sie Selbsthass und Selbstekel (strafender Elternmodus). Sie erlebt extrem negative Gefühle (Verzweiflung, Einsamkeit, Angst, Trauer), was als verletzbarer Kindmodus betrachtet wird. Depressive und dissoziative Zustände, Rückzug, Selbstverletzungen und Todesfantasien werden als distanzierter Selbstbeschützermodus konzeptualisiert. Die Beziehungslosigkeit wird als vermeidender Beschützermodus, die Essattacken als distanzierter Selbstberuhigermodus beschrieben. Die Wut wird einem (unterdrückten) ärgerlichen Kindmodus zugeordnet. Mit ihrem Hund konnte sie auch freudige Momente erleben, was sie heute wiederholt (glücklicher Kindmodus). Frau F. kann sich mit Hilfe des distanzierten Beschützermodus zwar von ihren Gefühlen entfernen, geht dabei jedoch erhebliche Risiken ein. Eine Bearbeitung des traumatischen Hintergrundes der Patientin ist in diesem Modus nicht möglich, da

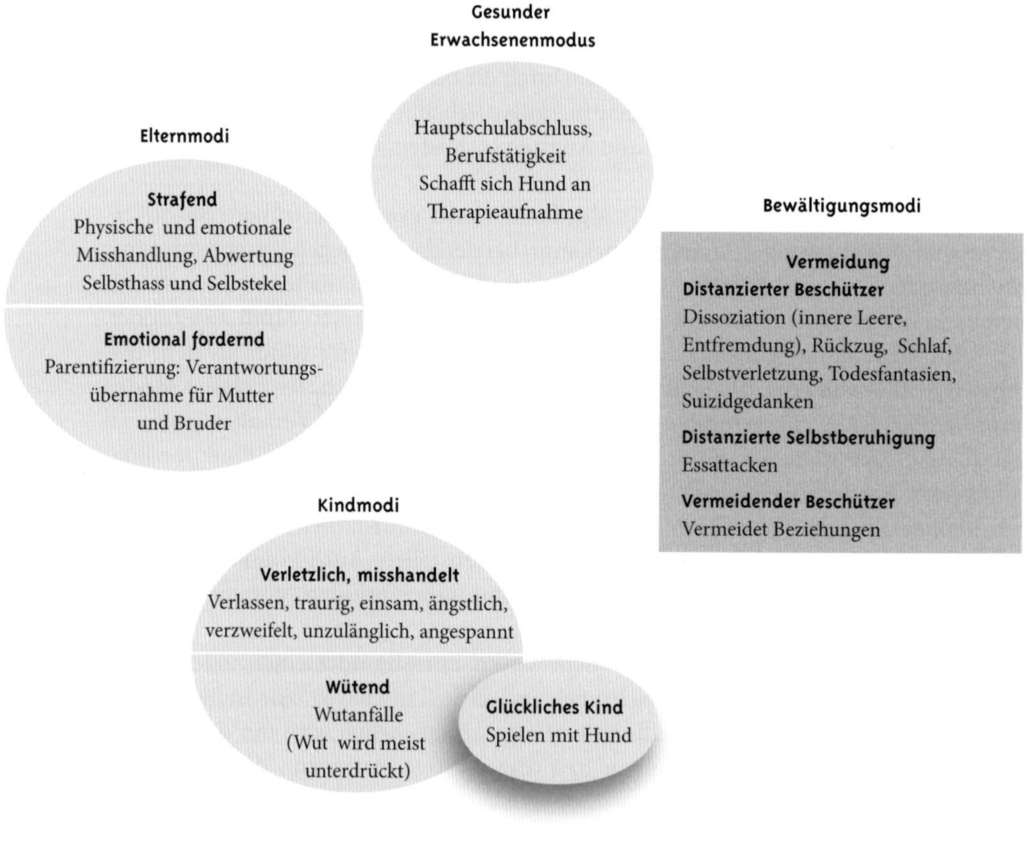

Abbildung 5.1 Modusmodell von Melanie F.

zum einen relevante Gefühle abgespalten werden und zum anderen nicht genügend Sicherheit für Patientin und Therapeutin besteht. So kann die Patientin weder neue Erfahrungen mit ihrem Umfeld und im Umgang mit ihren negativen Gefühlen machen, noch eine Befriedigung ihrer Grundbedürfnisse (u. a. Schutz, Sicherheit, Zuwendung) erfahren.

Wie lässt sich der richtige Modus zuordnen?
Selbstverletzungen und suizidales Verhalten können bei einem Patienten im Zusammenhang mit einem oder mehreren Modi auftreten.

So erscheinen diese Verhaltensweisen sehr oft auch als extreme Form des *strafenden Elternmodus*. In diesem Modus geht es einem Patienten nicht darum, sich vor unangenehmen Gefühlen zu schützen. Stattdessen fügt sich ein Patient im strafenden Elternmodus selbst Schmerzen oder Schaden zu, da er das Gefühl hat, sich selbst schwer bestrafen zu müssen, z. B. aufgrund empfundener eigener Unzulänglichkeit, Selbstekel oder Selbsthass. Nach dem Herstellen von ausreichendem Schutz für den Patienten ist es das Ziel, den strafenden Modus zu bekämpfen (s. Kap. 23).

Selbstschädigendes Verhalten und Suizidalität treten zudem im Zusammenhang mit einem *wütenden Kindmodus* auf. Ein *wütendes Kind* »tobt« und »zeigt es« der Umwelt, da es sich in seinen Bedürfnissen nicht gesehen fühlt. Dabei richtet es zum Teil großen Schaden an und neigt dazu, sich und seine Umgebung zu verletzen. Dieser »Vorwurf« kann sich bis zum Suizidversuch steigern. Im Umgang mit diesem Modus ist es wichtig, die Kernbedürfnisse des Patienten herauszuarbeiten und diese zu befriedigen, ihn jedoch im Hinblick auf die schädlichen Verhaltensweisen empathisch zu konfrontieren und zu begrenzen (s. Kap. 16 u. 17).

5.2 Ziele und Strategien im Umgang mit der Situation

Im Umgang mit selbstverletzendem und suizidalem Verhalten muss immer das akute Gefährdungspotenzial abgeklärt werden. Entsprechende Risikofaktoren sowie eventuell entlastende Bedingungen werden in der Anamnese und der aktuellen Situation erhoben. Da diese Strategien zu psychotherapeutischen Standardinterventionen gehören, sei an dieser Stelle auf die vorliegende Literatur verwiesen (z. B. Dorrmann, 2012).

Nachdem so das akute Risiko eingeschätzt werden konnte, wird der weitere therapeutische Umgang geplant. Prinzipiell ist in diesem Moment die Sicherheit von Patient und Therapeut vorrangig, bei nicht ausreichender Absprache- und Distanzierungsfähigkeit muss eine stationäre Einweisung und gegebenenfalls eine medikamentöse Begleitbehandlung in die Wege geleitet werden. Nach Rückgang der akuten Gefährdung ist es jedoch zentral, das Verhalten entsprechend seiner Funktionalität zu bearbeiten. Dann wird modusspezifisch vorgegangen. Im Falle des distanzierten

Beschützers geht es darum, den Patienten für eine Veränderung seiner Bewältigungsstrategie zu motivieren sowie die hinter dem distanzierten Beschützer liegenden negativen Gefühle zu lindern. Grundsätzlich sollte bedacht werden, dass bei Patienten mit schwerer selbstschädigender Symptomatik, wie sie z. B. bei Borderline-Patienten zu Beginn einer Therapie relativ häufig auftritt, zwei Sitzungen pro Woche angeboten werden sollten. Damit wird der Patientin ausreichend Halt angeboten, Limited Reparenting kann wirksam werden, und der Kontakt ermöglicht eine relativ enge Überwachung der Patientin.

Kognitive Strategie. Das Ziel der kognitiven Arbeit ist, sich hinsichtlich Absprachefähigkeit und Distanzierungsfähigkeit des Patienten einen Überblick zu verschaffen und die Perspektive des Patienten wieder zu erweitern. Selbstschädigendes Verhalten und Suizidalität dürfen nicht tabuisiert werden. Neben der Einschätzung des akuten Gefährdungspotenzials sollte der Therapeut klar mit dem Patienten besprechen, warum selbstschädigendes Verhalten und Suizid nicht akzeptabel sind. Er sollte eindeutige Absprachen mit dem Patienten treffen und die Konsequenzen bei Fortführung des Verhaltens aufzeigen. Um zu verhindern, dass der Patient in einen strafenden bzw. emotional fordernden Modus wechselt, formuliert der Therapeut seine Anliegen verständnisvoll und in nicht-strafender Art und Weise. Dabei betont er regelmäßig, dass der Patient ihm sehr wichtig ist und die Sicherheit des Patienten für ihn daher von vorrangiger Bedeutung ist.

Schließlich sollte das selbstschädigende Verhalten bzw. die Suizidabsicht auch im individuellen Modusmodell eingeordnet werden. Ist der Patient von akuter Suizidalität distanziert, kann es hinsichtlich seiner Funktionalität besprochen werden (»Wozu ist dieses Verhalten gerade gut? Welche Nachteile hat es aber auch?«). An dieser Stelle sollten auch die individuellen Entlastungsfaktoren und, sofern mit dem Patienten in diesem Moment eruierbar, die aversiven Aspekte wie z. B. Auswirkungen eines Suizids auf Freunde oder Haustiere eingebracht werden (Pro-und-Kontra-Liste).

Therapiebeziehung. Beim Vorliegen von schweren Selbstverletzungen und Suizidalität im Rahmen des distanzierten Beschützers geht es darum, dem Patienten ruhig und verständnisvoll, aber mit Klarheit zu begegnen und gegebenenfalls Grenzen zu setzen. Vor allem wird der Therapeut versuchen, die sicherheitsstiftende Komponente der therapeutischen Beziehung zu nutzen. Wesentlich ist, den Patienten zunächst in seinen Bedürfnissen zu verstehen. Dem Patienten wird zugesichert, dass der Therapeut ihm bei der Suche nach alternativen Wegen zur Erfüllung dieser Bedürfnisse und beim Umgang mit den akuten negativen Gefühlen helfen wird, z. B. mit Hilfe zusätzlicher Termine, Telefon- oder Mailkontakte.

Beim Vorliegen extrem selbstschädigenden Verhaltens oder suizidaler Verhaltensweisen muss der Therapeut konsequent klare Grenzen setzen und eine schutzgebende Verhaltensänderung einfordern. Der Therapeut sollte dabei betonen, dass er um die Sicherheit des Patienten besorgt ist, dass es aber unter diesen Umständen nicht möglich ist, die Therapie fortzuführen und er schützende Maßnahmen einleiten muss.

Der Therapeut muss sich hinsichtlich der Absprache- und Distanzierungsfähigkeit des Patienten sicher fühlen können. Das bedeutet, sich einerseits nicht zu schnell überzeugen zu lassen. Andererseits sollte dem Patienten auch nicht zu ängstlich begegnet werden, um neue Lernerfahrungen zu ermöglichen.

Anteile des Therapeuten

Für Therapeuten ist die Arbeit mit suizidalen oder selbstverletzenden Patienten aufgrund der damit verbundenen Unsicherheit oftmals anstrengend. Dies ist insbesondere dann der Fall, wenn man alleine und ambulant arbeitet. Dabei fühlen Therapeuten auch den Druck der Verantwortung, der in Folge der rechtlichen Rahmenbedingungen (s. a. Noyon & Heidenreich, 2013) gegeben ist. Es gilt also gerade auch im Kontext schematherapeutischer Behandlungen, in denen das Auftreten dieser Symptome aufgrund des Klientel nicht unwahrscheinlich ist, sich rechtzeitig und umfassend vorbereitet zu haben, um ausreichende Sicherheit für sich selbst im Umgang mit diesen Situationen zu gewinnen. Unter anderem sollten die Einweisungswege, wichtige Telefonnummern sowie Adressen von Kliniken bekannt sein (mehr Informationen dazu z. B. bei Jacob et al., 2009). Als Vorbereitung sollte zudem die eigene Haltung zu Suizidalität reflektiert werden.

Auch Angst und Hilflosigkeit (verletzlicher Kindmodus) sind angesichts dieser Symptomatik bei Therapeuten häufig zu beobachten, was durch ein starkes Verantwortungsgefühl (fordernder Elternmodus) gefördert wird. Als Reaktion darauf neigen manche Therapeuten dazu, einen von Selbstverletzung oder suizidalen Gedanken betroffenen Patienten ohne weitere therapeutische Abklärung und Intervention umgehend in einer Klinik »abzugeben« (vermeidender Beschützermodus) oder ihn in anderer Form zu kontrollieren (Überkompensation durch paranoide Kontrolle). Dies kann den strafenden oder fordernden Modus des Patienten hervorrufen und dazu führen, dass dieser sich selbst bestraft oder diese Gedanken, z. B. aus Scham, nicht mehr äußert. Teilweise werden Fragen zu diesen Themen aber auch gar nicht erst vom Therapeuten gestellt oder angemessene Interventionen zu lange hinausgezögert (vermeidender Beschützermodus). Gelegentlich geht dies soweit, dass das Thema regelrecht ausgeblendet oder vergessen wird (distanzierter Beschützermodus).

Für die weitere Arbeit ist es extrem wichtig, sich wieder ausreichend zu distanzieren und gegebenenfalls in den Zustand des erwachsenen, kompetenten Therapeuten zurückzubegeben (s. Kap. 24 u. 25). Werden dysfunktionale Anteile beim Therapeuten in starkem Ausmaße aktiviert, ist neben einer Beeinträchtigung des therapeutischen Prozesses eine Gefährdung für die Sicherheit von Patient und Therapeut gegeben. Neben einer ausführlichen Selbstreflektion, z. B. mit Hilfe eines Schema-/Modus-Memos (s. Einführungskapitel) oder selbstangeleiteten imaginativen Übungen, ist die Unterstützung durch Intervision und Supervision besonders hilfreich und in einer akuten Situation teilweise unumgänglich.

Emotionsorientierte Strategie. Nach der Risikoabschätzung und der Einleitung gegebenenfalls notwendiger Maßnahmen ist primär der Einsatz von Stuhldialogen zur

Bearbeitung dieser Situation hilfreich (s. dazu auch Kap. 2). Zwei-Stuhl-Dialoge zwischen dem distanzierten Beschützermodus und dem gesunden Erwachsenen, der zunächst durch den Therapeuten modelliert werden kann, dienen als grundlegende Strategie zur Reduktion des Bewältigungsmodus. Um frühzeitig den Patienten in seiner Verantwortung zu aktivieren, sollte, je nach Belastbarkeit, ein Drei-Stuhl-Dialog zwischen dem distanzierten Beschützermodus, dem verletzbaren Kind und dem gesunden Erwachsenenmodus angeleitet und gegebenenfalls modelliert werden. Sollte dabei der Elternmodus auftauchen, so wird ein zusätzlicher Stuhl aufgestellt und der Modus so symbolisch durch den Therapeuten begrenzt oder »ausgesperrt«. Sofern es an einer Stelle des Stuhldialogs zu einer intensiven Aktivierung des verletzbaren Kindmodus kommt, kann auch eine imaginative Umstrukturierung integriert werden.

Das Ziel ist, den Patienten wieder zu einer aktiven Entscheidung für seine Gesundheit und sein Leben zu motivieren. Die gegebenenfalls zuvor erarbeiteten Pro- und Kontra-Argumente können dabei in der Stuhlarbeit eingesetzt werden. Dabei wird zwar der frühere adaptive Wert des Beschützermodus an sich wertgeschätzt, jedoch nicht sein aktuelles Auftreten. Dieses wird klar und deutlich den Nachteilen des Bewältigungsmodus zugerechnet. Sofern suizidale oder exzessiv selbstschädigende Verhaltensweisen betroffen sind, muss das Ergebnis des Stuhldialogs eine klare und eindeutige Entscheidung gegen diese schädlichen Strategien sein. Da die meisten Patienten an dieser Stelle noch kein ausreichendes Vertrauen in ihren gesunden Erwachsenmodus haben, wird dem Kindmodus dabei auch Anleitung und Unterstützung für den Erwachsenenmodus zugesichert.

Sobald das akute Risiko eingedämmt ist, kann und sollte auch intensiv mit imaginativen Techniken gearbeitet werden, um die negativen Gefühle im verletzten Kindmodus, die den distanzierten Beschützer jeweils auslösen, nachhaltig zu bearbeiten.

Behaviorale Strategie. Das Erstellen von konkreten Notfallplänen sowie das Schließen von Non-Suizid-Abkommen sind obligat bei ernstzunehmender Selbstschädigung. Diese müssen klar und eindeutig formuliert sein und die Eigenverantwortung und Autonomie des Patienten betonen (mehr Informationen dazu in Jacob et al., 2009).

Zudem benötigen Patienten Unterstützung, um sich von einem exzessiven Beschützermodus zu distanzieren und die selbstschädigenden Impulse zu kontrollieren. Dazu ist auf der behavioralen Ebene in erster Linie wichtig, konsequent stabilisierende und gesunde Aktivitäten zu fördern, etwa den Kontakt mit positiv besetzten Personen, Sport oder Ablenkung mit Lektüre oder Musik. Hier können Selbstinstruktionskarten oder Symbole, die beispielsweise aus einem Stuhldialog oder einer imaginativen Umstrukturierung abgeleitet wurden, unterstützend wirken (Einsatz von Übergangsobjekten). Gelegentlich kann es notwendig sein, z. B. wenn noch keine Verhaltensalternativen zur Verfügung stehen, mit dem Patienten zunächst zu vereinbaren, dass er selbstschädigende Strategien aktiv durch Handlungen mit einem starken sensorischen Reiz ersetzt (Arntz et al., 2010), während parallel am Beschützermodus weitergearbeitet wird.

5.3 Konkrete Lösungsvorschläge

Mehr-Stuhl-Dialog zur Bearbeitung des distanzierten Beschützers. Nachdem sich die Therapeutin zunächst von der Distanzierungs- und Absprachefähigkeit der Patientin überzeugt hat, schlägt sie Melanie F. einen Mehr-Stuhl-Dialog vor. Ziel der Intervention ist, der Patientin das Zusammenspiel der verschiedenen Modi zu verdeutlichen, damit sie diese extreme Form des distanzierten Beschützermodus hinterfragt und sie zukünftig zu einer Veränderung des schädlichen Verhaltens motiviert ist.

T: Frau F., ich möchte zu den Selbstverletzungen und Ihrer Todessehnsucht einmal einen Stuhldialog machen, ist das okay für Sie?

P: *(Schaut etwas verwundert, nickt aber.)*

T: *(Stellt einen Stuhl auf.)* Bitte setzen Sie sich doch einmal auf diesen Stuhl hier. *(Patientin wechselt auf den Stuhl.)* Werden Sie einmal ganz zu dem Anteil, der sich selbst verletzt und der am liebsten sterben würde … darf ich Sie in den Anteilen wieder duzen?

P: *(Nickt zustimmend.)*

T: Bitte berichte einmal, warum du gerade wieder so stark anwesend bist.

P: Naja, weil ich den ganzen Mist einfach nicht mehr spüren will, ich will einfach nur noch weg sein. Dann muss ich das alles nicht mehr ertragen.

T: Kannst du mir das noch genauer erklären? Du willst, dass die kleine Melanie nichts mehr spüren muss, egal wie?

P: Ja, genau.

T: Das kann ich gut verstehen. Früher, als Melanie noch ein kleines Mädchen war, musstest du sie schon immer beschützen, um sie vor den schlimmen Gefühlen zu bewahren, ist das richtig? Und selbst das hat dann oft nicht gereicht.

P: *(Stockt, mit leiser Stimme.)* Ja.

T: *(Stellt einen weiteren Stuhl auf.)* Ich sehe, da ist jetzt die kleine Melanie zum Vorschein gekommen … bitte wechsel doch einmal auf diesen Stuhl hier. *(Patientin wechselt auf den Stuhl.)* Das ist wirklich schön, dass du da bist. So kann ich viel mehr von dir sehen und von dir erfahren, was du brauchst … Wie fühlst du dich jetzt? Was brauchst du?

P: Ich fühle mich furchtbar hier, ganz alleine, traurig … einfach entsetzlich.

T: *(Mit sanfter Stimme.)* Okay, ich sehe, wie schwer das ist. *(Hockt sich neben die Patientin.)* Ich und die *große Melanie*, wir sind bei dir. Du bist nicht allein. Was brauchst du jetzt?

P: *(Wieder lauter, weniger emotional.)* Ich will das alles einfach nicht, diese ganzen Gefühle und so. Es ist besser einfach weg zu sein.

T: Okay, das ist jetzt wieder der »ultimative Beschützer« *(distanzierter Beschützermodus)*. Der sitzt dort auf dem anderen Stuhl. *(Wendet sich zu dem »Beschützerstuhl«)* Würdest du mich bitte weiter mit der kleinen Melanie hier sprechen lassen, damit ich ihr helfen kann?!«

P: Nein, ich will nicht, ich will das alles nicht mehr fühlen.

T: Okay … bitte wechseln Sie noch einmal auf den Stuhl vom »ultimativen Beschützer«.

P: *(Patientin wechselt den Stuhl.)*

T: Ich möchte dir, dem »Beschützer« der kleinen Melanie etwas Wichtiges sagen. Ich kann total gut verstehen, dass du versuchst, die schlimmen Gefühle wegzumachen. Du hast so etwas schon immer getan und jahrelang war das auch absolut notwendig. Doch wenn du so stark als »ultimativer Beschützer« auftrittst, schadest du der kleinen Melanie. Dann tust du ihr nicht gut. Sie wird durch dich verletzt und kommt sogar in Lebensgefahr. Das kann ich nicht dulden, denn ich möchte der kleinen Melanie helfen. Ich möchte, dass es ihr gut geht und dass sie schöne Momente erleben kann. Ich werde ihr helfen und auch die große Melanie kann ihr zunehmend helfen. Das geht aber nur, wenn du als »ultimativer Beschützer« dich zurückziehst und uns helfen lässt.

P: *(Lacht bitter auf, hat Tränen in den Augen.)* Ja, das sagt sich so leicht.

T: Komm noch mal hier auf den Kindstuhl. *(Patientin wechselt den Stuhl.)* Das macht dich jetzt traurig, das kann ich total gut verstehen. Was brauchst du jetzt, damit es dir wirklich besser gehen kann?

P: *(Fängt an zu weinen.)* Ich weiß nicht … jemanden, der bei mir bleibt und auf mich aufpasst.

T: *(Holt noch einen Stuhl dazu.)* Okay, dies ist ein Stuhl für die große Melanie. Darf ich mich einmal darauf setzen und zu dir sprechen? *(Patientin nickt.)* Kleine Melanie, ich verstehe total, dass du traurig bist, dich alleine fühlst und du das alles manchmal unerträglich findest. Aber ich möchte dir versichern, dass ich jetzt gut auf dich aufpassen werde und der großen Melanie helfen werde, stark und erwachsen zu werden.

P: *(Schluchzt.)*

T: *(Rückt ihren Stuhl nahe an Melanie heran und schiebt den Beschützerstuhl weiter weg.)* Und daher möchte ich dir sagen *(wendet sich zum leeren Beschützerstuhl)*, dass du der kleinen Melanie in der Therapie bitte Raum lässt. Ich weiß, dass du es eigentlich nur gut meinst, aber du schadest ihr manchmal auch. Sie möchte gesund sein und hat ein Recht auf ihr Leben. Wir werden Wege finden, die Probleme zu lösen. Und was jetzt noch nicht geht, das werden wir lernen. Melanie bekommt Hilfe dabei. Und es gibt viele Dinge, für die es sich lohnt zu leben, z. B. für Teddy *(der Hund der Patientin)*. *(Zu Melanie)* Wie ist es jetzt?

P: *(Etwas ruhiger.)* Irgendwie besser. Ich möchte jetzt mit Teddy kuscheln.

T: Das ist eine tolle Idee, der kann dich trösten, wenn du nach Hause kommst. *(Steht auf.)* Mögen Sie sich jetzt einmal hierher setzen?

P: Okay. *(Wechselt auf den Erwachsenenstuhl.)*

T: Was möchten Sie der kleinen Melanie jetzt sagen?

P: *(Zögerlich.)* Ich pass auf dich auf und lerne mit Problemen umzugehen? *(Zur Therapeutin:)* Aber der Beschützer sagt ganz laut, dass nur er mich schützen kann.

T: Hm, dann antworten Sie ihm mal ganz klar und deutlich, ich helfe Ihnen *(stellt sich neben die Patientin)*.

P: *(Immer noch etwas zögerlich.)* Du sollst mir Raum lassen, weil ich das so nicht mehr will. Ich will lernen, anders mit Gefühlen umzugehen und Probleme wirklich zu lösen. Und ich bin nicht alleine. Ich habe Teddy und meine Therapeutin.

T: Das machen Sie großartig. Geht das noch klarer, lauter?

P: Das ist schwer, er redet weiter auf mich ein.

T: Sie könnten ihm vielleicht sagen, dass er damit aufhören soll und dass er in dieser Form kein Schutz ist.

P: Okay. *(Lauter.)* Bitte lass mich mit solchen Sätzen in Ruhe. Das tut mir nicht gut, auch wenn du glaubst, dass du mich schützen kannst. Ich kann das selbst. Du bringst mich in Gefahr, aber ich möchte endlich leben.

T: Sie machen das ganz klasse. Wie geht es Ihnen jetzt?

P: *(Lächelt.)* Das fühlt sich jetzt gut an. Aber er soll auch noch nicht ganz weg sein.

T: Nein, nur in dieser schädlichen Form. Möchten Sie noch etwas zu der kleinen Melanie sagen?

P: Nur, dass ich bei ihr bin und wir Hilfe haben und dass sie sich bitte an mich wenden kann.

T: Das haben Sie wirklich großartig gemacht. Was denken Sie, was ist die wichtigste Aussage für Sie, was könnten Sie sich jetzt aufschreiben, damit Sie sich daran erinnern?

P: Ich glaube, dass ich leben will und dass das keine Lösung, kein Schutz für mich ist.

Umgang mit akuter Suizidalität. Nach der Insolvenz ihres Arbeitgebers äußert die Patientin suizidale Gedanken und wirkt wenig schwingungsfähig. Die Therapeutin muss sich in der Stunde darüber klar werden, ob ausreichende Absprache- und Distanzierungsfähigkeit vorliegen, sich dieser gegebenenfalls versichern oder alternative Strategien zum Schutz der Patientin einleiten.

T: Sie habe mir gerade erzählt, dass Sie nicht mehr leben wollen.

P: Ich will mich jetzt nicht damit beschäftigen. Das geht alles schon klar.

T: *(Mit sanfter, aber klarer Stimme.)* Frau F., ich kann gut verstehen, dass Sie sich jetzt nicht damit beschäftigen möchten, weil das alles sehr weh tut. Aber ich denke, dass es wichtig ist, dass wir zusammen schauen, was Sie jetzt brauchen.

P: *(Schweigt.)*

T: Können Sie mir sagen, was Sie konkret denken.

P: Ich weiß nicht, das hat eben doch alles keinen Sinn mehr. Ich will einfach nur noch sterben.

T: Haben Sie sich schon konkret überlegt, wie Sie das machen wollen?

P: *(Zögerlich.)* Naja, ich habe mir die Tabletten von meiner Mutter eingesteckt. Die hat so viele davon, die merkt das nicht.

T: Und wann war das genau?

P: *(Leise.)* Vorgestern, nachdem ich das mit der Insolvenz erfahren habe.

T: Haben Sie schon darüber nachgedacht, diese einzunehmen?

P: *(Nickt.)* Immer wieder seitdem.

T: Was hat Sie davon abgehalten?

P: *(Zögernd.)* Teddy war ja noch da. Aber der kann notfalls auch zu meiner Mutter, die mag ihn sehr gerne. Aber vielleicht lass' ich es ja auch, es geht schon.

T: Frau F., ich mache mir gerade ganz große Sorgen um Sie. Ich muss sicher gehen können, dass Ihnen nichts passieren kann.

P: *(Schweigt betreten.)*

T: Können Sie mir fest zusichern, dass Sie sich nichts antun?

P: Ich weiß nicht, ich halt das einfach nicht mehr aus.

T: Ich kann wirklich gut verstehen, dass Sie gerade sehr in Not sind und Sie einfach nichts mehr fühlen wollen. Es gibt einen anderen Weg und ich werde Ihnen dabei helfen. Doch ich muss sicher sein können, dass Sie sich nichts antun. Was brauchen Sie dazu?

P: Vielleicht wäre es gut, wenn ich nicht alleine wäre. Aber in die Klinik will ich auch nicht.

T: Okay, was fällt Ihnen noch ein.

P: Ich könnte mit Teddy zu meiner Cousine gehen, die kennt mich ja sehr gut und passt dann auf mich auf. Da bin ich in Sicherheit.

T: Das ist eine gute Idee. Und ich möchte, dass Sie morgen früh gleich zu Ihrem Psychiater gehen und sich auch wegen einer Notfallmedikation beraten lassen. Und dabei geben Sie dort bitte alle Medikamente ab. Kann ich mich darauf verlassen?

P: Ja, ich verspreche es Ihnen.

T: Ich möchte, dass Sie gleich zu Ihrer Cousine fahren und mich von dort kurz anrufen, notfalls sprechen Sie mir auf Band. Für morgen Nachmittag vereinbaren wir einen Telefontermin und übermorgen machen wir einen Termin aus.

P: *(Klingt erleichtert.)* Ja, das ist gut.

T: Ich möchte auch, dass Sie einen Non-Suizid-Vertrag unterschreiben. Was schreiben wir dort hinein?

P: Ich sichere zu, dass ich mir bis zur nächsten Therapiestunde nichts antun werde und dass ich mich auf jeden Fall bei meiner Therapeutin oder beim Notruf melde, wenn ich es nicht mehr aushalten kann. Und ich nutze meinen Notfallplan. Das verspreche ich.

T: Das ist sehr gut. *(Schreibt diese eindeutige Formulierung auf und lässt es von der Patientin vorlesen, danach von ihr datieren und unterschreiben. Dann macht sie eine Kopie für sich selbst und händigt der Patientin das Non-Suizid-Abkommen aus.)* Wie geht es Ihnen jetzt?

P: Tja, nicht wirklich gut, aber irgendwie doch etwas ruhiger. Ich glaube, das ist besser so mit der festen Absprache.

T: Das ist gut. Mir ist es nämlich sehr wichtig, dass es Ihnen gut geht und dass wir beide weiter zusammen arbeiten können. Deshalb müssen Sie selbst jetzt gut auf sich aufpassen. Dabei haben Sie meine volle Unterstützung.

Zusammenfassung

Bei den dargestellten Strategien waren die vorhandenen Modi leicht zuzuordnen. Im zweiten Lösungsansatz wurde aufgrund der Brisanz der Situation auf die Benennung zunächst verzichtet. Das Ziel war hier eine klare Distanzierung von der Suizidalität sowie der Gewinn von Absprachefähigkeit. In der ersten Lösungsstrategie lagen diese vor. Dadurch wurde ein Stuhldialog mit dem »ultimativen Beschützer« möglich. Dieser Anteil konnte so in seiner Schädlichkeit offenbart und begrenzt werden, wobei sich Melanie schließlich klar gegen diesen Modus entschied. Neben dem Gewinn von Sicherheit für Patientin und Therapeutin in der akuten Situation wird somit mittel- bis langfristig auch die weitergehende therapeutische Arbeit ermöglicht.

Dos	Don'ts
▶ Nehmen Sie suizidale Äußerungen und (schwere) Selbstverletzungen immer ernst. ▶ Klären Sie die Suizidalität ab, prüfen Sie Distanzierungs- und Absprachefähigkeit. ▶ Betonen Sie dabei, wie sehr Ihnen der Schutz des Patienten am Herzen liegt und dass Sie daher auf seine Sicherheit bestehen müssen. ▶ Leiten Sie gegebenenfalls notwendige Maßnahmen zur Patientensicherheit ein (Klinikeinweisung, Medikation). ▶ Erstellen Sie einen Notfallplan. ▶ Schließen Sie einen Non-Suizid-Vertrag.	▶ Tabuisieren Sie das Thema »Suizidalität und Selbstverletzung« nicht. ▶ Lassen Sie sich nicht durch ausweichende Antworten »abwimmeln«. Ihr Patient muss Sie überzeugen. ▶ Bagatellisieren Sie suizidale Äußerungen nicht, indem Sie mit beschwichtigenden Antworten reagieren. ▶ Geraten Sie nicht in Panik, wenn der Patient das Thema anspricht. Schon alleine das Aussprechen entlastet ihn und gibt Ihnen die Möglichkeit tätig zu werden. ▶ Machen Sie in einer schwierigen Situation nicht alles mit sich alleine

▶

Dos	Don'ts
▶ Erhöhen Sie gegebenenfalls die Kontaktfrequenz, auch durch Kurzkontakte (Telefontermine, Mailkontakte). ▶ Erarbeiten Sie mit dem Patienten stabilisierende und sicherheitsgebende Maßnahmen im gesunden Erwachsenenmodus. ▶ Erfüllen Sie die Bedürfnisse des verletzten Kindmodus in der Beziehung und in Imaginationsübungen. Zusätzlich bei ausreichender Distanzierungs- und Absprachefähigkeit: ▶ Benennen Sie die Modi und führen Sie eine Psychoedukation zu möglichen Ursachen durch. ▶ Erstellen Sie eine Pro-und Kontra-Liste bzgl. des schädlichen Verhaltens. ▶ Führen Sie Stuhldialoge durch, gegebenenfalls mit Integration imaginativer Umstrukturierung. ▶ Nutzen Sie passende Übergangsobjekte.	aus. Holen Sie sich Hilfe in Intervision oder Supervision. ▶ Fühlen Sie sich nicht alleinig für die Versorgung des Patienten verantwortlich. ▶ Reagieren Sie auf keinen Fall ärgerlich oder mit unangemessener Kontrolle. Dies aktiviert sehr schnell dysfunktionale Elternanteile beim Patienten.

Teil II
Schwierige Situationen mit dysfunktionalen Bewältigungsmodi: Unterwerfung

6 Basics für die Bearbeitung von Erduldungs- bzw. Unterwerfungsmodi

Erscheinungsform und Auftreten. Von einem erduldenden oder unterwerfenden Bewältigungsmodus wird dann gesprochen, wenn sich eine Patientin darüber stabilisiert, dass sie vollständig auf die Erfüllung der Bedürfnisse anderer Personen fokussiert. Sie spürt Gefühle des verletzlichen Kindmodus wie Einsamkeit oder Minderwertigkeit *nicht*, wenn sie das tut, was andere (vermeintlich) von ihr möchten.

Im therapeutischen Prozess wird dieser Modus oft erst im Verlauf klarer. Gerade zu Beginn einer Therapie arbeiten diese Patienten erst einmal sehr gut mit und versuchen, dem Therapeuten die Arbeit angenehm zu gestalten. Sie loben die Therapie, führen Interventionen aktiv und »gut« durch und widersprechen dem Therapeuten nicht. Schwierigkeiten zeigen sich häufig erst dann, wenn es um die konkrete Umsetzung neuer Strategien und um aktive Verhaltensänderungen geht. Die dafür erforderliche Eigenverantwortung und Selbständigkeit kann zur Aktivierung von starken Abhängigkeits- und Angstgefühlen führen, für die ein Patient keine Handlungsalternative zur Verfügung zu haben glaubt (Aktivierung eines verletzlichen Kindmodus). Zudem kann das Anmelden eigener Ansprüche oder Ausleben eigener Autonomie starke Schuldgefühle (schuldinduzierender Elternmodus) oder Ängste vor Bestrafung auslösen (strafender Elternmodus). Patienten mit unterwerfender Bewältigung fühlen sich dann besser damit, die alten, leidvollen Wege beizubehalten. Wenn sie sich auf die Bedürfnisse und Interessen anderer einstimmen, sind sie »im sicheren Bereich«.

Nicht jeder Modus, in dem eine Person sich um die Bedürfnisse anderer sorgt, ist als unterwerfende Bewältigung einzuordnen (s. Abschn. 7.1). Eine besonders wichtige und oft nicht sofort augenfällige Unterscheidung betrifft den Überkompensationsmodus der übermäßigen Kontrolle, der sich auch durch einen übermäßigen Bezug zu den Bedürfnissen anderer Menschen zeigen kann. Patienten in diesem Modus sind unter Umständen ebenfalls stark auf die Bedürfnisse anderer fokussiert; sie tun dies aber eher in einer Weise, dass sie andere »zu ihrem Glück zwingen«, sich in deren Angelegenheiten unangemessen einmischen, oder übermäßig betonen, wie sehr sie sich für andere aufopfern. In individuellen Fallkonzepten lassen sich solche Modi oft treffend als »Märtyrermodus« oder »Mutter-Teresa-Modus« bezeichnen. Im Unterschied zur Unterwerfung liegt hier Überkompensation vor, da sich Patienten in solchen Modi in der Regel wichtig, besonders und bedeutsam für andere fühlen, und dadurch die Gefühle des verletzten Kindmodus überkompensieren und nicht durch Unterwerfung »beseitigen«. Aufgrund der Betonung des »Kümmerns« um andere Menschen wird dieser Modus jedoch häufig zu Unrecht als Unterwerfungsmodus eingeordnet. In Kapitel 7 werden daher sowohl ein »echter« Unterwerfungsmodus als auch diese Form der kontrollierenden Überkompensation behandelt. Weitere Auswirkungen des kontrollierenden Überkompensationsmodus finden sich in Kapitel 11.

Natürlich ist die Zuordnung zu Modi immer auch in einem gewissen Maße heuristisch und gerade bei den hier skizzierten Modi können kontinuierliche Übergänge oder Mischformen zu finden sein.

Ursachen. Patienten mit einem Unterwerfungsmodus haben im Verlauf ihrer Entwicklung häufig erleben müssen, dass es sinnlos war aufzubegehren, wenn Grundbedürfnisse nicht erfüllt wurden. Stattdessen war es der weniger leidvolle Weg nachzugeben und sich zu unterwerfen; manchmal erhielten sie dafür sogar eine Belohnung. Häufig hatten Patienten auch ein Modell für das erduldende Verhalten, z. B. in Gestalt einer Mutter, die sich für den an Alkoholismus erkrankten Vater aufopferte. Oft treten starke Schuldgefühle im dysfunktionalen Elternmodus auf, wenn diese Patienten beginnen, die Unterwerfung zu reduzieren.

Therapiebeziehung und Fallkonzeptualisierung. Wie bei allen Bewältigungsmodi ist die Basis für die Überwindung von Erduldungsmodi eine vertrauensvolle und haltgebende Therapeut-Patient-Beziehung. Zentral ist eine klare Fallkonzeptualisierung mit Psychoedukation und transparenter Ableitung der Behandlungsplanung. Hierbei sollten die biografischen Bezüge und Funktionalität der Bewältigung besonders sorgfältig herausgearbeitet werden, um die Compliance und die Änderungsmotivation zu erhöhen. Fühlen sich Patienten in diesem Modus wichtig und erhalten darüber Verstärkung, dann liegt auch Überkompensation vor. In solchen Fällen ist mit mehr Widerstand zu rechnen (vgl. dazu Fallbeispiel 2 in Kap. 7).

Modusidentifikation. Ein Patient muss zunächst lernen wahrzunehmen, dass er sich im Erduldungsmodus befindet. Dies ist unter Umständen herausfordernd, wenn Patienten in der Therapiebeziehung sehr gute Compliance zeigen und zugewandt sind, sodass es weder dem Therapeuten noch dem Patienten leicht fällt, das Muster als problematisch zu identifizieren. Entscheidend für diese Identifikation ist die Beobachtung, dass Patienten in die Gefühle der dysfunktionalen Kind- und Elternmodi »rutschen«, sobald sie ihr unterwerfendes Muster reduzieren (z. B. Entwicklung von Schuldgefühlen, wenn sie dem Therapeuten widersprechen).

Psychoedukation. Wichtig ist eine ausführliche Psychoedukation zu üblichen Verhaltensweisen im Erduldungsmodus, auch mit Hilfe von Arbeitsblättern. Typischerweise neigen Patienten im Erduldungsmodus dazu, ihre eigenen Bedürfnisse und Meinungen zugunsten anderer zurückzustellen, Konflikte zu vermeiden und unangenehme Pflichten zu übernehmen. Sie stellen sich auf die Wünsche anderer nahezu perfekt ein und können sich nicht abgrenzen. Gefühle von Wut und Ärger werden unterdrückt. Wichtig ist auch, offen darüber zu sprechen, dass eine Reduktion der Unterwerfung in der Tat zunächst zu negativen Konsequenzen führen kann, wenn z. B. die Familie ablehnend reagiert, sobald die Mutter ihre eigenen Bedürfnisse mehr in den Vordergrund stellt. Daher sollten solche Veränderungen auch im Sinne der Erhaltung von Stabilität im System nur schrittweise erfolgen.

Typische Beziehungsmuster. Patienten in diesem Modus gehen oftmals stabile Beziehungen ein, wobei Partner oder Freunde nicht selten für sie ungünstige interaktionelle Muster aufweisen. So kommt es z. B. häufig vor, dass sich eine Patientin mit einer ausgeprägten *abhängig-erduldenden Bewältigung* vorrangig dominante Beziehungspartner aussucht, sich deren Bedürfnissen unterwirft und eigene Ziele und Wünsche vernachlässigt. Patienten, deren Fokus auf andere auch *überkompensatorisch-kontrollierend* ist, opfern sich oft für externe, gesellschaftlich anerkannte Ziele auf und übergehen dabei ihre eigenen Grenzen. Häufig erhalten sie für dieses Verhalten große Anerkennung und Wertschätzung durch die Umwelt.

Empathische Konfrontation. Neben einer Anleitung zur Selbstbeobachtung wird der unterwerfende Modus immer dann benannt, sobald er in Berichten oder in der Therapiesituation in Erscheinung tritt. Auch bei diesem Bewältigungsmodus ist die Wertschätzung der früheren Funktionalität durch den Therapeuten von zentraler Bedeutung. Gleichzeitig ist es wesentlich, Patienten empathisch mit dessen schädlichen Auswirkungen zu konfrontieren, damit die Motivation zur Änderung aufgebaut und aufrechterhalten werden kann.

Eigene Bedürfnisse im Fokus. Ziel der Arbeit mit dem Unterwerfungsmodus ist es, den Patienten anzuleiten, seine eigenen Bedürfnisse ernst zu nehmen und sie in adäquater Weise durchzusetzen. Dazu gehört es, Ängste und Hilflosigkeitserleben zu reduzieren und angemessenen Ärger auszudrücken. Patienten sollen erleben dürfen, dass sie nicht für eigene Bedürfnisse bestraft werden und dass sie sich nicht für externe Ziele aufopfern müssen, um Anerkennung und Wertschätzung zu erfahren. Dabei ist es zentral, schädliche Beziehungen zu reduzieren, um korrigierende Erfahrungen im Alltag zu ermöglichen.

Zentrale Interventionen für die Arbeit mit Erduldungs- bzw. Unterwerfungsmodi

- Kognitive Bearbeitung des Erduldungsmodus mit Hilfe von Pro und Kontra (vorbereitende Motivationsarbeit und Argumentationshilfe für emotionsaktivierende Arbeit)
- Stuhldialog mit Rollentausch (Spiegeln)
- Bei überkompensatorischen Anteilen auch empathische Konfrontation, gegebenenfalls mit »Limit Setting«
- Stuhldialog mit zwei oder drei Stühlen (Therapeut unterstützt den gesunden Erwachsenenmodus)
- Verantwortung für den Therapiefortschritt an den Patienten geben, z. B. mit Hilfe von Kontingenzmanagement (Fortsetzung der Therapie koppeln mit Beiträgen des Patienten)
- Stuhldialog mit dem »Partner« (leerer Stuhl) sowie Üben des gewünschten Verhaltens in der Imagination
- Üben angemessener Verhaltensweisen in der therapeutischen Situation, z. B. mit Hilfe von Rollenspielen oder mit Hilfe spezifischer Gruppen (soziales Kompetenztraining), und im Alltag
- Imaginationsarbeit zur Reduktion der hinter der Unterwerfung stehenden dysfunktionalen Elternmodi, gegebenenfalls gekoppelt mit hilfreichen Selbstinstruktionen und/oder Symbolen

7 Die Patientin kümmert sich zu viel um andere

Fallbeispiel 1
Melanie T., 47 Jahre, eine sehr sympathische, etwas übergewichtige Altenpflegerin, kommt in Therapie wegen depressiven Stimmungstiefs, Anfälligkeit für körperliche Symptome (Rückenschmerzen, empfindlicher Magen etc.) und Unzufriedenheit mit ihrem Lebensstil: Sie macht keinen Sport, isst zu viel, kümmert sich zu wenig um ihre Freunde und macht insgesamt zu wenig von den Dingen, die ihr eigentlich am meisten am Herz liegen. Frau T. ist gut im Kontakt mit dem Therapeuten und sehr aufmerksam, z. B. bringt sie in der Weihnachtszeit selbstgebackene Plätzchen mit. In ihrem Job (offiziell nur eine 75 %-Stelle) opfert sie sich völlig auf, übernimmt klaglos viele Zusatzdienste und Krankheitsvertretungen sowie – ohne dafür eine Freistellung oder Bezahlung zu erhalten – zusätzliche Aufgaben wie z. B. die Umstellung der Dokumentation auf ein zertifizierbares System. Auch in ihrer Partnerschaft hat sie eine tragende Rolle und kümmert sich fast wie eine Krankenschwester um ihren Mann, der seit mehreren Jahren arbeitslos ist und schon lange einen insulinpflichtigen Diabetes hat. Dass sie so wenig mit Freunden unternimmt, liegt nicht nur an ihrer zeitlichen Beanspruchung, sondern auch daran, dass ihr Mann es nicht schätzt, abends alleine daheim zu sein. Er unternimmt aber selbst nichts ohne seine Ehefrau. Die Mutter der Patientin hat sich als alleinerziehende Krankenschwester ebenfalls sehr aufgeopfert, sich für alle bemüht. Sie arbeitete viel, kümmerte sich nebenher um ihre alten Eltern, und war, wenn sie daheim bei den Kindern war, vor allem erschöpft. Als Kind hat sich Melanie schuldig gefühlt, wenn sie auf die Mutter ärgerlich war oder sie mit eigenen Bedürfnissen belastete. Heute fühlt sich Frau T., wenn sie mit ihren Gefühlen in Kontakt kommt, unwichtig und uninteressant und hat das Gefühl, dass sie andere nicht beanspruchen dürfe. Sie sagt von sich, dass sie diesen Partner wohl auch gewählt habe, weil er ihr leidgetan habe und niemand anders ihn gewollt habe. In der Therapie ist Frau T. sehr freundlich und entgegenkommend. Es ist leicht erkennbar, dass sie Zusatzaufgaben im Beruf reduzieren, ihrem Mann mehr eigene Verantwortung für seine Versorgung übergeben und mehr aktiv für sich tun müsste, um eine Besserung ihres Zustandes zu erfahren. Obwohl Frau T. dies einsieht, gelingt ihr die Umsetzung jedoch kaum. Der Therapeut nimmt wahr, wie er selbst zunehmend ärgerlich auf Frau T.s passiven Mann und ihre nahezu unverschämt fordernde Chefin wird, während die Patientin selbst diesen Ärger kaum zu erleben scheint und eher Mitleid mit allen anderen hat.

Fallbeispiel 2
Sissy A., eine sehr lebhafte, jugendlich wirkende 24-Jährige, kommt in die Therapie, weil »alle etwas gegen sie haben und sie alles an die Wand fährt«. Sie zeigt emotional ▶

instabile Züge, insbesondere mit Ängsten vor Ablehnung und Verlassenwerden, konsumiert bei Stress Alkohol und Cannabis und berichtet wiederholte Konflikte in Freundschaften und auf Arbeitsstellen. Man werfe ihr vor, dass sie sich in Sachen einmische, die sie nichts angingen; das verstehe sie nicht, sie wolle sich nur gut kümmern. Wenn dies eskaliere, ziehe sie sich in der Regel zurück, was schon zu mehreren abgebrochenen Freundschaften und Jobs geführt habe. In Partnerschaften versuche sie sich anzupassen, um gemocht zu werden, und lasse z. B. sexuelle Praktiken zu, die sie eigentlich nicht mag, oder überlasse ihrem Partner die Freizeitgestaltung. Gegenüber der Therapeutin ist sie äußerst zuverlässig, füllt alle Unterlagen sofort aus und schickt sie vor dem nächsten Termin per Post; sie gibt sich erkennbar große Mühe, eine »gute« Patientin zu sein. Im Gespräch berichtet sie viel über ihre Freunde und deren Probleme sowie über ihre Bemühungen, diesen zu helfen. Die Therapeutin versucht vorsichtig, sowohl das übermäßige Engagement für andere als auch die Unterwerfung in Bezug auf den Partner und die Therapeutin zu problematisieren. Auf leise Andeutungen in diese Richtung reagiert die Patientin sehr getroffen und hat das Gefühl, dass die Therapeutin ihr Vorwürfe macht. Diese Reaktion macht es für die Therapeutin schwierig, diese Themen in den Fokus zu stellen, obwohl sie davon überzeugt ist, dass sie für die Patientin und ihre Problematik bedeutsam sind. Biografisch war die gesamte Kindheit von Frau A. geprägt von Instabilität. Ihre Eltern führten einen jahrelangen Rosenkrieg, in dem auch wechselnde andere Partner beider Elternteile eine Rolle spielten. Sissy hatte große Angst vor einer Trennung (die tatsächlich nach einigen Jahren stattfand) und tat alles, um die Situation zu stabilisieren. Sie versuchte sich um beide Eltern zu kümmern und sie zu einem Verbleib in der Partnerschaft zu überreden; ihre eigenen Ängste und Bedürftigkeit gingen dabei vollkommen unter. Zudem erlebte sie die letztliche Trennung als ihr persönliches Versagen.

Bei diesen Situationen geht es um Patienten, die die Zufriedenheit anderer Personen und die Erfüllung der Bedürfnisse anderer in einem problematischen Ausmaß in den Vordergrund und ihre eigenen Interessen und Bedürfnisse entsprechend zurückstellen. Diese Patienten können sich oft nur dann selbst stabilisieren, wenn sie das Gefühl haben, für andere alles Denkbare zu tun. Wenn ein Patient zu solchen Mustern neigt, zeigen sich diese typischerweise in verschiedensten Beziehungen, einschließlich Partnerschaften, Freundschaften, beruflichen Kontakten und der Therapiebeziehung. Letzteres kann einerseits ein Problem darstellen, lässt sich jedoch auch hervorragend therapeutisch nutzen.

7.1 Welcher Modus ist in diesen Situationen zentral?

Grundsätzlich können verschiedene Modi beteiligt sein, wenn eine Person einen übermäßigen Fokus auf die Bedürfnisse und Interessen anderer Menschen legt. Diese

Modi können sich auch überschneiden und bei derselben Person können mehrere dieser Modi vorhanden sein. Letztlich ist bei jeder Facette von Verhaltensweisen, die auf die Bedürfnisse von anderen ausgerichtet sind, zu prüfen, welche Funktionalität und welches emotionale Erleben damit zusammenhängen, um den Modus eindeutig zuzuordnen.

Ein erduldender bzw. unterwerfender Bewältigungsmodus im engeren Sinne liegt dann vor, wenn die Patientin in erster Linie in Kontakt damit ist, was andere brauchen, und sich dann sicher fühlt, wenn sie darauf eingeht und die Wünsche anderer erfüllt (der Umgang mit diesem Modus ist der Schwerpunkt dieses Kapitels). Wenn sie jedoch auf eigene Bedürfnisse oder die eigene Autonomie fokussiert, treten negative Gefühle auf, die sich den dysfunktionalen Kind- oder Elternmodi zuordnen lassen.

Es können jedoch auch andere Modi im Zusammenhang mit Verhaltensweisen vorliegen, die stark auf die Bedürfnisse anderer ausgerichtet sind. Dazu zählen z. B. der dependente Kindmodus, wenn interpersonelle Abhängigkeit zentral ist, oder ein überkompensatorischer kontrollierender Bewältigungsmodus, wenn die Patientin mit diesem Muster Gefühle von eigener Wertlosigkeit oder Einsamkeit überkompensiert. Wenn sich hingegen eine Patientin des Druckes sehr bewusst ist, der auf ihr lastet, ist der fordernde Elternmodus aktiviert. Von einem Kindmodus würde man auch ausgehen, wenn die Patientin starke negative Gefühle (z. B. Wertlosigkeit, Einsamkeit) spürt (s. auch Kasten »Wie lässt sich der richtige Modus zuordnen?«).

Fallbeispiele

Fallbeispiel 1. Melanie T. ist ein typisches Beispiel für einen unterwerfenden Bewältigungsmodus, da sie sich sicher und kompensiert fühlt, wenn sie für andere und deren Probleme und Bedürfnisse da ist. Das Muster, über ihre Grenzen hinaus Zusatzaufgaben oder übermäßig viel Verantwortung für ihren kranken Mann zu übernehmen, sowie die Unterdrückung von Ärger lassen sich diesem Modus zuordnen. Den Modus hat sie auch durch das Modell ihrer Mutter gelernt. Hinter dem Unterwerfungsmodus steht bei Frau T. ein fordernder Elternmodus, der insbesondere Botschaften beinhaltet wie »Deine Bedürfnisse sind nicht wichtig; du musst unauffällig sein und darfst keinen Stress machen; du musst dich um andere kümmern«. Im verletzlichen Kindmodus fühlt sich Frau T. unwichtig und unterlegen. Zusätzlich entwickelt sie vermutlich leicht Schuldgefühle im Kindmodus, wenn sie sich doch einmal gegen die Forderungen anderer abgrenzt. Zusätzlich zur Unterwerfung weist Frau T. einen distanzierten Beschützermodus auf, in dem sie sich depressiv zurückzieht, körperliche Symptome entwickelt und übermäßig viel isst. Im gesunden Erwachsenenmodus hat Frau T. viele Ressourcen sowohl beruflicher als auch sozialer und emotionaler Art.

Fallbeispiel 2. Auch Sissy A. hat einen unterwerfenden Modus, allerdings liegen hier auch weitere deutlich ausgeprägte Bewältigungsformen vor (s. Abb. 7.1). Dem unterwerfenden Modus wird die Anpassung in der Partnerschaft zugeordnet, ebenfalls das übermäßig zuvorkommende Verhalten in der Therapie. Ihr Muster, sich in fast aggressiver und kontrollierender Weise um Freunde oder Kollegen zu kümmern, wird einem überkompensierenden Modus der übermäßigen Kontrolle zugeordnet, da sie sich mit diesem Verhalten nicht mehr hilflos und häufig sogar wichtig und relativ machtvoll fühlt. Zudem hat sie einen distanzierten Beschützermodus, der sich zeigt, wenn sie sich bei Konflikten aus Freundschaften oder von Arbeitsstellen zurückzieht oder Alkohol bzw. Cannabis konsumiert. Dem verletzlichen Kindmodus werden die Ängste vor Ablehnung und Verlassenheit zugeordnet sowie das Gefühl, ungeliebt zu sein und zu versagen. Bei näherem Nachfragen berichtet Frau A. auch zornige Reaktionen, die am ehesten einem ärgerlichen Kindmodus zugeordnet werden können. Zudem hat Frau A. einen strafenden Elternmodus, der ihr vermittelt, dass sie unwichtig und nicht liebenswert sei, und dass es ihre Schuld sei, wenn Dinge in den Beziehungen in ihrer Umgebung schief gingen. Im gesunden Erwachsenenmodus kann sie über sich reflektieren, kann immer wieder neue Jobs oder Beziehungen in Angriff nehmen und kommt in Therapie, als sie merkt, dass ihr die Dinge über den Kopf wachsen.

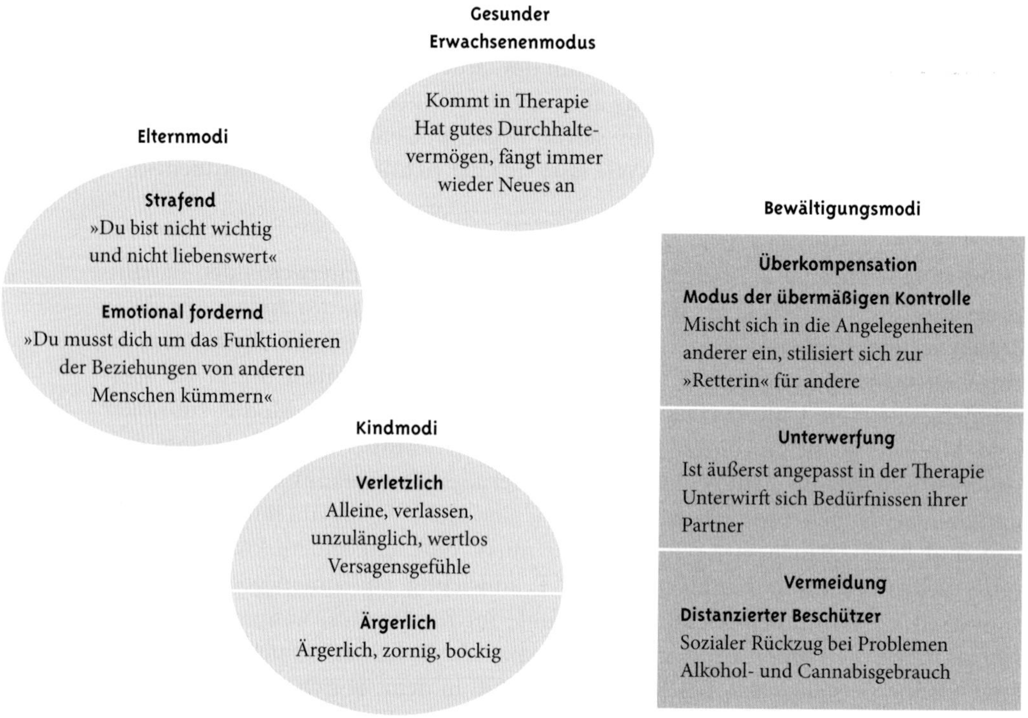

Abbildung 7.1 Modusmodell von Sissy A.

Wie lässt sich der richtige Modus zuordnen?
Ein *erduldender bzw. unterwerfender Bewältigungsmodus* im engeren Sinne liegt dann vor, wenn die Patientin in erster Linie in Kontakt damit ist, was andere brauchen, und sich dann sicher fühlt, wenn sie darauf eingeht und die Wünsche ▶

anderer erfüllt. Die Patientin erlebt es emotional als stimmig oder richtig, wenn sie sich um jemand anderen kümmert. Für die Zuordnung zum unterwerfenden Bewältigungsmodus in Abgrenzung vom *gesunden Erwachsenenmodus* ist entscheidend, dass die Fürsorge für andere übermäßig ist und für die Patientin problematische Konsequenzen hat (z. B. Burn-out, Depression, Schulden, Probleme bei der Bewältigung anderer Aufgaben).

In manchen Fällen hat die Fürsorge für andere jedoch eher die Qualität von Kontrolle und/oder dient der Kompensation von eigenem Minderwertigkeitserleben. In diesem Fall wäre die Zuordnung zu einem *kontrollierenden Überkompensationsmodus* oder in extremeren Fällen auch als *narzisstischer Selbstüberhöher* angemessener. Bei diesen Patienten kann das Gefühl entstehen, dass sie sich als »Retter« oder »Märtyrer« für andere inszenieren, und sich in Dinge einmischen, bei denen dies nicht erbeten ist. Das Verhalten ist von anderen unter Umständen nicht gewünscht oder geht ihnen sogar auf die Nerven. Übermäßiges Kümmern ist nur eine mögliche Facette der perfektionistischen Kontrolle, weitere Facetten werden an anderer Stelle behandelt (s. Kap. 11).

Wenn eine Patientin die Fürsorge für andere übernimmt, weil sie den Druck verspürt, dies tun zu müssen, und starke Schuldgefühle oder Ängste aufkommen, wenn sie über das Setzen von Grenzen nachdenkt, ist vermutlich ein *fordernder oder strafender Elternmodus* im Vordergrund. Anders als beim Vorliegen von Bewältigungsmodi spürt die Betroffene hier die Emotionen deutlicher, die zum unterwerfenden Verhalten führen (s. auch Kap. 22 u. 23).

Manchmal tritt Unterwerfung eher in Form einer Unterwürfigkeit gegenüber dem Therapeuten auf. Die Patientin arbeitet dann intensiv mit, lobt und bewundert den Therapeuten sehr und ist vordergründig eine »besonders gute Patientin«, erzielt dabei jedoch keinen anhaltenden Fortschritt in der Therapie. In solchen Situationen sollte auch daran gedacht werden, dass ein *dependenter Kindmodus* beteiligt sein kann, der die Patientin bewegt, alles dafür zu tun, dass der Therapeut die Therapie mit ihr gerne weiterführt, ohne dass die Patientin dabei selbst Verantwortung für ihren Fortschritt übernehmen möchte (s. Kap. 15).

Letztlich ist fürsorgliches und prosoziales Verhalten selbstverständlich ein wichtiger Anteil des *gesunden Erwachsenenmodus*. Wenn die Patientin damit nicht über ihre Grenzen geht, sich überlastet oder symptomatisch wird, lässt sich die Fürsorge für andere in der Regel in diesem Modus einordnen.

7.2 Ziele und Strategien im Umgang mit der Situation

Wie bei allen Bewältigungsmodi ist ein wichtiges erstes Ziel, diesen Modus zu identifizieren und problematisches Verhalten und Erleben damit in Verbindung zu bringen. Vor- und Nachteile müssen abgewogen werden, um die Motivation des Patienten zur Reduktion des Modus zu klären, die dann im nächsten Schritt erfolgt.

Patienten mit starker unterwerfender Bewältigung geben dabei typischerweise an, dass sie diesen Modus kaum als problematisch erleben. Hier besteht ein Unterschied etwa zu Patienten, die im distanzierten Beschützermodus Dissoziation und Substanzgebrauch einsetzen und dies durchaus klar als problematisches Verhalten und nachteilig für sich selbst erkennen können. Der Aufbau von Problembewusstsein spielt daher eine wichtige Rolle. Zudem erfordert die Reduktion von unterwerfender Bewältigung in der Regel das Setzen von klareren Grenzen. Dafür ist es hilfreich, Ärger gegenüber den Personen, denen die Grenzen gelten sollen, zu empfinden. Patienten mit starkem Unterwerfungsmodus erleben jedoch häufig sehr wenig oder gar keinen Ärger, was die entsprechenden Veränderungen erschwert, weil diese sich nicht »richtig anfühlen«. Die Förderung des Erlebens von adäquatem Ärger kann daher eine wichtige Rolle spielen.

Kognitive Strategie. Auf der kognitiven Ebene ist die Identifikation des Modus zentral, die Erörterung des biografischen Hintergrunds (häufig spielten entsprechende Modelle eine Rolle) und die Erörterung von Vor- und Nachteilen. Wichtig ist dabei die Betonung des hohen Verstärkerwertes, den dieser Modus mit sich bringen kann. Bei den konkreten Lösungsvorschlägen in Abschnitt 7.3 ist für Fallbeispiel 1 eine solche Pro-Kontra-Liste dargestellt. Wichtig ist allerdings auch, prosoziales Verhalten im gesunden Erwachsenenmodus zu würdigen und die Patientin nicht übermäßig zu pathologisieren, weil sie sich um andere kümmert.

Therapiebeziehung. In der Therapiebeziehung kann der Therapeut das deutliche Angebot formulieren, sich auf die Bedürfnisse der Patientin zu konzentrieren und so eine Beziehung zu verwirklichen, in der ein Unterwerfungsmodus der Patientin keine große Rolle spielt. Dadurch kann die Patientin am Beispiel lernen, das Auftreten dieses Anteils zu registrieren und ihre Bedürfnisse wichtiger zu nehmen und zum Ausdruck zu bringen. Bei diesen Patientinnen ist es ganz besonders wichtig, sie für den Ausdruck eigener Wünsche und Bedürfnisse in der Therapiesituation zu verstärken (»Sie starten heute direkt damit, dass es ein Thema gibt, das Sie besprechen müssen – es freut mich sehr, dass Sie es schaffen, ein Bedürfnis anzusprechen!«).

Anteile des Therapeuten

»Streit« über den unterwerfenden Bewältigungsmodus. Bei Patienten mit starker unterwerfender Bewältigung kommt es relativ häufig vor, dass der Therapeut versucht, die Patientin von der Problemhaftigkeit des Modus und der damit verbundenen Verhaltensweisen zu überzeugen, während die Patientin den Modus »verteidigt«. Alternativ macht der Therapeut viele Vorschläge, wie der Modus reduziert werden könnte, während die Patientin »zurückgelehnt dasitzt« und bei jedem Vorschlag ein Gegenargument vorbringt. Solche Situationen lassen sich oft so verstehen, dass der Therapeut den Modus des gesunden Erwachsenen einnimmt, während die Patientin im unterwerfenden Bewältigungsmodus ist. Dies ist ein hervorragender Ausgangspunkt für Stuhldialoge! Ein Verbleiben in der Diskussion wird hingegen wenig bringen.

Eigene Aufopferungstendenzen. Viele Therapeutinnen weisen selbst einen unterwerfenden Bewältigungsmodus auf und kümmern sich eher zu viel um andere. Der biografische Hintergrund ist häufig – wie bei Patienten mit unterwerfender Bewältigung auch – ein Modell, das entweder Unterwerfung vorlebte oder diese einforderte. Ein Therapeut sollte sich daher über sein eigenes Ausmaß an unterwerfender Bewältigung bewusst sein, um nicht der Patientin weiter Unterwerfung zu modellieren, oder – auch das kann vorkommen – den Unterwerfungsmodus der Patientin zu bekämpfen, anstatt sich mit der eigenen Unterwerfung auseinanderzusetzen.

Emotionsorientierte Strategie. Auf der emotionalen Ebene sind Stuhldialoge sehr hilfreich, um sich mit diesem Modus auseinanderzusetzen, den dahinterstehenden fordernden oder strafenden Elternmodus zu entmachten und den gesunden Erwachsenen zu fördern (s. Lösungsvorschlag zu Fallbeispiel 2 in Abschnitt 7.3). Wenn der Patient dadurch gelernt hat, dass er anderen Menschen verstärkt Grenzen setzen sollte, sind imaginative Übungen geeignet, die damit verbundenen Gefühle von Schuld, Einsamkeit oder Wertlosigkeit zu reduzieren.

Zudem ist es bei starker unterwerfender Bewältigung oft sehr wichtig, das Erleben und den Ausdruck von Wut zu fördern. Dafür sind erlebnisorientierte Techniken in besonders guter Weise geeignet (s. Kasten). Mit solchen Techniken wird die Patientin in einem spielerischen Vorgehen in den Affekt der Wut gebracht. Das hilft oft rasch, die Hemmung von Wut und Ärger im Alltag zu überwinden. Beim Einsatz dieser Techniken ist selbstverständlich immer darauf zu achten, dass der Therapeut den Patienten nur »im Spiel« provoziert und die Therapiebeziehung davon unbelastet bleibt.

Techniken zur Förderung des Erlebens von Wut und Ärger

- **Tauziehen:** Die Patientin und die Therapeutin machen (mit sicherer Technik, z. B. auf dem Boden einander gegenüber sitzend) Tauziehen. Dabei kann die Therapeutin die Patientin auch etwas provozieren, indem sie z. B. eine Person »spielt«, der sich die Patientin unterwirft, ohne angemessenen Ärger zu spüren. Wichtig ist, dass die Patientin beginnt, sich am Tauziehen zu beteiligen und auch affektiv in das Spiel hineinkommt.
- **Grenzen überschreiten:** Die Patientin legt mit einem Seil ihre persönliche Grenze auf den Fußboden und stellt sich dahinter. Die Therapeutin schiebt mit dem Fuß das Seil in Richtung der Patientin und übertritt so ihre Grenze. Die Patientin soll ihre Grenze verteidigen.
- **Kissenschlacht:** Patient und Therapeut machen spielerisch eine Kissenschlacht, damit der Patient in eine lebhafte körperliche Auseinandersetzung kommt.
- **In Kissen schlagen:** Ein Kissen wird als Repräsentant einer Person verwendet, die sich der Patientin gegenüber übergriffig verhält. Die Patientin soll kräftig in das

▶

Kissen schlagen, um in angemessenen Ärger zu kommen. Die Therapeutin kann dabei als Modell dienen.

Behaviorale Strategie. Auf der Verhaltensebene geht es darum, sich im Alltag besser abzugrenzen und mehr für die Erfüllung eigener Bedürfnisse zu tun. Dabei sind soziale Kompetenzübungen mit Rollenspielen sinnvoll. Sie können gegebenenfalls an Übungen zum Erleben von Ärger angeschlossen werden, weil dem Patient dann bereits der aktivierte Affekt zur Verfügung steht, der zur Abgrenzung hilfreich ist.

Verstärkersituation beachten. Ein unterwerfender Bewältigungsmodus kann einen hohen Verstärkerwert für den Betroffenen haben. Möglicherweise ist ein Patient nicht motiviert, mehr als unbedingt nötig an der Reduktion dieses Modus zu arbeiten. Das sollte die Therapeutin akzeptieren und ihm gegebenenfalls anbieten, sie wieder aufzusuchen, falls er weiter daran arbeiten möchte.

7.3 Konkrete Lösungsvorschläge

Fallbeispiel 1. In der Therapie von Melanie T. ist der unterwerfende Modus etwa zehn Sitzungen lang ein Thema. Nachdem dem Therapeuten im Verlauf zunehmend auffällt, dass wegen der hohen Bereitschaft der Patientin zur Unterwerfung und dem mangelnden Ärgeraffekt wenig vorangeht, bespricht er mit ihr zunächst die biografische Entstehung und die Vor- und Nachteile ihres Unterwerfungsmodus. Bezüglich der biografischen Entstehung ist insbesondere das Modell der Mutter relevant sowie die Lebenssituation in der Kindheit, die erforderte, dass Melanie ihre eigenen Bedürfnisse zurückstellte. Die Vor- und Nachteile des Modus sind in Tabelle 7.1 dargestellt.

Tabelle 7.1 Vor- und Nachteile des Unterwerfungsmodus von Melanie T.

Vorteile	Nachteile
Ich fühle mich im Kontakt mit anderen sicher. Ich werde gebraucht. Wenn ich in diesem Modus Aufgaben übernehme, kann ich sicher sein, dass sie gut laufen. Ich bekomme Anerkennung von anderen und bin beliebt. Ich habe keine Schuldgefühle. Meine Ehe funktioniert so ganz gut. Ich bin leistungsfähig.	Ich bin überarbeitet und erschöpft und leide unter entsprechenden Symptomen. Ich traue mich nicht, auch mal selbst Unterstützung zu erbitten. Ich stabilisiere Beziehungen, in denen ich ausgenutzt werde, und kümmere mich zu wenig um andere Beziehungen. Ich erledige Dinge, für die eigentlich andere verantwortlich wären.

Tabelle 7.1 (Fortsetzung)

Vorteile	Nachteile
Ich kann wichtige Werte von mir (Engagement, Mitgefühl) erfüllen.	Meine Ehe ist fast wie eine Pflege-Beziehung. Letztlich fördere ich die Passivität meines Mannes. Meine eigenen Bedürfnisse kommen zu kurz.

Diese Übersicht ist für die Patientin einerseits sehr validierend, andererseits verdeutlicht sie ihr, wie wichtig es ist, diesen Modus zu reduzieren – gerade auch in Hinblick auf ihr langfristiges Wohlbefinden. Allerdings bleibt es zunächst dabei, dass sie »einfach keinen Ärger fühlen kann«, wenn sie z. B. von ihrer Vorgesetzten oder ihrem Mann unangemessen belastet wird.

Daher schlägt der Therapeut eine Übung zum Verteidigen von Grenzen vor. Frau T. legt ein Seil auf den Fußboden, um ihre persönlichen Grenzen zu markieren. Der Therapeut »attackiert« diese Grenze, indem er mit dem Fuß das Seil in Richtung der Patientin schubst und sie dabei verbal etwas provoziert (»Mit dir kann ich es machen, du leistest mir eh keinen Widerstand …«). Dies führt bei Frau T. nach kurzer Zeit zum Entstehen von Ärger, sie »verteidigt« ihre Grenze zunächst zaghaft und dann immer energischer, indem sie das Seil mit dem Fuß zurückschiebt und den Therapeuten schließlich heftig verbal angeht und dabei mit dem Fuß aufstampft (»Aufhören! Das ist meine Grenze!«). Diese Übung erlebt sie als etwas erschreckend, aber auch befreiend.

In der Folge erlebt sie zunehmend auch spontan Ärger in Situationen, in denen im Alltag ihre Grenzen übertreten werden. Dadurch lernt sie sich schrittweise besser abzugrenzen. Parallel unternimmt sie mehr mit Freundinnen, die sie als unterstützend erlebt, und schafft es, regelmäßiger zum Sport zu gehen. Dadurch bessert sich ihre Symptomatik insgesamt deutlich.

Fallbeispiel 2. Sissy kommt in die 7. Sitzung der Therapie und beginnt ausführlich davon zu berichten, welche Probleme kürzlich in ihrem privaten Umfeld aufgetreten sind und wie ihr Einsatz verschiedene Eskalationen verhindert habe. Die Geschichten klingen ziemlich verworren und die Therapeutin hat den Eindruck, dass die Patientin in ihrem überkontrollierenden Überkompensationsmodus ist. Sie spricht das an (»In welchem Modus sind Sie eigentlich jetzt gerade? Es klingt so, als würden Sie Ihre Umgebung stark versuchen zu kontrollieren?«). Darauf reagiert die Patientin kurz betroffen und dann eher ärgerlich (»Finden Sie auch, dass ich mich da zurückhalten sollte und dass das eigentlich alles völlig egal ist?«). Offensichtlich hat sie die Frage der Therapeutin als Vorwurf erlebt, was ihren strafenden Elternmodus ausgelöst hat. Die Therapeutin überführt die Situation in einen Stuhldialog, um »gemeinsam mit Sissy draufzuschauen«, anstatt eine vermutlich fruchtlose Diskussion zu riskieren.

T: Frau A., ich fürchte, dass Sie meine Frage eben als Vorwurf erlebt haben.

P: Ja, so war sie doch wohl gemeint, oder?

T: Nein, so war sie nicht gemeint, und ich habe den Eindruck, dass gerade Ihr strafender Elternmodus hier übernommen hat. Darf ich Ihnen kurz vorspielen, was ich meine?

P: Klar, wenn Sie meinen!

T: Klasse, vielen Dank! *(Steht auf und stellt drei Stühle auf, die für den aktuellen Bewältigungsmodus, den strafenden Elternmodus, und den gesunden Erwachsenenmodus – aktuell repräsentiert durch die Person der Therapeutin – stehen.)*
(Therapeutin wechselt auf den Bewältigungsstuhl.) Hier auf diesem Stuhl sitzen Sie in dem Zustand, in dem ich Sie gerade erlebe. Das klingt für mich etwa so (*spricht hektisch, den Modus der Patientin imitierend*): »Sie glauben nicht, was letzte Woche in der Clique los war – der Mirko hat sich völlig besoffen und wenn ich nicht dazwischen gegangen wäre, dann hätte er sich mit dem Türsteher geprügelt …!«
(Therapeutin steht auf, wechselt auf den Stuhl der gesunden Erwachsenen.) Hier sitze ich und denke mir: »Hm, Sissy ist ganz schön gestresst und ich habe den Eindruck, dass sie sich um lauter Dinge kümmert, die sie viel Energie kosten, aber nichts mit ihren Bedürfnissen zu tun haben. Außerdem frage ich mich, ob das gerade der Modus ist, von dem sie mir erzählt hat, dass sich andere manchmal aufregen, dass sie sich in fremde Sachen einmischt!«
(Therapeutin steht auf und stellt sich hinter den strafenden Elternstuhl.) Und wenn ich das sage, dann schaltet sich dieser hier ein, und ich habe den Eindruck, das ist der Kritiker, von dem wir schon mal kurz gesprochen haben. Der scheint so was zu sagen wie: »Die Therapeutin kann dich nicht leiden, so wie alle anderen Menschen auch!«
(Wieder zur Patientin gewandt:) Was meinen Sie dazu?

P: Ja, da ist was dran. Aber was sollen wir damit machen?

T: *(Geht wieder zum Stuhl der gesunden Erwachsenen.)* Ich würde sagen, als Erstes müssen wir diesem Kritiker mal den Mund verbieten. *(Zum strafenden Stuhl gewandt:)* »Du hältst jetzt bitte mal die Klappe! Dieser Kümmer-Modus von Sissy ist ein wichtiges Thema, es ist absolut wichtig, dass sie sich damit auseinandersetzt und dass wir darüber in Ruhe sprechen können, und wenn du dann immer mit deinen destruktiven Botschaften kommst, verhinderst du das völlig und wir kommen nicht weiter!« *(Steht auf und dreht den Stuhl herum, sodass er jetzt »wegschaut«.)*
(Zur Patientin gewandt:) Wie finden Sie das?

P: *(Lächelt.)* Das finde ich super!

T: Das freut mich! Dann können wir uns jetzt ja vielleicht nochmal damit beschäftigen, was das da drüben *(zeigt auf den Bewältigungsstuhl)* eigentlich für ein Modus ist. Ist das diese Seite von Ihnen, wo Ihnen manchmal gesagt wird, Sie mischen sich zu viel ein, kann das sein?

P: Ja, das kann schon sein.

T: Das finde ich absolut interessant, dass wir die hier so gut identifizieren können! Wie sollen wir diese Seite nennen?

P: Ich weiß auch nicht, vielleicht den Kümmer-Modus, wie Sie gerade gesagt haben?

T: Kümmer-Modus ist ganz gut! Ich fände aber fast was Extremeres noch besser, denn Sie über-kümmern sich in diesem Modus ja eher. Wie wäre es mit »Mutter-Teresa-Modus« oder »Märtyrer-Modus«?

P: Das klingt etwas hart … aber »Mutter-Teresa-Modus« passt vielleicht ganz gut *(muss grinsen)*.

T: Super! Dann lassen Sie uns doch vielleicht mal auseinanderdröseln, wo der eigentlich herkommt, wann der auftritt und was der für Vor- und Nachteile für Sie hat!

Zusammenfassung

In beiden Fallbeispielen hat die übermäßige Verantwortungsübernahme für andere mit einem Bewältigungsmodus zu tun, wobei beim ersten Fall ein unterwerfender Bewältigungsmodus und im Fallbeispiel 2 bei Frau A. aktuell zu Beginn der Therapie eher ein überkompensatorischer Modus der übermäßigen Kontrolle im Vordergrund stand. In beiden Fällen ist die direkte Auseinandersetzung mit dem Modus wesentlich für das Fortschreiten des therapeutischen Prozesses. In vielen Fällen liegen auch Mischformen dieser beiden Modi vor oder eine Patientin »switcht« gelegentlich von einem Ende des Kontinuums zum anderen. Aus didaktischen Gründen haben wir uns hier für die Darstellung von zwei Fällen an den jeweiligen »Enden des Kontinuums« entschieden.

Dos	Don'ts
▶ Ordnen Sie das Muster des »Sich-zu-viel-Kümmerns« einem Modus zu. Beachten Sie dabei die Funktionalität. ▶ Besprechen Sie die Vor- und Nachteile von Unterwerfung. ▶ Beachten Sie einen eventuell fehlenden Ärgeraffekt. ▶ Bieten Sie der Patientin Übungen zur Förderung des Ärgererlebens an. ▶ Beginnen Sie einen Stuhldialog, wenn Sie anfangen, mit der Patientin über Unterwerfung zu diskutieren. ▶ Führen Sie Rollenspiele und Verhaltensübungen durch.	▶ Streiten Sie sich nicht mit der Patientin über ihre Unterwerfung. ▶ Übernehmen Sie nicht Ihrerseits die Verantwortung für die Patientin. ▶ Lassen Sie sich nicht von wohltätigem Verhalten oder Geschenken in diesem Kontext in die Irre leiten. ▶ Pathologisieren Sie auch nicht jedes Verhalten. ▶ Blenden Sie eventuelle eigene unterwerfende oder aufopfernde Anteile nicht aus.

Teil III
Schwierige Situationen mit dysfunktionalen Bewältigungsmodi: Überkompensation

8 Basics für die Bearbeitung von Überkompensationsmodi

Erscheinungsform und Auftreten. Viele überkompensatorische Bewältigungsstrategien zeigen sich frühzeitig aktiv und störend im Therapieverlauf, z. B. in Form von herabsetzenden *(Modus der narzisstischen Selbstüberhöhung)*, kontrollierenden *(Modi der übermäßigen perfektionistischen oder misstrauischen Kontrolle)*, aufmerksamkeitsheischenden *(Suche nach Aufmerksamkeit und Bestätigung)* oder aggressiven *(Einschüchterermodus)* Verhaltensweisen durch den Patienten. Diese Strategien sind sowohl im Rahmen der therapeutischen Beziehung als auch in der Beschreibung interaktioneller Problembereiche schnell identifizierbar. Nicht selten kommt es dabei auch zu Modusaktivierungen beim Therapeuten.

Andere überkompensatorische Strategien wie Manipulation und Täuschung *(Modus des gerissenen Täuschers)* werden oft erst im Verlauf der Therapie deutlicher, da diese Modi naturgemäß zum Verschleiern negativer Verhaltensaspekte dienen. Sie sind allerdings im ambulanten Setting seltener ein Thema. Solche Muster zeigen sich oftmals erst durch äußere Umstände, z. B. wenn die Therapeutin vom Rechtsanwalt eines Klienten aufgefordert wird, eine Stellungnahme zu dessen Tat abzugeben, die der Therapeutin bis dato nicht im strafrechtlichen Umfang bekannt war. Extrem aggressive Tendenzen oder Gedanken eines Patienten im *Raubtier-/Killer-Modus* werden im ambulanten Setting selten geäußert, maximal im Rahmen einer sehr guten und vertrauensvollen Therapiebeziehung oder Umgebung benannt. Häufiger werden diese Strategien im forensischen Bereich beschrieben.

Ursachen. Patienten mit ausgeprägten Überkompensationsmodi sind in ihrer Kindheit oft mit Beschämung, Bestrafung und emotionaler Vernachlässigung konfrontiert worden. Eine weitere Ursache kann in mangelnder Grenzsetzung oder Verwöhnung liegen, wobei letztere Patienten dann oftmals gleichzeitig den Modus des undisziplinierten Kindes (s. Kap. 20) entwickelt haben. Hinzu kommt – wie bei anderen Modi auch – die Modellwirkung von Bezugspersonen. So kann eine Tochter z. B. durch ihre Mutter am Modell lernen, sich mit Hilfe aufreizender Kleidung Aufmerksamkeit zu sichern, oder am Beispiel des Vaters, andere Personen durch aggressives Verhalten zu dominieren.

Therapiebeziehung. Überkompensationsmodi müssen oft zu Beginn der Therapie mit erheblichem Einsatz des Therapeuten überwunden werden, auch wenn noch keine stabile Therapeut-Patient-Beziehung aufgebaut werden konnte. In vielen Fällen ist die Arbeit mit Patienten in einem ausgeprägten Überkompensationsmodus primär eine Arbeit mit der therapeutischen Beziehung. Dabei ist das Setzen von Grenzen zentral. Es ist jedoch gleichzeitig wichtig, dass der Therapeut sich gegenüber dem Patienten hinsichtlich der Entstehung des Überkompensationsmodus verständnisvoll zeigt und nicht nur Respekt für sich selbst einfordert, sondern diesen dem Patienten ebenfalls zugesteht, selbst wenn dieser ihn herabsetzt. In der Sozialisation dieser Patienten wurden wesentliche Grundbedürfnisse nicht erfüllt und die Überkompensation dient wie andere Bewältigungsstrategien dem Schutz des Patienten.

Veränderungsmotivation. Ein zentraler Aspekt in vielen Überkompensationsmodi ist der Aufbau von Veränderungsmotivation. Oft wird es frühzeitig zu Widerständen kommen, da der Überkompensationsmodus meist positive Auswirkungen für den Patienten hat. Wesentlich ist daher eine zügige und mit Hilfe von diagnostischen Imaginationen oder Stuhldialogen emotional verankerte individuelle Fallkonzeptualisierung. Bei der Namensgebung der Modi ist eine gemeinsame Lösung mit dem Patienten zu finden, da vom Therapeuten vorgeschlagene Namen leicht zu Irritation führen können. An die Fallkonzeptualisierung schließen sich eine ausführliche Psychoedukation und die Ableitung der Behandlungsplanung an.

Modusidentifikation. Patienten müssen ihre Überkompensationsmodi wahrnehmen und die Auswirkungen für sich selbst erkennen lernen. Der hohe Verstärkerwert, der mit vielen Überkompensationsmodi verbunden ist, wirkt diesem Ziel entgegen. Andererseits sind Überkompensationsmodi häufig sehr dynamisch und die Reaktionen anderer Menschen darauf recht deutlich. Das macht sie bei entsprechender Motivation des Patienten letztlich relativ leicht erkennbar (leichter als etwa passive Unterordnung). Typischerweise verhalten sich Patienten in diesen Modi gegenüber anderen Personen z. B. kontrollierend, zwanghaft, (paranoid) wachsam, überheblich, entwertend, fordernd, arrogant, angeberisch, aufmerksamkeitssuchend, bedrohlich, (emotional, verbal, physisch oder sexuell) verletzend, verschlagen oder gezielt aggressiv (die letzten Kriterien finden sich überwiegend bei Patienten im forensischen Kontext).

Fremdanamnese. Je nach Belastbarkeit können hier auch Informationen naher Bezugspersonen hilfreich sein. Dies sollte sorgfältig für den Patienten wie auch für die betroffenen Angehörigen abgewogen werden, um ausreichend Schutz für alle Beteiligten zu gewährleisten. So dürfen Paargespräche nicht eingesetzt werden, wenn diese höchstwahrscheinlich zu massiven Konflikten, Entwertungen oder gar physischer Gewalt führen könnten.

Empathische Konfrontation. Neben der Anleitung zur Selbstbeobachtung ist es vor allem relevant, dem Patienten das Übungsfeld in den Therapiestunden zu ermöglichen. Dies bedeutet, ihn immer wieder auf das Erscheinen des Modus hinzuweisen und ihn mit den Folgen empathisch zu konfrontieren, um eine anhaltende Veränderungsmotivation zu erzielen. Dabei sollte auch beim überkompensatorischen Bewältigungsmodus der Bezug zur biografischen Entstehungsgeschichte und der früheren Funktionalität hergestellt werden, verbunden mit dem Aufzeigen der aktuellen Nachteile.

Verletzbarkeit im Fokus. Ziel der Arbeit mit dem Überkompensationsmodus ist es, den Patienten anzuleiten, seine eigene Verletzbarkeit hinter seinen Bewältigungsstrategien zu erkennen und wertzuschätzen. Damit sind oftmals starke Minderwertigkeitsgefühle und Ängste verbunden. Regelmäßige »Rückfälle« in die alten und oft sogar deutlich angenehmeren Bewältigungsstrategien sind daher vorprogrammiert, manchmal scheitert die Behandlung an eben diesem Punkt.

Ziele. Patienten sollen erleben, dass sie nicht für eigene Bedürfnisse bestraft oder beschämt werden und dass sie nicht immer etwas Besonderes leisten oder darstellen müssen, um Anerkennung und Wertschätzung zu erfahren. Stattdessen sollen sie erleben können, wie es ist, um ihrer selbst willen geschätzt und geliebt zu werden, und dass Aggression, Kontrolle oder Manipulation nicht notwendig sind, um angemessene Bedürfniserfüllung zu erreichen. Sie müssen jedoch oftmals auch lernen, die Bedürfnisse anderer dabei zu respektieren und reziproke Beziehungen einzugehen.

Zentrale Interventionen für die Arbeit mit Überkompensationsmodi

- Empathische Konfrontation
- »Limit Setting« und Klärung des Auftrags (Therapieziele)
- Mithilfe diagnostischer Imaginationen einen ersten Zugang zum emotionalen Verständnis des biografischen Hintergrunds schaffen (vorbereitende Motivationsarbeit)
- Stoppen und, sofern möglich, sofortiges »Direct Bypassing«
- Kognitive Bearbeitung des Überkompensationsmodus mit Hilfe von Pro und Kontra (vorbereitende Motivationsarbeit und Argumentationshilfe für emotionsaktivierende Arbeit sowie die Arbeit in der therapeutischen Beziehung)
- Psychoedukation insbesondere auch zur Reziprozität von Beziehungen und den interpersonellen Folgen von Überkompensation
- Stuhldialoge mit zwei Stühlen (Überkompensation, gesunder Erwachsener), gegebenenfalls mit einem dritten Stuhl für das verletzbare Kind
- Rollentausch zum Spiegeln des Überkompensationsmodus
- Imaginationsarbeit und Stuhldialoge zur Versorgung verletzter Kindmodi und Reduktion dysfunktionaler Elternmodi, wenn die Mauer des Überkompensationsmodus überwunden wurde. Dabei Audioaufnahmen erstellen, um eine Rückkehr in die Überkompensation besser eindämmen zu können
- Aufbau von Alternativverhalten im Rollenspiel, Erarbeiten konkreter Veränderungspläne und positiver Selbstinstruktionen

9 Der Patient verhält sich herablassend, arrogant oder entwertend

Fallbeispiel 1
Sarah A., 30 Jahre alt, kommt aufgrund einer Depression, die sie selbst als Burn-out bezeichnet, in Therapie. Zuvor wurde sie einige Wochen stationär aufgrund eines Zusammenbruchs behandelt. In der Klinik erhielt sie zusätzlich die Diagnose einer narzisstischen Persönlichkeitsstörung. Die Patientin beschreibt sich selbst als Außenseiterin. In ihrer Kindheit drehte sich alles um ihre chronisch kranke ältere Schwester, die ständig bevorzugt worden sei. Deshalb sei sie oft traurig und neidisch gewesen. Sie selbst erhielt von ihren Eltern nur für Höchstleistungen Aufmerksamkeit. Andererseits habe sie sich so aber auch an keinerlei Regeln halten müssen. Auf die Frage der Therapeutin, was denn bei einer schlechten Note passiert wäre, gibt sie verächtlich an, so etwas wäre nicht passiert. In der Schule sei sie »gemobbt« worden, »vermutlich weil ich keine affigen Teenie-Zeitschriften las und damals noch etwas pummelig war!«. Ihr Vater habe ihr damals geraten, sie solle einfach darüber stehen. Nach der Schule habe sie sich intensiv auf Studium und Arbeit konzentriert und so schnell Karriere gemacht. Frau A. ist mittlerweile stellvertretende Filialleiterin. Sie treibt exzessiv Sport, um sich »topfit zu halten«. Sie hat keine engen Freunde, die meisten Menschen würden ihr schnell »auf die Nerven fallen«. Zudem hat sie das Gefühl, die Kollegen könnten sie nicht leiden und seien neidisch. Frustriert sei sie deshalb nicht, allerdings habe ihr Chef ihr schon mehrfach geraten an ihrem Auftreten gegenüber den Mitarbeitern zu arbeiten. Sie selbst sehe dazu eigentlich keine Veranlassung, da die Kollegen »sich einfach nur mal anstrengen sollen!«. Gelegentlich würde sie sich etwas alleine fühlen, da sie noch keine Beziehung über einen längeren Zeitraum gehabt habe: »Vermutlich könnten die Männer nicht mit meinem Erfolg umgehen.« Nach der Arbeit mixe sie sich einen Cocktail und erledige ihre persönlichen Börsengeschäfte. Dies könne schon einmal die ganze Nacht dauern, sei aber anregend und zudem sehr einträglich.

Durch die Therapie möchte sie vor allem wieder funktionstüchtig werden. Häufig kommt es auch im Rahmen der Therapiebeziehung zu einem tendenziell entwertenden Kommunikations- und Verhaltensstil. Zum Beispiel »vergisst« die Patientin regelmäßig ihr Handy auszuschalten. Darauf angesprochen verweist sie auf ihre Position. Insbesondere wenn es um biografisch belastende Aspekte oder Emotionen geht, reagiert Frau A. scharf und abwertend. Die Therapeutin fühlt sich dann in die Defensive gedrängt und hat große Mühe, besonnen zu reagieren. Nach diesen Stunden fühlt sie sich immer besonders erschöpft. In einer Therapiestunde schlägt die Therapeutin deshalb eine Imaginationsübung vor, auf die sich Frau A. ►

zunächst auch einlässt. Gerade als die Therapeutin das Gefühl bekommt, Kontakt zur verletzbaren Seite herstellen zu können, bricht die Patientin die Übung ab und sagt in einem herablassenden Tonfall: »Ach du meine Güte. Wozu soll denn das jetzt eigentlich gut sein? Ganz ehrlich, das sind doch absurde Psychospielchen. Haben Sie mein Problem eigentlich verstanden? Ich weiß wirklich nicht, ob Sie mir helfen können. Ich glaube allmählich, dazu sind Sie nicht gut genug ausgebildet und viel zu unreif! Sie haben doch überhaupt keine Erfahrung!«

Fallbeispiel 2

Florian G., 27 Jahre alt, kommt in die Therapie, da er große Probleme hat, sein Studium abzuschließen. Zudem hat er viele Konflikte mit seiner Freundin, die ihn als kalt und emotionslos bezeichnet. Sie wirft ihm zudem vor, zu viel Poker im Internet zu spielen. Er gibt an, sich nicht mehr auf die Uni konzentrieren zu können, erschöpft zu sein und auch keine Lust auf das Thema seiner Abschlussarbeit zu haben. Herr G. berichtet, dass er sein Studium eigentlich habe abbrechen wollen, da er bereits seit Jahren als Programmierer erfolgreich Geld verdiene und den Abschluss ja eigentlich nicht nötig habe. Allerdings erwarte sein Vater den Abschluss von ihm, das gehöre sich in dieser Familie so. Er sei in einer Hamburger Industriellenfamilie groß geworden, seine Eltern seien sehr wohlhabend. Sie wären immer sehr beschäftigt gewesen, zumal sie noch viele gesellschaftliche Verpflichtungen gehabt hätten, das sei jedoch okay gewesen. Herr G. redet viel, lässt sich aber nicht auf ein Gespräch zu den möglichen Hintergründen seiner Problematik oder Gefühlen ein. Als die Therapeutin in einer probatorischen Sitzung diesbezüglich insistiert, reagiert er gereizt und sagt: »Ich hatte Ihnen doch bereits gesagt, dass wir hier nicht über solche Themen reden müssen. Mit meiner Kindheit und meinen Gefühlen ist alles in Ordnung! Ich habe Sie schließlich engagiert, um mir bei meinen Problemen an der Universität zu helfen! Vielleicht könnten Sie damit nun anfangen?«

Hier geht es um Situationen, in denen Patienten ihre Umgebung und ihre Therapeutin herablassend behandeln, entwerten und sich besserwisserisch verhalten. In den beschriebenen Situationen sind primär Überkompensationsmodi aktiv, vor allem in Form der narzisstischen Selbstüberhöhung. Oftmals tritt dieser Modus auch zusammen mit anderen Überkompensationsmodi, wie z. B. dem Einschüchterungsmodus oder dem Modus der übermäßigen Kontrolle auf.

9.1 Welcher Modus ist in diesen Situationen zentral?

Der Modus der narzisstischen Selbstüberhöhung zeichnet sich dadurch aus, dass ein Patient sich über andere erhebt und sich als besonders, machtvoll, kompetent und erfolgreich darstellt und erlebt. Damit werden eigene Schwächen verborgen und

Gefühle von Unzulänglichkeit, Scham oder Einsamkeit durch gegenteiliges Verhalten und Erleben ersetzt. Gegenüber anderen Personen verhalten sich Patienten in diesem Modus vor allem egozentriert, überheblich, anspruchsvoll, kritisch und angeberisch. Die narzisstische Selbstüberhöhung wird auch gegenüber dem Therapeuten ausgeübt, indem dieser, wie in den Fallbeispielen beschrieben, herablassend und entwertend behandelt wird. Alternativ können andere Personen wie der Therapeut in die narzisstische Selbstüberhöhung eingebunden werden (s. Kap. 12).

Patienten haben oftmals wenig Interesse daran, dieses ich-syntone Verhalten zu ändern. Häufig beginnen sie eine Therapie, weil sie mit ihrer Umgebung, z. B. der Arbeitsstelle oder dem Partner, Probleme haben oder unter Achse-I-Symptomen wie z. B. Depressionen und Arbeitsstörungen leiden. Sie wollen oft nur die Folgen ihres Verhaltens ändern, nicht aber das Verhalten selbst. Sie selbst fühlen sich in diesem Muster wohl, erleben sich als kompetent und machtvoll, negative Gefühle und Schwächen werden nicht wahrgenommen. Entsprechend positiv ist die Verstärkerbilanz.

Biografisch können sich solche Verhaltensweisen auf zweierlei Arten entwickeln. Entweder ein Patient erlebte als Kind Verwöhnung und Idealisierung (s. Kap. 20). Oder ein Patient entwickelte diese Strategien als Schutzreaktion auf z. B. Gefühle der Isolation, Einsamkeit oder Unzulänglichkeit. In beiden Fällen wurden Kernbedürfnisse in der Kindheit frustriert, z. B. das Bedürfnis nach Grenzen und/oder das Bedürfnis nach Anerkennung und Wertschätzung. Nur im zweiten Fall jedoch müssen sich Patienten mit Hilfe dieses Verhaltens unbedingt vor (oft vollkommen ausgeblendeten) negativen Gefühlen wie Angst oder Scham schützen. Dies behindert eine Therapie, die ja auf eine Bearbeitung genau dieser Gefühle abzielt. Eine weitere Problematik ist, dass die beschriebenen Verhaltensweisen oftmals Schemata und Modi bei Therapeuten triggern (s. Kasten »Anteile des Therapeuten« in Abschn. 9.2), welche die ohnehin diffizile therapeutische Beziehungsgestaltung im Umgang mit diesem Modus zusätzlich erschweren können.

Um ausreichende Motivation zur Bearbeitung eines narzisstischen Selbstüberhöhungsmodus zu gewinnen, ist es für Patienten von zentraler Bedeutung, die biografische Entstehung und die negativen Konsequenzen des Verhaltens zu verstehen. So sollen die Zusammenhänge zu den aktuellen Problemen verdeutlicht werden und gemeinsame Ziele sind ableitbar. Neben einer ausführlichen Anamnese sowie der Erstellung eines nicht wertenden Modusmodells helfen diagnostische Stuhldialoge und Imaginationen dabei, Erfahrungen mit der Modusdynamik zu machen und einen ersten Zugang zu verletzbaren Anteilen zu gewinnen. Es passiert nicht selten, dass der narzisstische Selbsterhöhungsmodus dabei aktiviert wird, was für die weitere therapeutische Arbeit genutzt werden kann.

Fallbeispiele

In beiden Situationen sorgt primär der Modus der narzisstischen Selbstüberhöhung für die Schwierigkeiten in der Therapie.

Fallbeispiel 1. Sarah A. wuchs in einer emotional vernachlässigenden Umgebung auf, in der sie wenig Aufmerksamkeit und Wertschätzung erhielt. Die Familie richtete sich an den Bedürfnissen der Schwester aus, ihre Anerkennung wurde zudem an Leistung gekoppelt. In der Schule erlebte sie Ablehnung aufgrund ihrer Figur und ihrer Interessen (strafender und fordernder Modus, s. Abb. 9.1). Es wurden keine angemessenen Grenzen gesetzt, auch heute sind ihr manche Dinge zu langweilig (undisziplinierter Kindmodus). Das Aufnehmen einer Therapie kann als Erwachsenenmodus konzipiert werden. Die angedeutete Einsamkeit und Überforderung werden dem verletzbaren, einsamen Kindmodus zugeordnet, wobei dieser sehr im Hintergrund steht. Vordergründig zeigt sich ein narzisstischer Selbstüberhöhungsmodus in Form von Überheblichkeit, Ignoranz, Angeberei, mangelnder Empathie und Entwertung, teilweise in aggressiver Form. Dazu kommen Vermeidungsstrategien in Form des distanzierten Selbstberuhigungsmodus (Alkohol, Börsenspekulation, exzessives Arbeiten und Sporttreiben) und des distanzierten Vermeidungsmodus (Rationalisierung, depressive Symptome). Frau A. befindet sich nach Abklingen der akuten depressiven Phase fast durchgängig wieder in ihren dysfunktionalen Bewältigungsstrategien. Somit kann sie die Hintergründe ihrer Problematik nicht verstehen und eigene Anteile an Konflikten mit der Umwelt nicht steuern. Auch führt das Verhalten zu Problemen in der therapeutischen Beziehung. Es kommt nicht zu einer nachträglichen Befriedigung von Kernbedürfnissen und somit nicht zu korrigierenden Erfahrungen.

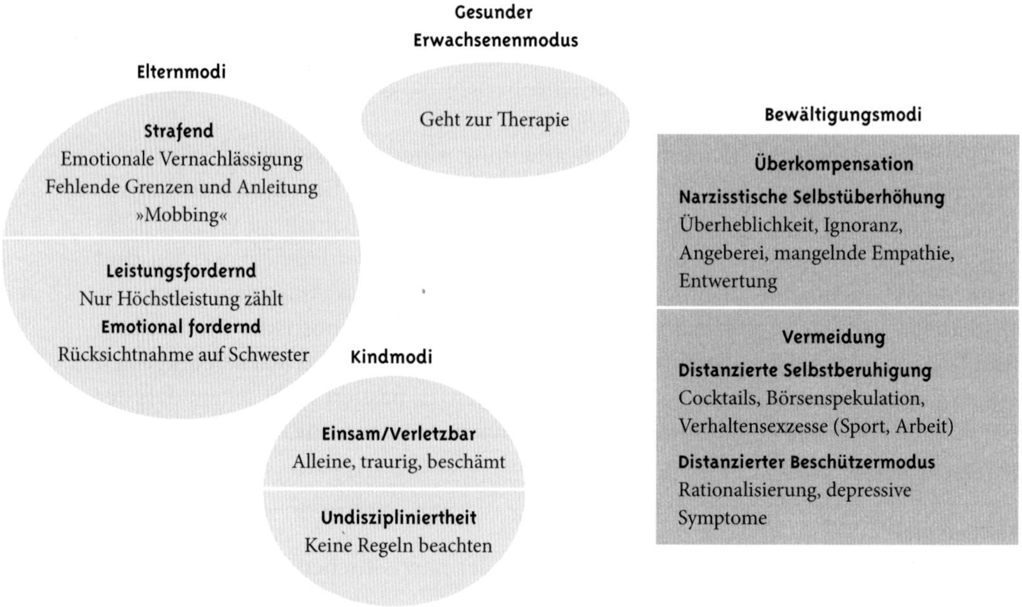

Abbildung 9.1 Modusmodell von Sarah A.

Fallbeispiel 2. Florian G. hat sich in Therapie begeben, um seine Arbeitsstörung zu bewältigen, was als gesunder Erwachsenenmodus konzeptualisiert werden kann. Er wuchs in einer leistungsfordernden Umgebung auf, wurde gleichzeitig sich selbst überlassen (strafender/fordernder Elternmodus). Offensichtlich existiert ein Vermeidungsmodus (Depression, Arbeitsstörung, Internetpoker, Leugnung negativer Gefühle). Aufgrund der bereits in der Probatorik auftretenden überkompensatorischen Bewältigungsmodi (Kontrolle, Selbstüberhöhung) kann zunächst nur ein vorläufiges Modusmodell erstellt werden. Negative kindliche Gefühle und Probleme werden nicht berichtet, auch kann die aktuelle Symptomatik in ihren Hintergründen nicht vollständig verstanden werden. Es gibt jedoch einige Anhaltspunkte für einen einsamen (evtl. Angst vor Beziehungsverlust durch Konflikte mit Freundin) sowie einen undisziplinierten Kindmodus (»Keine Lust zu dem Thema!«).

Wie lässt sich der richtige Modus zuordnen?

Auch im *ärgerlichen Kindmodus* kann es zu massiven Entwertungen kommen. Dies fühlt sich jedoch spontaner und »kindlicher« an und ist weniger gezielt verletzend. Ein Patient im ärgerlichen Kindmodus schlägt sozusagen »wild um sich«. Nach ausreichender Entladung kann der Kontakt zu den frustrierten Kernbedürfnissen und damit zum verletzbaren Kindmodus meist gut hergestellt werden. Patienten sind in der Regel froh und dankbar, wenn diese Bedürfnisse gesehen und gegebenenfalls in angemessener Weise beantwortet werden (s. Kap. 17). Im Gegensatz dazu ist es bei einem hartnäckigen narzisstischen Selbstüberhöhungsmodus extrem schwierig, den verletzbaren Kindmodus zu fokussieren, da der Patient unbedingt verhindern möchte, Gefühle und Verletzbarkeit zu zeigen.

Mangelndes Einfühlungsvermögen, Ignoranz gegenüber Regeln und Anforderungen sowie Egozentrik können sich auch im Rahmen eines *undisziplinierten, verwöhnten Kindmodus* entwickeln. Diesen Patienten geht es primär nicht um die Abwehr eigener Schwächen oder negativer Gefühle, sondern um unmittelbare Bedürfnisbefriedigung (s. Kap. 20). Die Ableitung des Modusmodells fällt mit diesen Patienten daher oftmals leichter.

In Abgrenzung zum *Einschüchterungsmodus* (s. Kap. 10) wirkt der narzisstische Selbstüberhöhungsmodus eher arrogant als bedrohlich. Der *Modus der übermäßigen Kontrolle* (s. Kap. 11) wirkt dagegen eher angestrengt und einengend auf die Umgebung.

Abfällige Äußerungen können auch im *aggressiven Beschützermodus* (s. Kap. 4) auftreten. Diese fühlen sich für den Betroffenen jedoch meist nur wenig verletzend an. Patienten in diesem Modus wollen das Gegenüber damit auf Abstand halten und negative Gefühle vermeiden. Es geht ihnen nicht primär darum, damit z. B. Macht oder Bewunderung zu erlangen.

9.2 Ziele und Strategien im Umgang mit der Situation

Das übergeordnete Ziel im Umgang mit einem Patienten mit einem ausgeprägten narzisstischen Selbstüberhöhungsmodus besteht darin ihn zu unterstützen, diesen Anteil zu reduzieren und damit korrigierende Erfahrungen in der Therapie und im Alltag zu ermöglichen (s. a. Behary, 2009; Dieckmann, 2010). Er muss neben den positiven Folgen auch die negativen Konsequenzen seines Verhaltens erkennen und neue Ziele in Bezug auf Gefühlswahrnehmung und Interaktionsverhalten entwickeln. Patienten sollen vermehrt Beziehungen eingehen, die auf Gegenseitigkeit und Respekt beruhen. Die therapeutische Beziehung sollte dementsprechend gestaltet werden. Ein Patient kann nur dann neue Lernerfahrungen machen, wenn ihm sowohl mit Verständnis und Empathie als auch mit konfrontierenden Elementen begegnet wird. Sofern sich der narzisstische Selbstüberhöhungsmodus extrem hinderlich auf die Therapie auswirkt, muss dieser rechtzeitig begrenzt werden.

Kognitive Strategie. Hier soll vor allem die Motivation des Patienten gefördert werden, sich auch in seinem Interaktionsverhalten zu verändern. Dazu ist Psychoedukation zu angemessenen Rechten, Bedürfnissen und Pflichten notwendig. Die Prinzipien der Normalität, der Gleichberechtigung und des Respekts im Umgang mit anderen Menschen sollten erläutert werden, um eine Grundlage für die Entwicklung angemessener Ziele zur Verfügung zu haben. Dies gestaltet sich häufig als schwierig, da Patienten die Vorteile ihres Verhaltens als extrem positiv erleben.

Dem Patienten müssen die kurz- und langfristigen Vor- und Nachteile seines Verhaltens verdeutlicht werden, wozu eine entsprechend individualisierte Pro-Kontra-Liste geeignet ist (s. Lösungsvorschlag zu Fallbeispiel 1 in Abschn. 9.3). Hier ist es wichtig, alle Lebensbereiche des Patienten einzubeziehen, die von dem Verhalten betroffen sind, also z. B. Freundschaften, Partnerschaften und Beziehungen zu Familie und Kollegen. Es geht darum, dem Patienten seinen »Leidensdruck« spürbar zu machen, damit er seine Therapieziele entsprechend ausweiten kann. Zudem sollte der Patient im Perspektivwechsel trainiert werden, indem seine Verhaltensweisen in Bezug auf die Auslöser analysiert und dazugehörige Verzerrungen hinterfragt werden.

Therapiebeziehung. Hier besteht das primäre Ziel darin, dem Patienten neue Erfahrungen mit Interaktionen zu ermöglichen. In Bezug auf den narzisstischen Selbstüberhöhungsmodus bedeutet dies, einerseits Verständnis sowohl für die Entstehungsgeschichte des Modus zu zeigen als auch für die Schwierigkeit, diesen zu verändern. Auf der Grundlage dieser wertschätzenden Therapiebeziehungsgestaltung muss jedoch auf die Einhaltung eines respektvollen Kommunikations- und Umgangsstils in der Therapie und damit modellhaft für externe Interaktionen geachtet werden. Dabei wird die Notwendigkeit einer Veränderung betont.

In den hier beschriebenen Situationen geht es darum, den abwertenden Stil der Patienten zu unterbrechen und somit die Basis für einen Zugang zu verletzbaren bzw. gesunden Anteilen herzustellen. Zeigt sich der narzisstische Selbstüberhöhungsmodus in anderer Weise, z. B. durch Angeberei, dann wird dieses Verhalten ebenfalls angesprochen. Die zentrale Technik besteht also in der empathischen Konfrontation sowie, wenn notwendig, in einer Begrenzung der dysfunktionalen Verhaltensweisen (s. Kap. 11). Die Anforderungen und Erwartungen sollten hier schrittweise gesteigert werden. Wichtig ist, auch geringfügige positive Entwicklungen und Anteile zu verstärken und in geeigneter Weise Selbstöffnung zu betreiben, um damit ein Modell für die Ausbildung angemessener Verhaltensstrategien anzubieten. »Narzisstisches Füttern« im Sinne einer vorläufigen Bestätigung der Überkompensation wird in der Schematherapie eher nicht als zielführend gesehen.

Anteile des Therapeuten

Der Umgang mit fordernden, entwertenden und herablassenden Patienten ist für viele Therapeuten sehr anstrengend. So werden insbesondere bei Therapeuten mit eigenen fordernden oder strafenden Anteilen oftmals Unzulänglichkeitsgefühle, Versagensängste oder Ohnmacht ausgelöst. Das wiederum kann die Tendenz zur Unterwerfung oder Selbstaufopferung verstärken, z. B. um den Ansprüchen gerecht zu werden (Erduldung). In der Folge strengen sie sich zu sehr an oder entschuldigen sich, auch wenn dies nicht angemessen ist. Sie geben dem Patienten nach und versäumen es, rechtzeitig Grenzen zu setzen (s. Kap. 25). Manche Therapeuten versuchen den Patienten an dieser Stelle auch loszuwerden, indem sie diesen z. B. »wegloben« (Vermeidung). Oft kommt es aber auch zu Ärger und Wut auf den Patienten, dieser wird kritisiert und z. B. als undankbar oder therapieunfähig bezeichnet (Überkompensation). Sind solche eigenen Anteile aktiviert, so ist es unbedingt notwendig, sich wieder davon zu distanzieren, um therapeutische Fehler zu vermeiden. Gelingt es, gegebenenfalls auch mit Hilfe von Supervision oder Intervision, hinter dem narzisstischen Selbstüberhöhungsmodus den verletzbaren Anteil zu sehen, so verhilft das wiedergewonnene Verständnis zu mehr Abstand und therapeutischer Gelassenheit.

Manchen Therapeuten fällt es zudem generell schwer, einen Patienten zu konfrontieren und eine Verhaltensänderung einzufordern. Sie erleben sich selbst dann als zu fordernd. Auch hier spielen oft eigene fordernde oder strafende Anteile eine Rolle. Dann ist wichtig, sich die therapeutischen Ziele erneut vor Augen zu führen: Es ist für den Patienten von zentraler Bedeutung, dass er die Chance erhält, sein dysfunktionales Bewältigungsverhalten zu sehen und zu verändern, denn dieses erhält meist die Probleme aufrecht, die ihn in Therapie geführt haben.

Aufgrund der beschriebenen hohen Verstärkerqualität des Verhaltens gelingt dies allerdings nicht immer. Insbesondere wenn ein Patient keine weiteren Selbstwertquellen und Verstärker zur Verfügung hat, wird er an seiner Bewältigungsstrategie festhalten. Ein Therapeut sollte daher auf Teil- bzw. Misserfolge und Abbrüche vorbereitet sein.

Emotionsorientierte Strategie. Da sich das problematische Verhalten oftmals in der Therapiebeziehung zeigt, ist es möglich, dieses direkt für emotionsorientierte Übungen zu nutzen. Das Verhalten sollte dabei immer als Anteil oder Modus bezeichnet werden, wobei es günstig ist, frühzeitig das Modusmodell erarbeitet und passende eigene Namen für die verschiedenen Anteile gefunden zu haben.

Die primäre Technik zur Bearbeitung dieser Situation sind Zwei-Stuhl-Dialoge zwischen dem gesunden Erwachsenen- und dem Überkompensationsmodus. Dabei übernimmt der Therapeut gegebenenfalls zunächst modellhaft die Rolle des Erwachsenenmodus und kann den Bewältigungsmodus gezielt über z. B. aktuelle Auslöser, Vorteile und Nachteile befragen. Sitzt der Patient selbst auf dem Stuhl des Erwachsenenmodus, kann es hilfreich sein, dass zunächst der Therapeut den Überkompensationsmodus kurz anspielt und den Patienten somit vorsichtig spiegelt, um ihm die Auswirkungen auf seine Umgebung bewusster zu machen. Dabei ist es wichtig, den Patienten nicht zu beschämen.

Sobald es möglich ist, sollte der Stuhldialog um den Modus des verletzbaren Kindes ergänzt werden (Drei-Stuhl-Technik), um die Emotionen und Bedürfnisse des Patienten mit einzubeziehen. An dieser Stelle kann gegebenenfalls eine Imaginationsübung angeschlossen werden. Kommt es zu einem Kontakt mit der verletzbaren Seite, so passiert es häufig, dass sich der Überkompensationsmodus danach zunächst intensiv zurückmeldet. Es ist für die weitere Arbeit daher sinnvoll, die Stunden prinzipiell auf Tonband aufzunehmen, damit der Patient sie noch einmal in Ruhe anhören kann.

Behaviorale Strategie. Grundsätzlich soll ein Patient lernen, die Strategien des narzisstischen Selbstüberhöhungsmodus zu reduzieren und durch gesunde, erwachsene Verhaltensstrategien zu ersetzen. Es müssen vor allem soziale und emotionale Kompetenzen entwickelt werden. Dabei können beispielsweise Rollenspiele mit Videofeedback eingesetzt werden. Hilfreich ist die Entwicklung konkreter Übungs- und Handlungspläne, z. B. für das bewusste Achtgeben auf Wünsche anderer. Als Hausaufgaben dienen das Abhören von Tonbändern (von Stunden, in denen der Überkompensationsmodus erfolgreich reduziert wurde) sowie das Ausfüllen von Modus-Memos (s. Einführungskapitel). Individuell müssen alternative Selbstwertquellen und neue Verstärker erschlossen werden.

Grenze des Machbaren. Manchmal kommt es trotz aller Bemühungen nicht zu der gewünschten Reduktion des narzisstischen Selbstüberhöhungsmodus. Möglicherweise ist die schon beschriebene Verstärkerbilanz für den Patienten anhaltend positiv und er kann keine ausreichende Veränderungsmotivation aufbauen. Oftmals kommt es nach Reduktion der vordergründigen Symptomatik dann auch zu einem Therapieabbruch. Auch wenn sich das dysfunktionale Verhalten anhaltend in dieser Ausprägung in der Therapiesituation zeigen sollte und somit auch die Grenzen des Therapeuten immer wieder überschritten werden, kann keine Entwicklung stattfinden. Manchmal muss die Therapie dann unterbrochen werden. Dabei ist es wesentlich, dem Patienten die Gründe dafür ruhig und wertschätzend mitzuteilen, um eine Lernerfahrung zu ermöglichen.

9.3 Konkrete Lösungsvorschläge

Fallbeispiel 1. Die Therapeutin führt zunächst eine empathische Konfrontation mit Begrenzung durch, analysiert anschließend mit der Patientin die aktuelle Auslösesituation und erarbeitet mit ihr die Vor- und Nachteile der Bewältigung.

Empathische Konfrontation mit Begrenzung

(Therapeutin unterbricht die Patientin ruhig, aber bestimmt.) »Frau A., stopp. *(Patientin wirkt irritiert.)* Ich möchte Sie bitten, mir einmal zuzuhören. Ich möchte Ihnen gerne eine Rückmeldung darüber geben, wie ich die Situation gerade wahrgenommen habe. In dem Moment, als es um Ihr Gefühl ging, sind Sie aus der Übung ausgestiegen und haben die Vorgehensweise und mich in Frage gestellt. Ich kann sehr gut verstehen, dass es Ihnen wichtig ist, sich nicht zu verletzbar zu zeigen und die Kontrolle über die Situation zu behalten. Wenn ich an Ihre Kindheit und Jugend denke, so mussten Sie immer stark sein und durften sich keinerlei Schwäche anmerken lassen, nicht wahr? *(Patientin zögert.)* Zum Beispiel als Ihr Vater sagte, Sie müssen über den Dingen stehen, oder wenn Sie niemanden hatten, an den Sie sich wenden konnten, weil alles sich um die Schwester drehte. *(Patienten unterbricht die Therapeutin: »Schon, aber …!«) (Diese reagiert sofort:)* Bitte hören Sie mir einmal weiter zu, okay? Ich denke, dass dann ein Anteil in Ihnen aktiv wird, der Sie vor Verletzungen schützen soll, der »Überkompensierer«. *(Therapeutin zeigt auf das Modusmodell.)* Gerade hat das jedoch zur Folge gehabt, dass ich mich am liebsten von Ihnen zurückgezogen hätte. Und ich denke, dass es Ihnen auch mit anderen Menschen oft so geht, nicht wahr? *(Patientin nickt zögernd.)* Aber dann bekommen Sie keine Hilfe dabei, Ihr Problem zu verstehen und in besseren Kontakt zu anderen Menschen zu kommen, was ja auch zu Ihren Zielen gehört. Daher denke ich, dass gerade Ihr Schutzverhalten Sie heute behindert und Menschen auf Abstand zu Ihnen bringt. Verstehen Sie, was ich meine? *(Patientin bejaht dies, Therapeutin spricht weiter.)* Und auch wenn Sie es nicht böse meinen und dies ein alter, ursprünglich schützender Anteil ist, möchte ich, dass Sie in Zukunft versuchen, respektvoll und ruhig mit mir zu sprechen und umzugehen. Und ich möchte Sie auch bitten, Ihr Handy zukünftig schon im Wartezimmer auszuschalten. Können wir uns darauf einigen? *(Patientin stimmt zu.)*

Nachdem sich die Patientin durch diese Intervention wieder im Kontakt befindet, wird die Auslösesituation noch einmal analysiert. Frau A. kann erkennen, dass sie in der Übung ein »mulmiges Gefühl« bekam, was ihr sehr unangenehm war und sie nicht haben wollte. Die Therapeutin leitet daraufhin eine kognitive Arbeit zu den kurz- und langfristigen Vor- und Nachteilen des Verhaltens ein und entwickelt gemeinsam mit der Patientin eine Pro-und-Kontra-Tabelle für den narzisstischen Überkompensationsmodus am Flipchart (s. Tab. 9.1).

Tabelle 9.1 Vor- und Nachteile des narzisstischen Selbstüberhöhungsmodus von Sarah A.

Vorteile	Nachteile
Ich bin sehr erfolgreich. Ich fühle mich wichtig. Andere Personen respektieren mich. Ich gebe den Ton an. Ich bekomme, was ich will. Ich fühle mich stark. Ich muss mich nicht auf Kompromisse in Freundschaften/Partnerschaften einlassen. Ich bin nicht verletzlich. Ich brauche niemanden. Ich fühle mich »topfit«. Ich muss mich nicht weiter mit eventuellen unangenehmen Gefühlen auseinandersetzen.	Ich bin eine Außenseiterin. Ich habe Schwierigkeiten mit meinen Kollegen, das schafft ein negatives Arbeitsklima. Dies fällt meinem Chef negativ auf, was mich in meinem weiteren beruflichen Aufstieg behindert. Ich bleibe alleine, andere Menschen wenden sich von mir ab. Ich bekomme langfristig keine befriedigende Partnerschaft, fühle mich einsam. Ich kann keine Hilfe annehmen. Ich muss immer Höchstleistung bringen, das erschöpft mich auf Dauer; mein Burn-out hängt auch damit zusammen.

Fallbeispiel 2. Die Therapeutin unterbricht Herrn G. und kündigt einen kurzen, klärenden Stuhldialog an. Dabei spiegelt sie den Patienten und bespricht anschließend mit ihm, dass das gezeigte Verhalten für das Erreichen seiner Ziele nicht hilfreich ist.

T: Herr G., bitte warten Sie einen Moment *(stellt zwei Stühle auf)*. Ich möchte gerne eine kurze Demonstration machen, ist das okay?

P: Wenn es sein muss.

T: Diese beiden Stühle stehen für unsere beiden Perspektiven hier, die im Moment ja ziemlich verschieden sind, in Ordnung? *(Patient nickt.)* Ich möchte mich gerne mal auf diesen Stuhl setzen und den Teil von Ihnen demonstrieren, der mir gerade entgegengetreten ist. Und ich würde Sie bitten, meine Perspektive einzunehmen, indem Sie sich auf den anderen Stuhl setzen. Einverstanden?

P: *(Etwas genervt.)* Wenn Sie meinen, dass das was bringt.

T: *(Setzt sich auf den Stuhl des narzisstischen Selbstüberhöhungsmodus, ohne diesen zu benennen, da die Modi noch nicht geläufig sind; den Patienten bittet sie auf den Stuhl des gesunden Erwachsenen, der hier nur als Therapeutenperspektive benannt wird. Dann spiegelt sie den Patienten.)* »Ich habe wirklich keine Lust, über solche Themen mit Ihnen zu reden. Das ist doch irrelevant. Ich möchte, dass es mir besser geht, und dafür habe ich Sie engagiert, also machen Sie Ihre Arbeit!« *(Steht auf und stellt sich neben Herrn G.)* Was sagen Sie dazu als Therapeut? Wie geht es Ihnen damit, wenn Ihnen jemand so gegenübertritt?

P: Ja, aber das stimmt doch, was der gesagt hat.

T: Okay, und wie würden Sie ihm als Therapeut jetzt helfen?

P: Keine Ahnung. Vielleicht ihm sagen, dass er sich einen Lernplan machen soll und regelmäßig für das Studium etwas tun muss, auch wenn er keine Lust hat. So steht es in den Ratgebern ja auch drin.

T: Ja, das stimmt. Und würde ihm das helfen?

P: Nein, wahrscheinlich nicht. Wenn er könnte, hätte er es schon gemacht.

T: Genau das ist der Punkt. Der Teil dort drüben macht klare Ansagen, aber so einfach geht es nicht. Wenn wir Ihre Probleme wirklich verstehen wollen, muss ich als Therapeutin mehr über Ihre Biografie und Ihre Gefühle erfahren, denn Sie *(deutet auf den Patienten neben ihr)* haben mir den Auftrag gegeben, Ihnen zu helfen. Sie möchten Ihren Abschluss schaffen. Und es gibt ja auch Probleme mit Ihrer Freundin.

P: *(Zögert.)* Ja, schon.

T: Und genau deshalb interessiere ich mich dafür ... weil ich gerne mit Ihnen zusammen an Ihren Problemen arbeiten möchte. Das geht aber nur, wenn der Teil dort drüben sich nicht so in den Weg stellt und dies auch zulässt. Können Sie das nachvollziehen?

P: *(Verwundert.)* Naja, Sie meinen, dass es eben doch wichtig ist für mich, über meine Biografie und meine Gefühle zu sprechen, damit ich die Probleme in den Griff bekomme.

T: Ganz genau. Was müssen wir dem Teil denn sagen, was können Sie ihm von dieser Position aus sagen, damit es in Zukunft besser läuft und wir alle wichtigen Informationen bekommen?

P: Naja, dass der Teil sich vielleicht etwas zurücknehmen soll.

T: Ganz genau. Der soll uns einfach in Ruhe unsere Arbeit machen lassen. Erlauben Sie mir, dass ich Sie in Zukunft darauf hinweise, wenn der Teil wieder sehr stark auftritt?

P: Ja, okay. Ist vielleicht besser.

T: Ja, das denke ich auch. Vielen Dank, dass Sie so toll mitgemacht haben.

P: Ja, das war schon okay. Irgendwie hat es mir auch was klargemacht.

Zusammenfassung

In beiden Situationen ging es darum, die Patienten mit dem entwertenden Verhalten zu konfrontieren und dieses zu begrenzen, um weitere therapeutische Arbeit durchführen zu können und die Patienten zu motivieren. In der ersten Situation gelang dies über ein klares Stopp-Signal mit anschließender empathischer Konfrontation und Begrenzung sowie der Erstellung einer Pro-und-Kontra-Liste. In der zweiten Situation konnte das entwertende Verhalten durch eine kurze Stuhlarbeit mit Spiegeln unterbrochen werden.

Dos	Don'ts
▶ Bleiben Sie ruhig und stellen Sie Distanz zu evtl. ausgelösten Emotionen her (»Erst einmal durchatmen!«). ▶ Konfrontieren Sie den Patienten empathisch mit dem dysfunktionalen Verhalten. ▶ Bleiben Sie dabei verständnisvoll und wertschätzend. ▶ Erarbeiten Sie Vor- und Nachteile zur Steigerung der Veränderungsmotivation.	▶ Lassen Sie einen narzisstischen Überkompensationsmodus nicht »lange laufen«. ▶ Diskutieren Sie nicht inhaltlich, sondern gehen Sie auf die Metaebene. ▶ Reagieren Sie nicht aggressiv, aber blenden Sie das Verhalten auch nicht aus. ▶ Brechen Sie die Therapie nicht vorschnell ab, sondern versuchen Sie,

▶

Dos	Don'ts
▶ Führen Sie Stuhldialoge durch, nutzen Sie Audiodateien. ▶ Trainieren Sie emotionale und soziale Kompetenzen, nutzen Sie Videofeedback. ▶ Seien Sie auf eventuelle Abbrüche oder Teilerfolge vorbereitet. ▶ Achten Sie auf Ihre eigenen Grenzen.	die Hintergründe des Verhaltens zu verstehen. ▶ Akzeptieren Sie die Grenzen der Behandlung bei mangelnder Veränderungsmotivation.

10 Der Patient verhält sich aggressiv, betrügerisch oder kriminell

Fallbeispiel 1
Maximilian G., 46 Jahre, ist wegen Depressionen in Psychotherapie gekommen; die gravierendere Problematik ist allerdings sein Alkoholmissbrauch, wobei Herr G., wenn er alkoholisiert war, auch schon gewalttätig wurde. In der Therapie ist er allerdings nicht motiviert, an dieser Thematik zu arbeiten. Insgesamt ist er wenig beteiligt und sagt die Termine häufig ab, gelegentlich »vergisst« er sie auch. Herr G. ist im Kinderheim aufgewachsen und arbeitet auf Montage; die Psychotherapie hatte er auf Anraten der Betriebsärztin aufgesucht. Eines Tages bittet er seinen Therapeuten überraschend um einen Gefallen. Wegen einer Schlägerei unter Alkoholeinfluss in einer Kneipe habe er eine Anzeige vom Wirt erhalten. Der Therapeut möge ihm für die Gerichtsverhandlung bescheinigen, dass er an seinen Problemen arbeite. Damit könne er hoffentlich mildernde Umstände erreichen. Der Therapeut fühlt sich von diesem Ansinnen überrumpelt und unter Druck gesetzt.

Fallbeispiel 2
Ursula A., eine 31-jährige Patientin mit kombinierter Persönlichkeitsstörung mit Borderline- und narzisstischen Zügen, hat schon viele Behandlungen aus Ärger über den Therapeuten abgebrochen. Auch in der aktuellen Behandlung kommt es zu einer Eskalation, nachdem der Therapeut versucht hat, das dysfunktionale, häufig aggressive Interaktionsverhalten der Patientin zu besprechen. Sie erscheint nicht mehr zu Therapieterminen, schickt jedoch zunehmend wütende und drohende E-Mails und SMS-Nachrichten. In diesen wertet sie die Therapie ab, beschimpft den Therapeuten, bedroht ihn diffus und äußert Suizidabsichten. Auf konstruktive Angebote des Therapeuten reagiert sie nicht, ein persönliches Gespräch lehnt sie kategorisch ab. Der Therapeut fühlt sich zunächst verunsichert, dann zunehmend verärgert, aber auch bedroht. In der Biografie von Frau A. liegen verschiedene Belastungsfaktoren vor. Die Mutter der Patientin litt vermutlich ebenfalls an einer Borderline-Störung, ihr Vater ist ein von ihr als sehr streng und fordernd beschriebener Richter. Frau A. selbst hat nach dem Abitur sowohl ein Jura- als auch ein Psychologiestudium begonnen und aufgrund von multiplen Konflikten mit Prüfungsämtern und Dozenten abgebrochen.

Fallbeispiel 3
Mike P., 24 Jahre, kommt in Therapie, weil er »nichts auf die Reihe bekommt« und das ändern möchte. Die bisherigen Diagnosen lauten Depression, ADHS, Drogenmissbrauch und emotional instabile Persönlichkeitsakzentuierung. Aktu- ▶

ell erlebt er emotionale Instabilität und soziale Ängste als größte Probleme, die ihn u. a. daran hindern, längerfristig einer geregelten Tätigkeit nachzugehen. Er konsumiert unregelmäßig Alkohol und Kokain, auch um Ängste zu bewältigen. Um sein Leben und den Drogengebrauch zu finanzieren, dealt und klaut er gelegentlich. Dies berichtet er in der Therapie auf Nachfrage und gibt an, dass er es ebenfalls für problematisch halte. Er habe sich schon öfter vorgenommen, damit aufzuhören, aber dann »erwische es ihn doch immer wieder«. Die Therapeutin ist unsicher, inwieweit die kriminellen Verhaltensweisen in einem ambulanten psychotherapeutischen Setting behandelt werden können. Herr P. ist in einer instabilen familiären Situation aufgewachsen; sein Vater starb, als Mike 10 Jahre alt war, die Mutter »hat sich davon nicht mehr erholt«, er fühlte sich in dieser Zeit stark verantwortlich für das Befinden der Mutter. Mit »Ach und Krach« hat er den Realschulabschluss geschafft, aber keine weitere Ausbildung durchhalten können.

Situationen, in denen sich Patienten unehrlich oder bedrohlich verhalten, sind zum Glück nicht die Regel in der Versorgung. Dennoch können sie immer wieder auftreten. Dabei ist diese Art der Eskalation häufig zu Beginn der Behandlung noch nicht zu erwarten, u. a. weil solche Probleme nicht unbedingt offen berichtet werden. Die folgenden Überlegungen gelten für die *freiwillige ambulante Psychotherapie*. In der Forensik, in der solche Probleme in vielen Fällen auftreten, gelten aufgrund des Settings mit seinen Kontrollmöglichkeiten selbstverständlich andere Maßstäbe.

Insbesondere wenn sich Patienten gegenüber dem Therapeuten unehrlich verhalten, gelten die üblichen »Spielregeln« der therapeutischen Interaktion und Beziehung nur noch eingeschränkt. Therapeuten können solche Muster nicht so bedingungslos unterstützen wie andere Unterstützungswünsche ihrer Patienten, da sie dabei selbst Gefahr laufen, instrumentalisiert zu werden. Unter Umständen müssen Maßnahmen vom Therapeuten klar abgelehnt werden, damit dieser sich selbst schützen und im Bereich legalen Handelns bleiben kann.

Bevor Behandlungsentscheidungen getroffen werden, muss geprüft werden, ob der Patient motiviert ist, an den aggressiven, kriminellen oder unehrlichen Mustern zu arbeiten. Nur in solchen Fällen kann eine Behandlung dafür noch angeboten werden. Auch diese muss jedoch in engen vertraglichen Grenzen geregelt werden.

10.1 Welcher Modus ist in diesen Situationen zentral?

In den meisten Fällen lassen sich kriminelle, unehrliche oder gezielte aggressive Verhaltensweisen mit Überkompensationsmodi in Verbindung bringen. Dabei spielen die typischen forensischen Modi (Bernstein et al., 2007; s. Kasten) oder auch narzisstische Selbstüberhöhung eine zentrale Rolle.

Forensische Modi

- **Gerissene Täuschung oder Betrugs-Modus (Cunning Mode).** Das Gegenüber wird getäuscht oder betrogen, um in einem guten Licht zu erscheinen und eigene Interessen durchzusetzen (Fallbeispiel 1).
- **Einschüchterer oder Schikane und Angriff (Bully and Attack).** Aggression wird gezielt eingesetzt, um das Gegenüber, das in der Regel als Gegner wahrgenommen wird, einzuschüchtern, zu kontrollieren oder zu schädigen, um die eigenen Interessen durchzusetzen (Fallbeispiel 2).
- **Raubtier-/Killer-Modus oder Beute-Modus (Predator Mode).** Massive Gewalt wird kaltblütig eingesetzt, um Gegner aus dem Weg zu räumen (bis hin zu Tötungsdelikten).

Wenn Patienten zu solchen Mustern neigen, können diese sowohl in der Therapiebeziehung als auch in anderen Situationen auftreten. Sobald sie überdauernd in der Therapie eingesetzt werden, d. h. dass der Therapeut betrogen oder bedroht wird, steht der Schutz des Therapeuten im Vordergrund. Wenn die Therapiebeziehung relativ unbeeinflusst von diesen Modi zu sein scheint (Fallbeispiel 3), kann auch therapeutisch daran gearbeitet werden.

Fallbeispiele

Fallbeispiel 1. Maximilian G. versucht seinen Therapeuten zu instrumentalisieren, um ein wichtiges Ziel (Straffreiheit bzw. mildernde Umstände) zu erreichen. Davon abgesehen ist er nicht motiviert zur Bearbeitung der Muster, die zu den Problemen geführt haben. In der Regel absolviert er die Therapie in einem vermeidenden Bewältigungsmodus (nicht kommen, nicht über relevante Themen sprechen), auch der Alkoholkonsum dient größtenteils der Vermeidung von für ihn schwierigen Gefühlen. Im Rahmen der aktuellen Situation zeigt er einen betrügerischen Modus: Er möchte etwas bescheinigt bekommen, das nicht der Realität entspricht, um damit Vorteile zu erwirken. Darüber hinaus hat Herr G. aufgrund seiner schwierigen Biografie auch einen strafenden Elternmodus und einen sehr einsamen Kindmodus, die jedoch beide in der therapeutischen Situation aufgrund der Vermeidung nicht spürbar werden.

Varianten dieses Musters begegnet man beispielsweise bei Patienten, die in erster Linie Gutachten für eine vorgezogene krankheitsbedingte Berentung anstreben, oder bei Patienten, die nach dem Verlust der Wohnung (z. B. herausgeworfen vom Partner) Suizidalität vorspiegeln, um eine stationäre Behandlung als Wohnungsersatz zu erhalten. Manche Patienten versuchen in diesem Modus auch Gutachten für bestimmte Behandlungen zu erlangen, für die eigentlich keine Indikation besteht (etwa Magenband-OP wegen Übergewicht bei Patienten mit Bulimie und Substanzgebrauch). Im Extremfall erzählen solche Patienten unglaubliche Geschichten oder simulieren schwere Symptome, um diese Ziele zu erreichen.

Fallbeispiel 2. Ursula A. zeigt einen Bully-and-Attack-Modus gegenüber dem Therapeuten. Vermutlich fühlt sie sich damit dem Therapeuten gegenüber überlegen oder sogar machtvoll. Wie bei Ursula geht diesem Muster häufig eine narzisstische Kränkung voraus. Eine solche Kränkung kann z. B. der Versuch einer realistischen Therapieplanung innerhalb der Grenzen der Patientin darstellen, da sie dann ihren massiven Problemen ins Auge sehen muss, oder die Konfrontation mit einem unangenehmen Interaktionsmuster der Patientin. Frau A. hat einen strafend-fordernden Elternmodus, der durch die emotional instabile Mutter und den übermäßig strengen Vater entstanden ist. Die Versuche des Jura- und Psychologiestudiums waren Teil einer narzisstischen Bewältigungsstrategie, die allerdings gescheitert und dann in den nun im Vordergrund stehenden Bully-and-Attack-Modus übergegangen ist.

Fallbeispiel 3. Bei Mike P. liegt dem kriminellen Verhalten (Dealen, Klauen) vermutlich eher ein impulsiver Kindmodus (s. Abb. 10.1) zugrunde, da er damit Dinge erzielen möchte, die ihm situativ wichtig sind. Gegenüber der Therapeutin berichtet er relativ offen von diesen Mustern und ordnet sie auch als Problem ein. Dies ist als prognostisch tendenziell günstiger zu werten, weil Mike von vornherein eine gewisse Fähigkeit zur Distanzierung von diesen Mustern in der Therapie zeigt. Abgesehen vom impulsiven Kindmodus zeigt Herr P. auch einen schuldinduzierenden Elternmodus (Parentifizierung durch die belastete Mutter nach Tod des Vaters) und einen schuldigen, einsamen Kindmodus. Das Vermeiden von Anstrengungen und der Substanzgebrauch sind primär einem distanzierten Beschützermodus zuzuordnen.

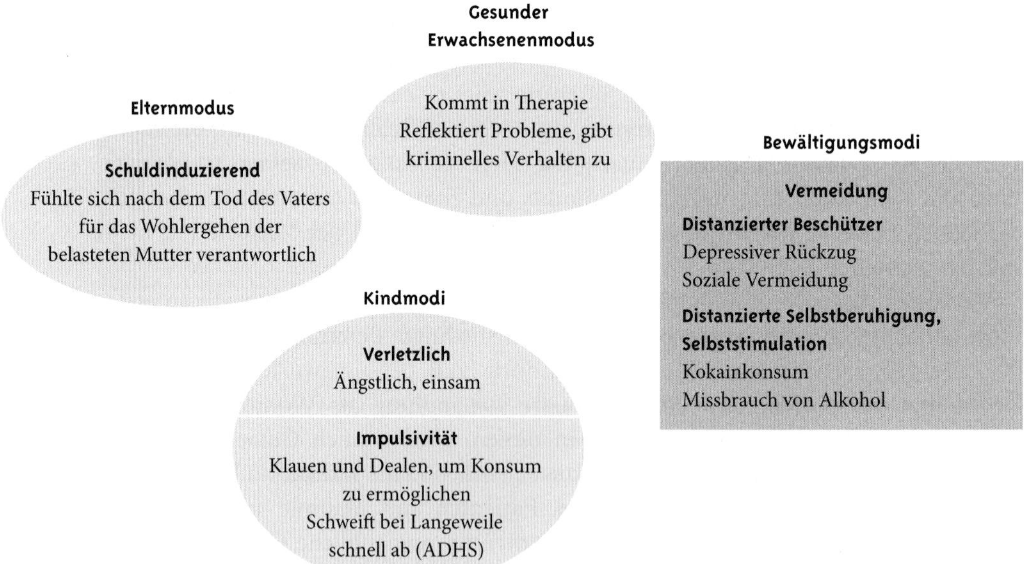

Abbildung 10.1 Modusmodell von Mike P.

Wie lässt sich der richtige Modus zuordnen?
Anders als in vielen anderen Situationen kann hier bei der Feststellung der im Vordergrund stehenden Modi unter Umständen nicht in erster Linie auf die Selbstauskunft des Patienten zurückgegriffen werden. Wichtig ist zusätzlich, dass sich die Therapeutin eventuell bedroht oder betrogen fühlt und/oder dass das Verhalten dem Zweck dient, das Gegenüber einzuschüchtern oder zu instrumentalisieren.

Sehr häufig sind bei kriminellen Verhaltensweisen Überkompensationsmodi zentral. Wenn Delikte wie Diebstähle oder Schlägereien unter Alkoholeinfluss vorliegen, kann aber auch ein impulsiver Kindmodus beteiligt sein (s. Kap. 18). Davon ist meist dann auszugehen, wenn Verhalten eher situativ ausgelöst wird, weil entweder die Hemmschwelle für impulsives Verhalten gesenkt wurde (z. B. durch Alkohol), oder ein akutes Bedürfnis getriggert wurde (z. B. etwas Schönes zu besitzen, das bei jemand anderem gesehen wird).

10.2 Ziele und Strategien im Umgang mit der Situation

Im nächsten Schritt wird der Patient mit dem entsprechenden Verhalten und seinen Konsequenzen klar konfrontiert. Der Therapeut sollte von vornherein deutlich machen, dass er sich nicht vom Patienten in diesem Modus instrumentalisieren oder einschüchtern lassen wird. In diesem Zusammenhang wird auch abgeklärt, ob der Patient eine Motivation hat, den Modus selbst als Problemverhalten zu sehen, das er ändern möchte. Nur in diesem Fall wird eine weitere Behandlung (unter strengen und klaren Bedingungen) angeboten. Wenn ein Patient hingegen keine Änderungsmotivation erkennen lässt, wird das Verhalten klar begrenzt und gegebenenfalls die Behandlung beendet.

Die Notwendigkeit zum Setzen von Grenzen besteht auch, wenn der Therapeut in der Vergangenheit einen betrügerischen Modus nicht als solchen erkannt hat, und z. B. entsprechende Gutachten für den Patienten bereits verfasst hat! Möglicherweise reagiert ein Patient empört auf die Grenzsetzung, wenn er mit einem ähnlichen Anliegen wiederkommt (»Das letzte Mal haben Sie mir das Gutachten doch auch geschrieben!«). Dann ist es Aufgabe des Therapeuten, seine mittlerweile veränderte Sicht der Dinge zu erklären (»Damals war mir leider noch nicht klar, dass Sie Therapie als Legitimation machen.«). Insgesamt müssen Grenzen in manchen Fällen auf eine für Therapeuten ungewöhnlich nachdrückliche Art gesetzt werden.

Die hier beschriebenen Situationen können sehr belastend sein (s. dazu auch Kasten »Anteile des Therapeuten«) und sollten nach Möglichkeit nicht von einer Person allein getragen werden. Wenn Sie in einem Team arbeiten, beziehen Sie unbedingt Ihren Vorgesetzten oder Supervisor ein! Dokumentieren Sie alle Kontakte mit dem Patienten gut, und holen Sie bei für Sie unklaren Fragen (z. B. ob eine Verpflichtung zum

Erstellen eines bestimmten Gutachtens besteht) rechtliche Beratung ein, z. B. von der Psychotherapeutenkammer.

Kognitive Strategie. Auf der kognitiven Ebene wird das problematische Verhalten benannt und ggfs. mit einem oder mehreren Modi in Verbindung gebracht. Wenn der Therapeut eine Grenze setzt, kann es notwendig sein zu erläutern, welche Aufgaben Therapeuten haben und welche nicht. Auch der Grund für das Setzen einer Grenze sollte erläutert werden. Wenn der Patient eine Motivation zur Arbeit an dieser Thematik zeigt, können Vor- und Nachteile der beteiligten Modi besprochen werden.

Therapiebeziehung. Auf der Ebene der Therapiebeziehung ist das Setzen klarer Grenzen und das Ablehnen betrügerischer Anfragen die wichtigste Maßnahme. Dies kann in einer für Therapeuten ungewöhnlich strengen Art geschehen, z. B. mit einer Mitteilung an den Patienten, dass man seine E-Mails ungelesen löschen und auch nicht mehr beantworten wird. An dieser Stelle sollte der Therapeut sehr klar und keinesfalls zögerlich oder unsicher auftreten. Wenn der Patient dazu bereit ist, an dem entsprechenden Problem zu arbeiten, sollte mit empathischer Konfrontation auch ein Bezug der Problematik zur Biografie des Patienten hergestellt werden.

Anteile des Therapeuten

Viele Therapeuten fühlen sich durch solche Modi des Patienten verängstigt oder verunsichert und reagieren dann mit eigenen Bewältigungsstrategien (s. Kap. 24). Häufig ist dabei zunächst eine unterwerfende Reaktion zu erkennen (z. B. gewünschte Gutachten werden – manchmal sogar wider besseres Wissen – ausgestellt), die gefolgt wird von einer vermeidenden Reaktion.

Das Setzen von Grenzen und Nicht-Eingehen auf Wünsche des Patienten ist für viele Therapeuten sehr ungewohnt. Zudem sind es Therapeuten, insbesondere Kollegen mit langer Berufserfahrung, nicht unbedingt gewohnt, ihre Hilflosigkeit aktiv im Team oder gegenüber Kollegen oder Supervisoren anzusprechen. Dies kann insbesondere auch dann als peinlich erlebt werden, wenn der Therapeut in der Vergangenheit bereits auf den betrügerischen Modus des Patienten »hereingefallen« ist und z. B. eine Bescheinigung ausgestellt hat, die mittlerweile fragwürdig erscheint.

In solchen Situationen ist es dennoch absolut notwendig, sich Unterstützung einzuholen vom Team, Vorgesetzten, Supervisor, Intervisionsgruppe oder externer Beratung. Gerade wenn schon Fehler passiert sind, sollten weitere unbedingt verhindert werden. Fehler sind menschlich und auf jeden Fall verzeihbar; problematisch wäre es jedoch, sich keine Unterstützung zu holen, wenn einem das Ausmaß des Problems und die Notwendigkeit der Korrektur von Fehlern bewusst geworden sind!

Emotionsorientierte Strategie. Emotionsorientierte Techniken spielen in solchen Situationen nur eine untergeordnete Rolle. Wenn eine Patientin Änderungsmotivation erkennen lässt, können Stuhldialoge zwischen dem problematischen Modus und dem gesunden Erwachsenen sinnvoll sein (vgl. z. B. Abschn. 5.3 u. 9.3).

Behaviorale Strategie. Auf der Verhaltensebene ist es wichtig, das problematische Verhalten nicht dadurch zu verstärken, dass der Therapeut so reagiert, wie der Patient es in diesem Modus wünscht. Im Falle einer Veränderungsmotivation stehen behaviorale Techniken zur Kontrolle des problematischen Verhaltens im Vordergrund, z. B. Stimuluskontrolle, Therapieverträge, Einbezug von Suchtberatungsstellen und Strategien aus der Abstinenzbehandlung, Rollenspiele, konkrete Veränderungspläne etc. Auf problematisches bzw. erwünschtes Verhalten müssen klare und vorhersehbare Kontingenzen durch den Therapeuten folgen!

System einbeziehen und Grenzen der Therapiemotivation akzeptieren. In diesen Situationen sind originär psychotherapeutische Techniken (z. B. Validieren und Exploration der hinter dem Verhalten stehenden Emotion) oft wenig zielführend. Es geht darum, sich rechtzeitig Beratung einzuholen und gegebenenfalls selbst zu schützen. Weiterhin können Sie als Therapeut in der Regel nicht verhindern, dass der Patient an anderer Stelle im System sein manipulatives Verhalten einsetzt, nachdem Sie ihm selbst Grenzen gesetzt und die Behandlung dadurch beendet haben.

10.3 Konkrete Lösungsvorschläge

Fallbeispiel 1. Der Therapeut von Maximilian G. ist überrascht von dem aktuellen Geschehen. Er bittet sich eine kurze Bedenkzeit von 1–2 Minuten aus, während der ihm klar wird, dass Herr G. im Begriff ist, ihn zu instrumentalisieren. Der Patient möchte durch seine Bescheinigung vor Gericht in gutem Licht erscheinen; dies ist aber nicht angemessen in Anbetracht seiner fraglichen Motivation und unzuverlässigen Mitarbeit in der Therapie. Deshalb entscheidet der Therapeut sich, das Anliegen des Patienten abzulehnen.

T: Herr G., habe ich Sie richtig verstanden, dass Sie von mir eine Art Bescheinigung wollen, in der ich bestätige, dass Sie aktiv an Ihren Problemen arbeiten?

P: Ja, genau!

T: Ich denke nicht, dass es angemessen wäre, wenn ich Ihnen eine solche Bescheinigung ausstellen würde. Denn ehrlich gesagt erlebe ich nicht, dass Sie sich sehr aktiv um Ihre Probleme kümmern. Sie wiegeln immer ab, wenn es um die Bereiche Alkohol und Gewalt geht, obwohl ich schon wiederholt gesagt habe, dass ich das für wichtig halte. Und die Anzeige kam ja genau aus diesem Grund!

P: Aber ich komme doch immerhin in Therapie!

T: Naja, ehrlicherweise muss man sagen, dass Sie häufiger auch nicht kommen. Aber das ist gar nicht so entscheidend. Entscheidend ist die Frage, ob Sie motiviert und ernsthaft versuchen, die Themen in den Griff zu bekommen, um die es gerade geht – und das kann ich nicht erkennen. Wie sehen Sie das denn?

P: Ja, wenn Sie mir da nicht helfen wollen, dann kann ich wohl nichts machen!

T: Ich würde Ihnen gerne dabei helfen, Ihre Probleme tatsächlich zu bearbeiten. Aber diese Bescheinigung werde ich Ihnen, wie gesagt, nicht ausstellen.

P: Na, dann habe ich auch keine Vertrauensbasis mehr hier!

T: Das tut mir leid, wenn Sie das so sehen. Sie können gerne auch noch einmal drüber nachdenken. Wie gesagt, mein Angebot, mit Ihnen an Ihren Problemen zu arbeiten, das steht!

Fallbeispiel 2. Der Therapeut von Ursula A. versucht zunächst, sie telefonisch zu erreichen; nachdem sie nicht abhebt, lädt er sie per E-Mail zu einem persönlichen Gespräch ein, um die Vorwürfe direkt zu besprechen. Dieses lehnt Frau A. – ebenfalls per E-Mail – ab, und setzt ansonsten ihre drohenden SMS und E-Mails fort, wobei sie auch Suizidabsichten äußert, »weil das so eine schreckliche Therapie war«. Der Therapeut entscheidet daraufhin nach Beratung mit seiner Supervisorin, an Frau A. die folgende E-Mail zu schreiben: »Sehr geehrte Frau A., hiermit melde ich mich zum letzten Mal per E-Mail bei Ihnen. Es tut mir leid, dass wir die Behandlung nicht in einem persönlichen Gespräch abschließen können. Eine weitere Kommunikation per E-Mail und SMS erscheint mir nicht hilfreich, daher werde ich diese nicht fortsetzen. Ich werde Ihre E-Mails und SMS ab sofort nicht mehr lesen und ungelesen löschen. Sofern Sie darin Suizidabsichten äußern, werde ich daher keine Notfallversorgung einleiten können. Hiermit stelle ich Ihnen noch einmal sicherheitshalber die Kontaktdaten für Notfälle bereit: ... Bitte wenden Sie sich an diese Stellen, wenn Sie Unterstützung benötigen. Mit freundlichem Gruß ...«. Nach dieser E-Mail erhält der Therapeut im Verlauf der nächsten Tage noch mehrere SMS und E-Mails von Frau A., die er tatsächlich nicht öffnet, sondern ungelesen löscht. Nach einigen Tagen kommen keine Nachrichten mehr von ihr an.

Fallbeispiel 3. Die Therapeutin von Mike P. ordnet die Problemverhaltensweisen Alkohol- und Kokainkonsum, Dealen und Klauen mit ihm im Modusmodell ein. Der Konsum wird Bewältigungsmodi zugeordnet (Alkohol als Vermeidung, Kokain als Selbststimulation), die beim Erleben von Angst (verletzlicher Kindmodus) auftreten. Dealen und Klauen ist Teil des impulsiven Kindmodus, um den Konsum zu ermöglichen. Es wird besprochen, dass bei Herrn P. eine abstinenzorientierte Behandlung notwendig ist, da sonst der Teufelskreis aus Konsum- und Beschaffungsproblemen erhalten bleibt. Mike P. sieht das grundsätzlich ein, ist aber insgesamt sehr ambivalent. Die Therapeutin schlägt ihm deshalb zunächst eine Motivationsbehandlung in einer Drogenberatungsstelle vor. Wenn er sich für die Abstinenz entscheidet und mit Hilfe der Drogenberatung in diesem Bereich Fortschritte gemacht hat, kann er sich zur weiteren Therapie wieder bei ihr melden.

Zusammenfassung

In den beiden ersten Fallbeispielen zeigt sich deutlich, dass die Patienten nicht dazu bereit sind, das Problemverhalten zu ändern. Daher werden klare Grenzen gesetzt, die jeweils dem Interaktionsmuster der Patienten angepasst sind. Bei Fall 2 wird die Grenze klarer und auch prägnanter gezogen als bei Fall 1. Bei Fall 3 ist eine gewisse Veränderungsmotivation zu beobachten, allerdings erscheint eine Behandlung ausschließlich im ambulanten psychotherapeutischen Setting wenig erfolgversprechend. Daher wird eine angemessene Kombinationsbehandlung vorgeschlagen.

Dos	Don’ts
▶ Konfrontieren Sie und setzen Sie klare Grenzen. ▶ Schützen Sie sich vor Übergriffen. ▶ Schaffen Sie gegebenenfalls Sicherheitssysteme (z. B. Videoaufnahme; Teamkollegen bitten, im Nebenraum zu arbeiten etc.). ▶ Nehmen Sie Unterstützung von Team, Vorgesetzten, Supervisor o. Ä. in Anspruch. ▶ Wenn Sie bereits Fehler gemacht haben, gestehen Sie sie ein und korrigieren Sie den Kurs. ▶ Behandeln Sie den Patienten nur weiter, wenn er zur Änderung des Problemverhaltens motiviert ist. ▶ Achten Sie auch auf eine eventuell vorliegende Fremdgefährdung. Sorgen Sie zunächst für Ihre eigene Sicherheit und leiten Sie dann entsprechende Maßnahmen ein (s. dazu Noyon & Heidenreich, 2013). ▶ Sorgen Sie vor, indem Sie einen Verhaltensplan für sich selbst vorbereitet haben (mit Kontakten zu entsprechenden Beratungsstellen etc.).	▶ Lassen Sie sich nicht einschüchtern oder instrumentalisieren. ▶ Tun Sie nichts, von dessen Richtigkeit Sie nicht überzeugt sind. ▶ Führen Sie die Behandlung nicht weiter, wenn der Patient nicht motiviert ist, das Problemverhalten zu verändern. ▶ Verleugnen Sie das Problem nicht. ▶ Werden Sie nicht bewertend, sondern reagieren Sie klar und sachlich.

11 Der Patient zeigt kontrollierendes Verhalten, z. B. in Form von Logorrhoe

Fallbeispiel 1
Simone M., 41 Jahre, kommt in Therapie, da sie sich dauerhaft erschöpft und niedergeschlagen fühlt, intensiv grübelt und unter Schlafstörungen sowie Rücken- und Kopfschmerzen leidet. Sie berichtet, dass ihr Hausarzt ihr eigentlich eine psychosomatische Kur verschreiben wollte, was aber für sie aus beruflichen Gründen nicht in Frage käme (Frau M. arbeitet als Sekretärin in einem Verlagshaus). Das müsse sie aushalten. Wenn die Kollegen ihre Arbeit übernähmen, dann würden diese alles falsch machen. Sie möchte jedoch, dass die Dinge korrekt erledigt werden, sonst hätte sie nur noch mehr Stress. Frau M. wuchs in einem Pfarrhaushalt mit fünf Geschwistern auf. Dort habe »Zucht und Ordnung« geherrscht. Sie berichtet, ihr Vater sei sehr klug und respekteinflößend. Seine Regeln habe er notfalls auch mit Hilfe von Prügeln durchgesetzt. Die ganze Familie lebe heute noch danach. In ihrer Ehe habe dagegen sie das Kommando. In der Therapie fängt sie sehr schnell an, Abläufe und Gesprächsinhalte in Frage zu stellen, wie z. B. die Diagnostik oder die Struktur des Modusmodells. Sie hat den Eindruck, dies alles werde ihr nicht wirklich gerecht, würde den Punkt nicht genau treffen. In der Folge unterbricht sie den Therapeuten regelmäßig und korrigiert ihn. Sie bricht Übungen ab und macht oft die Therapieaufgaben nicht. Stattdessen diskutiert sie in den Stunden immer wieder über deren Sinnhaftigkeit. Der Therapeut fühlt sich von der Patientin zunehmend genervt, da er den Eindruck hat, diese würde ihn blockieren und »ausbremsen«. Seine Versuche, die Wünsche der Patientin zu erfüllen, z. B. indem er das Modusmodell wiederholt und am Flip-Chart genauer zu erklären versucht, scheitern und führen sogar zu einer Steigerung des Unterbrechens und Hinterfragens.

Fallbeispiel 2
Frederike G., 34 Jahre alt, kommt nach der stationären Therapie in ambulante Weiterbehandlung. In der Klinik wurde sie zunächst wegen einer Depression behandelt, die sich gut zurückgebildet hat. Im Arztbrief werden zudem die Diagnosen einer atypischen Anorexia nervosa (es werden Unzulänglichkeitsgefühle bzgl. des eigenen Körpers beschrieben) sowie einer zwanghaften Persönlichkeitsakzentuierung genannt, jedoch kaum Angaben zum biografischen Hintergrund gemacht. Schon während der Anamnese fällt es der Therapeutin schwer, den »roten Faden« im Auge zu behalten. Frau G. spricht fast ununterbrochen, die Therapeutin kommt dagegen kaum zu Wort. Zunächst geht die Therapeutin davon aus, dass Frau G. sich entlasten möchte. Schließlich bemerkt sie jedoch, dass dem Redebedürfnis keine Betroffenheit zugrunde zu liegen scheint. Frau G. berichtet eher ►

oberflächlich von alltäglichen Dingen. Sobald eine Redepause vorliegt, geht die Therapeutin energischer im Interview vor, versucht die Patientin notfalls zu unterbrechen und relevante Aspekte zu klären. Dies gelingt jedoch nur kurzfristig. Sobald es um Gefühle, Bedürfnisse oder biografische Aspekte geht, verfällt Frau G. erneut in ihren Redeschwall. Die Therapeutin fühlt sich dabei zunehmend machtlos.

Hier kontrollieren Patienten die Therapiesituation, indem das Gespräch durch genauestes Nachfragen oder Korrigieren permanent unterbrochen wird (Fallbeispiel 1). In Fallbeispiel 2 kontrolliert die Patientin die Therapiesituation, indem sie selbst fortwährend redet und so ein Gespräch über ihre Gefühle, Bedürfnisse oder Biografie verhindert. Auf diese Weise kommt kein flüssiges Therapiegespräch zustande, notwendige Informationen können nicht in Erfahrung gebracht bzw. vermittelt werden und der therapeutische Beziehungsaufbau wird grundlegend behindert. In der Folge entsteht kein funktionierendes therapeutisches Arbeitsbündnis, es können keine therapeutischen Ziele vereinbart und verfolgt werden. In den beschriebenen Situationen zeigt sich primär ein perfektionistisch kontrollierender Überkompensationsmodus.

11.1 Welcher Modus ist in diesen Situationen zentral?

Der in beiden Fällen relevante Modus der übermäßigen (perfektionistischen) Kontrolle ist dadurch gekennzeichnet, dass eine Person versucht, die Situation bzw. den Gesprächsinhalt und Gesprächsverlauf mit Hilfe von z. B. Strategien der erhöhten Aufmerksamkeit sowie der extremen Kontrolle zu bestimmen. Ein Patient versucht sich auf diese Weise vor wahrgenommener Bedrohung zu schützen. So kann die Beschäftigung mit schmerzhaften Themen abgewehrt werden, die durch Fragen nach Gefühlen oder Bedürfnissen oder auch durch die Diagnostik und die Erstellung des Modusmodells aktiviert werden könnten.

Die im zweiten Fallbeispiel dargestellte Logorrhoe kann im Kontext verschiedener Modusaktivierungen auftreten (s. Kasten »Wie lässt sich der richtige Modus zuordnen?«). Als normale Reaktion kann der oftmals zu Beginn einer Therapie zu beobachtende Wunsch eines Patienten betrachtet werden, sich im therapeutischen Gespräch zunächst zu entlasten (s. a. Noyon & Heidenreich, 2013). Dabei wird über persönliche Themen und Gefühle gesprochen, der Leidensdruck ist deutlich spürbar und die Therapeutin erhält gleichzeitig relevante Informationen über den Patienten. In der Regel wird diese Art des Redeflusses innerhalb der ersten Sitzungen von sich aus enden. Zudem ist es durchaus möglich, die Dauerrede des Patienten durch rücksichtsvolle verbale und nonverbale Strategien zu unterbrechen.

Zu beachten ist, dass exzessives Reden oder unwillkürliches, permanentes Unterbrechen auch im Rahmen einer manischen Erkrankung auftreten kann. Hier lassen sich jedoch keine konkreten Trigger beobachten, die das Verhalten auslösen, wie z. B. das Sprechen über schwierige Lebensthemen bei der Erstellung des Modusmodells bei

Simone M. (Fallbeispiel 1). Zudem ist die Manie begleitet vom typischen übermäßig positiven oder gereizten Affekt.

Eine weitere häufige Facette der perfektionistischen Kontrolle ist das übermäßige Kümmern um andere. Dabei verstehen sich manche Patienten als »Retter« oder inszenieren sich als »Märtyrer«, um negative Gefühle wie z. B. Ohnmacht oder Wertlosigkeit zu ersetzen. Obwohl dieses Verhalten häufig durch Anerkennung und Wertschätzung positiv verstärkt wird, dient es letztlich doch primär der Kontrolle einer Situation. Gelegentlich wird das Verhalten durch das Umfeld daher auch abgelehnt, da man sich bevormundet fühlt. Diese Variante wird in Fallbeispiel 2 in Kapitel 7 ausführlich dargestellt.

Wie bei allen Bewältigungsmodi ist es wesentlich, das Verhalten in seiner biografischen Entstehung und Funktionalität zu betrachten. An dieser Stelle beginnt es jedoch oftmals schon problematisch zu werden, da dieser Stil die Anamneseerhebung behindern bzw. nahezu unmöglich machen kann, wie bei Frederike G. (Fallbeispiel 2) sichtbar wird. Es ist demnach zentral, dieses Verhalten frühzeitig zu unterbrechen, um die weitere therapeutische Arbeit sinnvoll zu gestalten und die realen Bedürfnisse des Patienten erfüllen zu können. Hierin besteht große Ähnlichkeit zum Vorgehen bei dauerndem Jammern oder Schimpfen, das in Kapitel 4 genauer behandelt wird.

Fallbeispiele

In beiden Situationen zeigt sich der Modus der übermäßigen (perfektionistischen) Kontrolle, der die Therapie zu unterschiedlichen Zeitunkten massiv und anhaltend behindert.

Fallbeispiel 1. Simone M.s Niedergeschlagenheit und Stressempfinden kann einem verletzbaren Kindmodus zugeordnet werden (s. Abb. 11.1). Sie hat sich in Therapie begeben, um ihre Symptome in den Griff zu bekommen (gesunder Erwachsenenmodus). Sie wuchs in einer emotional vernachlässigenden Umgebung auf, in der starre Regeln (»Zucht und Ordnung«) herrschten und auf Widerstand mit Bestrafung reagiert wurde (fordernder und strafender Elternmodus). Gegenüber dem Vater entwickelte sie analog zur Familie, die als Modell diente, zunächst eine unterwerfende Strategie (Erduldungsmodus). Schmerzen und depressive Symptome (Erschöpfung etc.) werden einem distanzierten, die Ablehnung einer stationären Behandlung einem vermeidenden Beschützermodus zugeschrieben. Zudem entwickelte sie einen perfektionistisch kontrollierenden Überkompensationsmodus, der sich aktuell durch Kontrollstrategien im Beruf und in der Ehe sowie durch erhöhte Aufmerksamkeit und massive Behinderungen (Unterbrechungen, Nachfragen, Hinterfragen, Alles-ganz-genau-Nehmen) der Therapiesituation zeigt. Möglicherweise bot der Vater auch ein Modell für die Entwicklung dieses Modus. In Folge des fehlenden emotionalen Zugangs sowie der andauernden Unterbrechungen kommt es zu Störungen in der therapeutischen Arbeitsbeziehung. Weder kann der Therapeut psychoedukativ wirken (Erklärung des Modusmodells etc.) noch können gemeinsame Ziele für die Behandlung abgeleitet werden. Langfristig kann so keine Verbesserung für die Patientin erreicht werden.

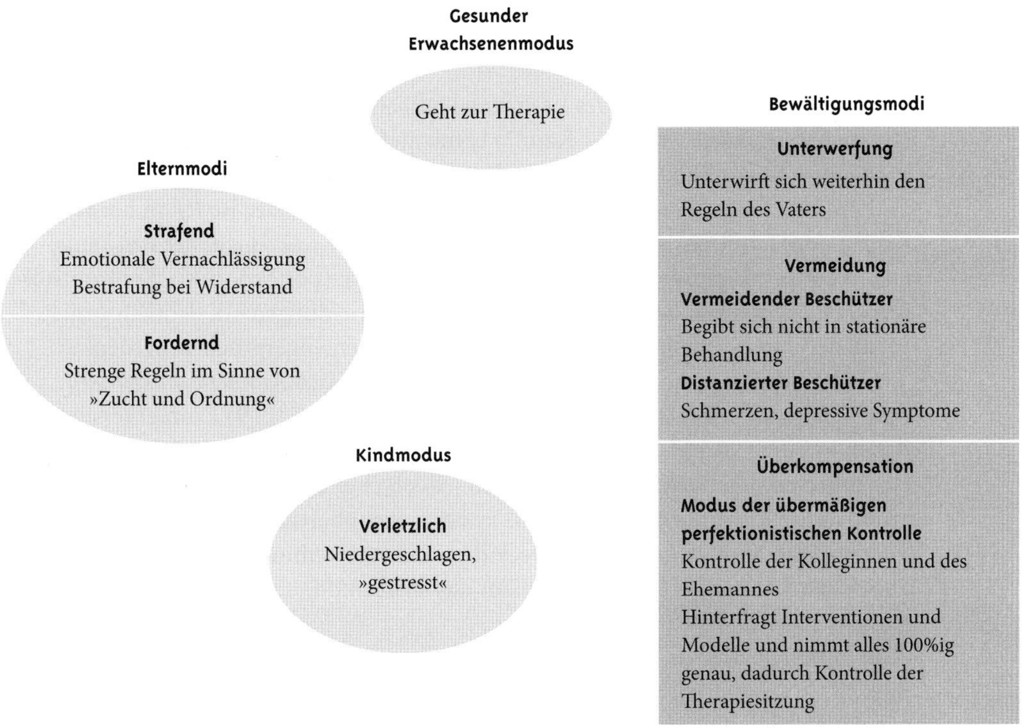

Abbildung 11.1 Modusmodell von Simone M.

Fallbeispiel 2. Frederike G. begibt sich im Anschluss an die stationäre Therapie in ambulante Weiterbehandlung, was als gesunder Erwachsenenmodus konzeptualisiert werden kann. Über ihren biografischen Hintergrund liegen bislang keine Informationen vor. Ein verletzbarer Kindmodus wird durch die beschriebenen Unzulänglichkeitsgefühle in Bezug auf das Körperbild sichtbar. Die diagnostizierte Symptomatik (zwanghafter Stil, Hungern) deutet auf einen übermäßigen (perfektionistischen) Kontrollmodus hin; ebenso wie ihre Strategie, emotionale Inhalte durch gezieltes »Dauerreden« von sich fern zu halten und so zu kontrollieren. Es ist für die Therapeutin dadurch nicht möglich, von der Patientin die therapierelevanten Informationen zum biografischen Hintergrund und zur Funktionalität der Symptomatik zu erhalten.

Wie lässt sich der richtige Modus zuordnen?
Übermäßiges Kümmern um andere kann auch in einem *Unterwerfungsmodus* (s. Kap. 7) vorkommen. In der Unterwerfung erleben Patienten es als richtig und stimmig, vieles für andere zu tun und auf deren Wünsche einzugehen. Dagegen dient dieses Verhalten in der Überkompensation eher dazu, Kontrolle herzustellen und negative Gefühle wie z. B. Ohnmacht damit zu überdecken. Beide Modi können an diese Stelle leicht verwechselt werden – umso mehr da die ▶

Übergänge fließend sind und das Verhalten auf einem Kontinuum dargestellt werden kann.

Insbesondere logorrhoisches Verhalten kann als Teil des *distanzierten oder vermeidenden Beschützermodus* (s. Kap. 2) betrachtet werden, z. B. wenn relativ oberflächlicher »Small-Talk« betrieben wird, um Gefühle und Emotionen nicht zu spüren und um eine Fassade aufrecht zu erhalten. Wenn das exzessive Reden in Form von Klagen oder Jammern auftritt, kann dies als *ärgerlicher oder klagsamer Beschützermodus* betrachtet werden (s. Kap. 4). Der übermäßige (perfektionistische) Kontrollmodus tritt entgegen der vorab beschriebenen Vermeidungsmodi deutlich gezielter genau dann in Erscheinung, wenn schwierige Themen angesprochen werden.

Auch in den Überkompensationsmodi der *Suche nach Aufmerksamkeit und Bestätigung* oder der *narzisstischen Selbstüberhöhung* (s. Kap. 9) kann exzessives Reden in Form von Monologen oder auch andere Elemente wie Unterbrechungen etc. auftreten. Hier geht es den Patienten jedoch eher darum, sich in den Vordergrund zu stellen und zu präsentieren. In der Gegenübertragung erlebt sich die Therapeutin dann oftmals zum Zweck der »Selbstbeweihräucherung« benutzt. Im *Einschüchterer-Modus* (s. Kap. 10) dient das dysfunktionale Verhalten der Einschüchterung und Bedrohung.

In kindlichen Modi, wie denen des *verletzbaren oder ärgerlichen Kindes* (s. Kap. 14, 17), kann teilweise ein massiver Rededrang entstehen, wenn Bedürfnisse verletzt wurden. Diese Form des intensiven Redens ist jedoch, gegebenenfalls nach Ventilation und Tröstung, in der Regel gut begrenzbar und der Patient findet dann zu einer ruhigeren Sprechweise zurück.

Im *Modus des gesunden Erwachsenen* kann es ein natürlicher und selbstfürsorglicher Prozess sein, wenn sich ein Patient z. B. in den ersten probatorischen Sitzungen oder in einer Krise zunächst »aussprechen« möchte. Dies ist dann mit deutlichem Leidensdruck verbunden und wirkt keinesfalls abwehrend. Eine Intervention ist dann in der Regel nicht notwendig und auch nicht angezeigt. Das Redeverhalten wird sich meist wieder von selbst ändern, es sollte sich nur langfristig nicht als typischer Gesprächsstil in der Therapie etablieren dürfen.

11.2 Ziele und Strategien im Umgang mit der Situation

Das primäre Ziel im Umgang mit Patienten in den durch die Fallvignetten beschriebenen Situationen besteht darin, den übermäßigen perfektionistischen Kontrollmodus soweit zu reduzieren, dass die weitergehende emotionsorientierte therapeutische Arbeit möglich wird. Nur so können die Bedürfnisse des verletzbaren Kindmodus schließlich verstanden, erfüllt und korrigierende Erfahrungen möglich gemacht werden. Zu beachten ist dabei, dass ein übermäßiger Kontrollmodus sich letztlich positiv anfühlt, denn der Patient wehrt das negative Empfinden mit Hilfe des besseren Gefühls der Kontrolle ab. Insofern spielt auch Motivationsarbeit eine wichtige Rolle. Als

Hauptstrategien zur Überwindung dieses Modus dienen konfrontative und – soweit möglich – kognitive und emotionsorientierte Verfahren. Wenn sich der übermäßige Kontrollmodus extrem behindernd auf den Therapieverlauf auswirkt, so muss er frühzeitig begrenzt werden.

Kognitive Strategie. Hier soll vor allem das Verständnis des Patienten gefördert werden, inwieweit sein Verhalten problematisch ist und wozu es dient. Dazu werden entsprechende Situationen exploriert und in das individuelle Modusmodell eingeordnet. Es ist dabei zudem hilfreich, Therapiesituationen zu nutzen, in denen das Verhalten auftritt. Um die Vor- und Nachteile des Verhaltens zu erheben, sollten dann die jeweiligen Konsequenzen besprochen und durch weitere Aspekte in Bezug auf Partnerschaften, Freundschaften, Familie, Beruf und Freizeitverhalten ergänzt werden. Wichtig ist zudem, die frühere biografische Bedeutung der Kontrollstrategie herauszuarbeiten und es als kindliches oder jugendliches Schutz- bzw. Bewältigungsverhalten anzuerkennen, welches jedoch heute seine Funktion nicht mehr erfüllt bzw. sich sogar kontraproduktiv auswirkt. So kann der Patient dahingehend motiviert werden, die übermäßige Kontrolle zu reduzieren.

> **!** Bei einem extremen übermäßigen Kontrollmodus ist die vorbereitende kognitive Bearbeitung zunächst nicht möglich, sondern kann erst nach einer initialen Reduktion des Bewältigungsverhaltens durchgeführt werden (s. Fallbeispiel 1).

Therapiebeziehung. Da das kontrollierende Verhalten sich meist direkt in der Therapiestunde zeigt, kann und sollte die therapeutische Beziehung möglichst oft als interaktionelles Erfahrungsfeld genutzt werden. Zusätzlich kann auf berichtete Situationen des Patienten zurückgegriffen werden, so könnte z. B. Frau M. (Fallbeispiel 1) mit dem kontrollierenden Anteil ihrer Äußerungen gegenüber ihren Kollegen konfrontiert werden. Wenn auch Verständnis für die Entstehung des Verhaltens signalisiert wird, geht es letztlich darum, den dysfunktionalen Bewältigungsstil des Patienten zu unterbrechen. Dies geschieht mittels der empathischen Konfrontation und – sofern sich das Verhaltens extrem hinderlich in Bezug auf den Therapiefortschritt auswirkt – gegebenenfalls mittels Grenzsetzung. Damit wird allmählich ein Zugang zu verletzbaren Anteilen geschaffen. Wichtig ist, den Patienten fortlaufend hinsichtlich der Reduzierung seines Bewältigungsmodus zu entängstigen und zu betonen, dass auch Konfrontation und Grenzsetzung in der ehrlichen Absicht geschehen, ihm zu helfen.

- In der **empathischen Konfrontation** (s. Lösungsvorschlag zum Fallbeispiel 2) wird ein Patient mit den Konsequenzen seines Verhaltens konfrontiert, wobei der Umgang mit dem Patienten offen und freundlich ist. Dabei sollte Verständnis für die (biografische) Entwicklung signalisiert und von dem dysfunktionalen Verhalten als einem »Anteil des Patienten« gesprochen werden. Die Therapeutin betreibt in unterschiedlichem Maße Selbstöffnung, um die interaktionellen Auswirkungen des Verhaltens zu verdeutlichen. An dieser Stelle ist es zentral, eventuelle eigene Anteile zu erkennen und seine Reaktion und seine Haltung nicht hinter offiziellen

Regelungen, Rollen oder Institutionen zu verschanzen. Tritt das dysfunktionale Verhalten akut in der Therapiestunde auf, so wird es unmittelbar in den Fokus der Intervention genommen. Ansonsten kann sich die Therapeutin in die beschriebene Situation hineinversetzen und eigene mögliche Reaktionen darstellen, z. B. »Wenn ich mich einmal in Ihre Kollegin hineinversetze, dann würde ich mich dabei ziemlich kontrolliert und auch in Frage gestellt fühlen!«.

- **Grenzsetzung** (»Limit Setting«), die als Teil der begrenzten elterlichen Fürsorge (»Limited Reparenting«) angesehen wird, ist notwendig, wenn ein Patient Grenzen benötigt, um sich weiterzuentwickeln. In Bezug auf einen extremen Kontrollmodus meint dies zum Beispiel, dem Patienten mittels einer klar verbalisierten Änderungsaufforderung zu helfen, sein dysfunktionales Verhalten zu reduzieren. Auch hier ist es extrem wichtig zu verdeutlichen, dass es sich lediglich um einen Anteil des Patienten handelt und nicht um die gesamte Person, sowie Verständnis für die biografische Entstehung des Verhaltens zu signalisieren. Zudem sollte die Grenzsetzung begründet und gegebenenfalls eventuelle Konsequenzen bei fortwährender Überschreitung aufgezeigt werden. Diese könnten bei übermäßiger Kontrolle z. B. von »fünf Minuten Sprechpause« über die »frühzeitige Beendigung einer Stunde« bis hin zur »Therapiepause« gehen, wobei dem Patienten Informationen über alternative Maßnahmen wie Kommunikations- oder soziale Kompetenztrainings mitgegeben werden sollten.

Anteile des Therapeuten

Therapeuten fühlen sich beim Auftreten eines kontrollierenden Modus oftmals in die Enge getrieben oder in ihrer Kompetenz in Frage gestellt. Daraus können Unzulänglichkeitsgefühle oder Versagensängste resultieren, insbesondere wenn eigene fordernde Anteile eine Rolle spielen, oder auch Ohnmachtsgefühle und Hilflosigkeit. In der Konsequenz reagieren viele Therapeuten zunächst damit, sich selbst zu hinterfragen und die eigenen Strategien weiter zu optimieren (Fallbeispiel 1). Insbesondere werden Therapeuten mit einer hohen Aufopferungstendenz durch Patientenaussagen getriggert, die mangelndes Verständnis und mangelnden Profit in Bezug auf Modelle oder Interventionen signalisieren. Eine andere Reaktion kann Ärger und Zorn auf den Patienten sein, der »die therapeutischen Mühen nicht sieht« (eigener ärgerlicher Anteil) oder »der einem nur die Zeit stiehlt und ohnehin therapieunfähig ist« (eigener überkompensatorischer Anteil). Wesentlich ist, als Therapeutin frühzeitig den Modus zu erkennen und als einen Anteil des Patienten zu betrachten, um ausreichend Distanz herzustellen und geeignete Interventionen planen und durchführen zu können.

Es ist oftmals schwierig, Patienten mit extremen Modi zu konfrontieren und Grenzen zu setzen. Zudem gilt das Unterbrechen einer anderen Person im Gespräch – und erst recht in einer fürsorglichen therapeutischen Beziehung – als problematisch und unhöflich. Hier ist es wichtig, den Auftrag des Patienten im Fokus zu behalten. Dieser kommt mit dem Wunsch nach Hilfe und Unterstützung ►

bei der Bewältigung seiner Probleme. Auch wenn ihm die Zusammenhänge noch nicht deutlich sind und er modustypisches abwehrendes Verhalten zeigt, ist es die therapeutische Aufgabe, solche hinderlichen Muster mit den geeigneten Methoden zu bearbeiten.

Es mag zunächst ungewohnt sein, eigene Erfahrungen und Empfindungen im Sinne der Selbstöffnung oder auch konfrontative Strategien wie Konfrontation und Grenzsetzung in der Therapie zu nutzen. Meist ist etwas Übung notwendig, um sich diese Fertigkeiten anzueignen. Sollten jedoch anhaltend Schwierigkeiten bestehen oder Probleme bei der Trennung zwischen eigenen Aktivierungen und der Reaktion auf einen Patienten auftreten, so kann es sinnvoll sein, diese Aspekte im Rahmen einer Selbsterfahrung zu bearbeiten (s. Kap. 25).

Emotionsorientierte Strategie. Innerhalb der Therapiebeziehung wird das Verhalten direkt benannt und der Patient hinsichtlich der negativen Konsequenzen empathisch konfrontiert und notfalls begrenzt. An dieser Stelle kann häufig gut in eine Mehr-Stuhl-Arbeit übergeleitet werden, in der die verschiedenen Modi diagnostisch aufgestellt und so für den Patienten besser verstehbar werden. Idealerweise wird so bereits ein Zugang zum verletzbaren Anteil geschaffen, der validiert und getröstet werden kann und für die weitere therapeutische Arbeit, z. B. mit Hilfe einer imaginativen Umstrukturierung offen ist.

Eine grundlegende Technik zur vertieften Bearbeitung dieses Überkompensationsmodus sind Zwei-Stuhl-Dialoge zwischen dem gesunden Erwachsenen- und dem Kontrollmodus. Ein dritter Stuhl für den verletzbaren Kindmodus wird bereitgestellt. Meist modelliert der Therapeut den Erwachsenenmodus zunächst bzw. bietet ihm Unterstützung (indem er sich beispielsweise neben den Stuhl stellt und souffliert). So können Vor- und Nachteile dieser Bewältigungsstrategie erhoben werden, wobei die kognitive Vorbereitung hilfreiche Anregungen bieten kann. Diese kann auch als (Haus-)Aufgabe aus dem Stuhldialog abgeleitet werden.

Auch bei der Arbeit mit dem Kontrollmodus kann es hilfreich sein, den Patienten einmal die Rolle des Gegenübers einnehmen zu lassen, damit dieser die Auswirkungen seines Verhaltens besser versteht. Dies kann zum einen durch Spiegeln erreicht werden, indem die Therapeutin vorsichtig das Verhalten des Patienten darstellt. Hilfreich ist es, Video- oder Tonbandaufnahmen der Sitzungen gemeinsam hinsichtlich des Interaktionsverhaltens auszuwerten. Eine weitere Variante kann sein, den Patienten einmal aufstehen zu lassen und ihn so, mit etwas Distanz (z. B. hinter den Stühlen stehend), einen Perspektivwechsel vornehmen zu lassen. Dabei wird der Patient gebeten, das eigene Verhalten einmal aus der Sicht der Therapeutin oder eines guten Freundes zu betrachten und einzuschätzen. Bei all diesen konfrontativen Techniken ist es von zentraler Bedeutung, dass dies in einer wertschätzenden und respektvollen Weise geschieht und der Patient nicht beschämt wird.

Behaviorale Strategie. Der Patient soll lernen, die kontrollierenden Strategien in der Therapie und im Alltag zu reduzieren und neue, gesündere Verhaltensweisen aufzubauen. Meist sind durch den langjährigen Einsatz dieser Bewältigungsstrategie soziale und kommunikative Defizite entstanden. Zum Training bietet sich sehr gut ein Gruppensetting an, wie z. B. ein Training sozialer Kompetenzen.

Wesentlich ist, die übermäßige Kontrolle innerhalb der Therapiesitzung zumindest soweit zu reduzieren, dass weitergehende therapeutische Arbeit möglich wird. Die beschriebenen konfrontativen Strategien sollten daher mit der Einführung kommunikativer Regeln für die Therapiesituation kombiniert werden. Insbesondere wenn die Therapeutin nicht zu Wort kommt (bei der Variante der Logorrhoe), können bestimmte Zeichen für das Auftreten des Modus vereinbart werden, um diesen besser unterbrechen zu können (»Wenn Sie wieder in dem Anteil sind, in dem Sie ganz viel reden und ich gar nicht mehr zu Wort komme, erlauben Sie mir bitte ganz laut STOPP zu sagen!«). Gespräche können im Rollenspiel kommunikativ neu gestaltet und eingeübt werden, gegebenenfalls auch mit Videofeedback. Zusätzlich bieten sich Hausaufgaben in Form von Modusprotokollen oder Modus-Memos an.

11.3 Konkrete Lösungsvorschläge

Fallbeispiel 1. In der nächsten Stunde benennt der Therapeut den Modus der übermäßigen Kontrolle. Als Frau M. unterbricht und wieder anfängt zu diskutieren, begrenzt er dieses Verhalten und beginnt einen klärenden Stuhldialog:

T: Frau M., warten Sie bitte … und bitte hören Sie mir einen Moment zu. Dies ist genau das Verhalten, was ich gerade eben angesprochen habe. Ich schlage etwas vor, Sie hinterfragen es. Ich fühle mich dann häufig so, als ob Sie alleine die Marschroute in der Therapie bestimmen wollen, ohne mich mit einzubeziehen.

P: Aber doch nur, weil ich nicht falsch verstanden werden will.

T: Ja, Sie möchten diese Situation auch im Griff haben, richtig? *(Patientin nickt.)* Ich glaube, dass dieses oder ähnliches Verhalten in vielen Ihrer Lebensbereiche existiert. Sie haben zum Beispiel berichtet, dass Ihnen Kontrolle in Ihrem Beruf und in der Ehe sehr wichtig sind.

P: *(Leicht gereizt.)* Ja, und?

T: Ich möchte gerne einen kurzen Stuhldialog dazu machen, damit wir uns beide darüber klar werden, was eigentlich in Situationen wie dieser los ist, okay?

P: Hm.

T: *(Stellt mehrere Stühle auf.)* Sie haben eben einen Teil von sich beschrieben, der alles ganz genau verstehen will und der Kontrolle möchte. *(Patientin nickt.)* Bitte setzen Sie sich einmal auf diesen Stuhl und sprechen ganz aus diesem Anteil heraus. Ist es okay, wenn ich diese Anteile auf den Stühlen duze, wie es in der Schematherapie üblich ist? *(Patientin macht eine zustimmende Geste.)* Warum ist dieser Anteil gerade da?

P: *(Wechselt etwas zögerlich auf den Stuhl.)* Wie … naja, ich will eben, dass ich alles unter Kontrolle habe, und ich will wissen, was als Nächstes kommt.

T: Und warum bist du als »Kontrollanteil« für Simone so wichtig?

P: *(Wirkt irritiert.)* Na, dann kann mir nichts passieren.

T: Okay, du bist also ein Schutzanteil für die »kleine Simone«. Wollen wir mal sagen, dass die dort auf dem Stuhl sitzt. Kannst du mal hinübergehen? *(Patientin schüttelt mit dem Kopf.)* Okay, es fühlt sich wohl besser an hier zu sitzen. Was kann ihr denn nicht …

P: *(Unterbricht vehement.)* Ja, aber das ist doch alles so unklar. Was meinen Sie denn mit Anteil? Und diesem Modell … ich finde mich darin einfach nicht wieder.

T: *(Unterbricht die Patientin freundlich, aber klar.)* Stopp. Bitte kommen Sie bitte mal zu mir hier herüber *(zeigt auf noch einen Stuhl an seiner Seite)* und versetzen Sie sich einmal ganz in den Teil von Ihnen, der in die Therapie gekommen ist, der seine Probleme lösen will. *(Patientin setzt sich zögerlich um.)* Was denken Sie über den anderen Anteil dort drüben, hilft der Ihnen gerade? Wenn er Ihnen sagt, dies sei alles unklar usw.?

P: Ich weiß nicht recht, was meinen Sie denn damit?

T: Ich denke, dass der zwar kontrolliert, aber eher um sich zu schützen. Für die Therapie ist es eher schwierig, weil er überall gleich protestiert. Verstehen Sie, was ich meine?

P: Naja, irgendwie schon.

T: Klasse! Wie würden Sie den Anteil nennen?

P: *(Zögert etwas.)* Hm, vielleicht den Kontrolleur? Das sagt meine Kollegin manchmal zu mir …

T: Ich finde, das passt total gut! Ich bin froh, dass Sie so genau verstehen, was ich meine! Darf ich einmal etwas zum Kontrolleur dort drüben sagen? *(Patientin nickt.)* »Ich möchte dir, Kontrolleur von Simone, sagen, dass ich weiß, dass du ihr helfen willst und dass diese Art vermutlich früher einmal sehr sinnvoll war. Außerdem können andere Personen die »kleine Simone« dann nicht mehr verletzen, dann kann ihr nichts passieren.« *(Pause.)* Was denken Sie?

P: *(Sieht auf die beiden Stühle des »Kontrolleurs« und der »kleinen Simone«.)* Ja, irgendwie ist da wohl was dran.

T: Okay, und wenn ich Sie jetzt nochmal frage, hilft der Anteil des Kontrolleurs dort drüben Ihnen denn jetzt aktuell dabei, dass Sie sich langfristig wohler fühlen, dass Sie keine Schwierigkeiten haben und dass Sie nicht verletzt werden, also in der Modussprache, dass der »kleinen Simone« nichts passiert?

P: Naja, dadurch eigentlich ja nicht, deshalb bin ich ja auch gekommen, weil ich mich schlecht fühle. Und ich habe ja auch permanent Stress mit den Kollegen und meinem Mann.

T: Genau. Und in der Therapie verhindert genau dieses Verhalten, dass wir weiterkommen und ich Sie besser verstehen kann. Das ist mir aber ein großes Anliegen, denn nur dann kann ich Ihnen weiterhelfen. Ich möchte Sie daher bitten mir zu erlauben, dass ich Ihnen ein Zeichen gebe, z. B. laut »Stopp« sage, wenn dieses Verhalten wieder auftritt und wir dann gemeinsam schauen, was es in diesem Moment ausgelöst hat. Wäre das in Ordnung für Sie?

P: Ja, das können wir zumindest mal versuchen.

Fallbeispiel 2. Die Therapeutin führt nach Unterbrechung des dysfunktionalen Verhaltens eine kurze empathische Konfrontation durch:

Beispiel für empathische Konfrontation

(Therapeutin unterbricht die Patientin in einem freundlichen, aber klaren Tonfall.) »Frau G., stopp. *(Patientin zuckt kurz, redet weiter.)* Frau G., stopp … bitte. *(Therapeutin steht auf und klatscht laut in die Hände und setzt sich erst, als sie sich der Aufmerksamkeit der Patientin sicher ist.)* Ich möchte Ihnen gerne ein Feedback geben über das, was ich gerade hier erlebe. In unserem Gespräch habe ich so gut wie keine Redeanteile, ich komme einfach nicht zu Wort. Insbesondere wenn wir auf Ihre Lebensgeschichte oder Gefühle zu sprechen kommen, fangen Sie sehr schnell und intensiv an zu sprechen. Dadurch fühle ich mich als Therapeutin regelrecht ►

»Schachmatt gesetzt«, ich kann Ihnen so nicht helfen. Ich lerne Sie nicht genauer kennen, kann keine Fragen stellen und Sie somit nicht verstehen. Ich bin mir sicher, dass Sie Gründe haben so zu reagieren. Möglicherweise ist Ihnen dieses Verhalten auch gar nicht so bewusst. Und genau diese Gründe möchte und muss ich mit Ihnen herausfinden. Aber wenn Sie weiterhin in dieser Art das Gespräch kontrollieren, wird das nicht funktionieren und ich werde Ihnen letztlich nicht helfen können, was ich aber sehr gerne möchte. Verstehen Sie, was ich meine? *(Patientin nickt.)*

Zusammenfassung

In beiden Situationen ging es darum, die Patienten mit der kontrollierenden Bewältigungsstrategie zu konfrontieren und so die weitere therapeutische Arbeit zu ermöglichen. Dazu führte der Therapeut im ersten Fallbeispiel eine Begrenzung und einen klärenden Stuhldialog durch, aus dem erstmalig ein Zugang und Verständnis entstand. Der Stuhldialog endet mit einer Vereinbarung über den weiteren Umgang mit dem Kontrollmodus. Im zweiten Fallbeispiel wurde das dysfunktionale Verhalten durch die Therapeutin klar unterbrochen und anschließend eine empathische Konfrontation durchgeführt.

Dos	Don'ts
▶ Sprechen Sie das Verhalten frühzeitig an und konfrontieren Sie den Patienten empathisch mit den Konsequenzen. ▶ Nutzen Sie dabei angemessene Selbstöffnung. ▶ Setzen Sie gegebenenfalls Grenzen. ▶ Erarbeiten Sie Vor- und Nachteile und die biografischen Hintergründe dieser Bewältigungsstrategie. ▶ Führen Sie Stuhldialoge durch, unterstützen Sie den Patienten im Erwachsenenmodus. ▶ Leiten Sie Perspektivwechsel an. ▶ Trainieren Sie emotionale und soziale Kompetenzen, nutzen Sie Videofeedback. ▶ Gegebenenfalls Konsequenzen vereinbaren und einsetzen.	▶ Bleiben Sie ruhig, beobachten Sie das Verhalten und identifizieren Sie eventuelle Auslöser. ▶ Geben Sie dem dysfunktionalen Verhalten nicht nach, indem Sie z. B. »auf Durchzug« schalten oder darauf eingehen, z. B. indem Sie dem Patienten immer und immer wieder alles erklären. ▶ Lassen Sie sich nicht verunsichern oder in die Enge treiben. ▶ Machen Sie dem Patienten keine Vorwürfe, bleiben Sie verständnisvoll. ▶ Haben Sie keine Scheu, den Patienten zu konfrontieren und rechnen Sie nicht damit, dass Ihre Konfrontation beim ersten Mal bereits vollständig »ankommt«.

12 Der Patient bindet die Therapeutin narzisstisch ein (Kollusion)

Fallbeispiel 1

Laurenz K., ein 52-jähriger selbständiger Architekt, verheiratet und Vater von zwei halbwüchsigen Töchtern, kommt zu einer 42-jährigen Therapeutin, um seine »Beziehungsprobleme zu klären«. Die Therapeutin habe er von einem Freund als »absolute Spezialistin« empfohlen bekommen, außerdem habe ihr »höchst attraktives Bild« auf ihrer Praxiswebsite ihn »sofort überzeugt«. Die genannten Beziehungsprobleme bestehen insbesondere in verschiedenen promiskuitiven Verhaltensmustern, die sowohl zahlreiche Affären mit Kolleginnen und im Bekanntenkreis einschließen als auch teilweise exzessive Inanspruchnahme von Prostituierten und Pornografie. Dabei suche er »den Thrill« und fände beispielsweise Affären mit »hohem Entdeckungsrisiko« oder BDSM-Praktiken mit Prostituierten besonders reizvoll. Das aktuelle Problem bestehe darin, dass eine Kollegin, mit der er eine in seinen Augen rein sexuelle Affäre begonnen habe, auf einmal Beziehungswünsche an ihn richte. Sie mache entsprechende Andeutungen, auch wenn andere Kollegen dabei seien, das setze ihn unter Druck, mache ihn unsicher und verärgere ihn auch. Herr K. berichtet, dass er sich manchmal aber auch ganz »leer und orientierungslos« fühlt und dann das Gefühl hat, die ganzen Affären schadeten ihm letztlich nur, weil sie »die Reizschwelle so heraufsetzen«. Bezogen auf seine Ehe gibt er an, seine Frau »habe schon eine Ahnung, was da geht«, aber sie sei »affentreu und völlig von ihm abhängig«. Herr K. ist in einer wohlhabenden Familie aufgewachsen. Die Eltern seien in seiner Kindheit und Jugend wenig anwesend gewesen, er habe aber immer alles bekommen, was er wollte. Wegen seines »Sex-Appeals und seiner tollen Spielzeuge« habe er schon bald viel Erfolg bei Mädchen gehabt, worauf er sehr stolz ist. »In meiner Studienzeit in München habe ich es krachen lassen, das hätten Sie mal erleben sollen!«. In der Therapiebeziehung ist Herr K. übermäßig zugewandt. Er hofiert die Therapeutin regelrecht und macht ihr vielfältige Komplimente sowohl für ihre Tätigkeit (»Unglaublich, das haben Sie wirklich sofort auf den Punkt gebracht – ich wusste doch, dass es sich lohnt, zu Ihnen zu kommen!«) als auch für ihr Aussehen. Er schlägt halb im Scherz private Treffen vor (»Sie machen jetzt doch bestimmt auch Feierabend, sollen wir nicht noch zusammen Essen gehen? – Naja, ich weiß ja, dass Sie das nicht dürfen …!«) und betont gemeinsame Interessen (»Spielen Sie eigentlich auch ein Instrument? … Das würde ich gerne mal hören …«). Dabei ist er immer sehr freundlich und charmant, auf die Begrenzung der Therapeutin reagiert er mit scherzhafter Zerknirschung und verhält sich so, dass man ihm kaum lange böse sein kann. Die Therapeutin fühlt sich zunächst von ►

seinen Äußerungen sehr geschmeichelt und freut sich manchmal auch richtig auf die Termine. Im Verlauf fühlt sie sich jedoch zunehmend unter Druck gesetzt und hat das Gefühl, kaum ernsthafte therapeutische Gespräche führen zu können, da die Interaktion fast immer in die beschriebene Richtung abgleitet. Wegen seines großen Charmes befürchtet sie jedoch, spießig oder verklemmt zu wirken, wenn sie dieses Muster versucht zu unterbinden.

Fallbeispiel 2

Ernst Z., 44-jähriger privat versicherter Inhaber einer kleinen Restaurantkette, kommt wegen Depressionen und Ängsten in die Therapie. Die Exploration gestaltet sich zunächst etwas schwierig, weil Herr Z. wenig offene Auskünfte gibt. Nach wenigen Sitzungen wird jedoch deutlich, dass seine Problematik vor allem darauf gründet, dass ihm beruflich und insbesondere finanziell »das Wasser bis zum Hals« steht. Die Restaurants laufen schon seit mehreren Jahren schlecht; dies wurde von Herrn Z. jedoch zunächst vollkommen verdrängt. Insbesondere hält er bis heute auch gegenüber nahen Freunden den Schein des Erfolges aufrecht und hält es für undenkbar, seine Probleme zuzugeben. In den letzten Monaten ist die Situation allerdings eskaliert, da er seine Schulden nicht mehr bedienen kann und der Dispokredit ausgereizt ist. Jetzt bezahlt er in der Regel mit Kreditkarte, weil diese das einzige noch funktionierende Zahlungsmittel ist. Dennoch lebt er weiter über seine Verhältnisse, geht teuer essen etc. Über den biografischen und emotionalen Hintergrund der Problematik berichtet Herr Z. auch auf Nachfrage kaum. Der Therapeut schlägt vorsichtig vor, dass es Ziel der Behandlung sein könnte, mehr zur Realität zu stehen, das Vorspiegeln von Erfolg aufzugeben und nach einer sinnvollen Alternative zur Restaurantkette zu suchen. Herr Z. geht darauf jedoch nicht näher ein. In der nächsten Stunde bringt er dem Therapeuten eine Flasche Cognac mit und schlägt ihm wie nebenher vor, dass er doch eigentlich Doppelstunden in Rechnung stellen könnte – man könne sich die Überzahlung der Kasse teilen, dann käme der Therapeut auch »auf einen ordentlichen Stundensatz«. Als der Therapeut das ablehnt, reagiert Herr Z. etwas ungehalten, möchte aber weitere Stunden in Anspruch nehmen. In der folgenden Stunde kommt er wieder auf den Vorschlag zu sprechen.

Personen mit narzisstischen Mustern werten sich selbst auf, um Minderwertigkeit zu kompensieren und sich dominant und wichtig zu fühlen. Andere Personen werden in diesem Zusammenhang oft abgewertet (s. Kap. 9). Es kann jedoch auch dazu kommen, dass andere Personen ebenfalls aufgewertet werden; dann soll über die Nähe zu dieser Person auch das Selbst aufgewertet werden (»Wenn mich so ein toller Therapeut behandelt, bin ich auch etwas Besonderes«). Varianten der in Fall 1 beschriebenen Aufwertung sind Äußerungen wie »Sie sind der allerbeste Experte«, oder »So eine tolle Therapie hatte ich noch nie«. In Fall 2 geht es dabei weniger um eine Aufwertung im engeren Sinne, sondern eher um eine Vermeidung der Auseinandersetzung mit der

Realität und um die Aktivierung eines betrügerischen Anteils, in die auch der Therapeut mit hineingezogen werden soll.

Wenn sich eine Therapeutin auf solche Muster einlässt, kann unter Umständen eine sogenannte »narzisstische Kollusion« entstehen, in der beide Beteiligte den Eindruck haben, eine wirklich großartige Therapie zu machen. Im schematherapeutischen Kontext würde das als eine gemeinsame Aufrechterhaltung der Überkompensation gewertet und sollte nicht gefördert werden. Dies steht durchaus in einem gewissen Gegensatz zu der relativ verbreiteten Annahme, dass es zumindest zu Beginn der Arbeit mit narzisstischen Patienten wichtig wäre, diese »narzisstisch zu füttern«.

12.1 Welcher Modus ist in dieser Situation zentral?

In solchen Situationen ist eigentlich immer von einem überkompensierenden Bewältigungsmodus auszugehen. Häufig ist narzisstische Selbstüberhöhung zentral, die auf die Person des Therapeuten gewissermaßen ausgeweitet wird. Es kann aber auch Flirten im Sinne von Selbststimulation eingesetzt werden, oder der Versuch gemeinsamen Betruges findet in einem Modus der gerissenen Täuschung statt. Hier besteht eine Überlappung mit kriminellem Verhalten bei Patienten (s. Kap. 10).

Fallbeispiele

Fallbeispiel 1. Bei Laurenz K. liegt ein selbstüberhöhender Modus vor, soweit er z. B. mit seinen »Spielzeugen« und Erfolgen mit Frauen angibt (s. Abb. 12.1). Die exzessiven

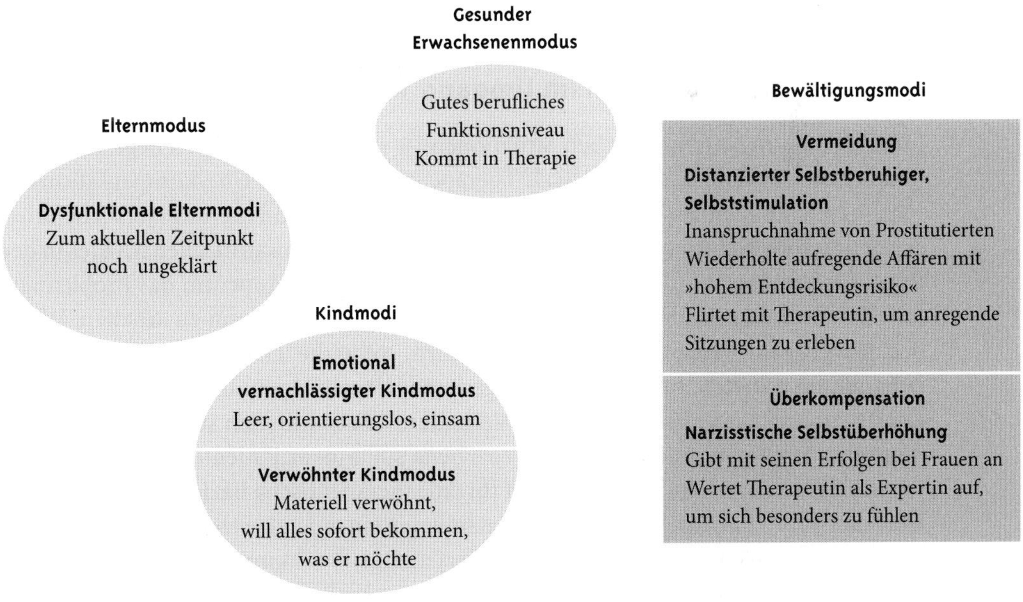

Abbildung 12.1 Modusmodell von Laurenz K.

sexuellen Eskapaden können einem distanzierten Selbstberuhigermodus zugeordnet werden. Gefühle der Leere und Orientierungslosigkeit lassen sich einem emotional deprivierten einsamen Kindmodus zuordnen, da Herr K. in seiner Kindheit zwar materielle, aber wenig emotionale Zuwendung erfahren hat. Zudem hat er einen starken verwöhnten Kindmodus, in dem er das Gefühl hat, sich jederzeit nehmen zu können, was er möchte. Inwieweit ein strafender oder fordernder Elternmodus vorliegt, lässt sich zum aktuellen Zeitpunkt noch nicht einschätzen.

Fallbeispiel 2. Bei Ernst Z. liegt ein Modus der gerissenen Täuschung vor, da er aktuell in verschiedenen Situationen Tatsachen vorspiegelt, die nicht mehr bestehen. Auch den Therapeuten versucht er durch den vorgeschlagenen Kassenbetrug in diesen Modus mit einzubinden. Da die Aufrechterhaltung des Bildes eines erfolgreichen Geschäftsmanns für ihn ein wichtiges Motiv zu sein scheint, liegt auch bei ihm ein narzisstischer Modus der Selbstüberhöhung vor. Über weitere Modi liegen zum Zeitpunkt noch wenige Informationen vor, da Herr Z. bisher kaum persönliche Dinge erzählt hat.

Wie lässt sich der richtige Modus zuordnen?
Überkompensation lässt sich oft am deutlichsten in der Gegenübertragung feststellen, also in der Reaktion, die der Therapeut selbst auf den Patienten spürt. In Situationen, die in diesem Kapitel behandelt werden, fühlt sich der Therapeut vom Patienten übergriffig behandelt und dazu gedrängt, in einer Weise zu reagieren, in der er eigentlich nicht reagieren möchte. Wenn eine sexualisierte Komponente mitspielt, kann sich die Therapiebeziehung auch unangenehm »klebrig« und zu nah anfühlen.

12.2 Ziele und Strategien im Umgang mit der Situation

Das Ziel im Umgang mit solchen Situationen ist zunächst, sie klar zu begrenzen und deutlich zu machen, dass man sich als Therapeutin nicht in die Überkompensation des Patienten einbinden lässt. Entsprechende Ansinnen oder Annäherungsversuche müssen deutlich abgelehnt werden. Da jedoch diese überkompensatorischen Muster in der Regel zur Problematik der Patienten gehören, sollte die Therapeutin das Problematische daran verdeutlichen und versuchen, mit dem Patienten daran zu arbeiten. Wenn dies jedoch vom Patienten klar abgelehnt wird, sollte die Therapeutin keine weitere Behandlung anbieten. Im Fall von betrügerischer Überkompensation könnte auch das Kapitel zum Umgang mit kriminellen Verhaltensweisen hilfreich sein (s. Kap. 10).

Kognitive Strategie. Auf der kognitiven Ebene sollte dem Patienten erklärt werden, warum das entsprechende Muster nicht für eine therapeutische Beziehung angemessen ist. Sofern der Patient bereit ist, sich damit auseinanderzusetzen, wird exploriert, inwieweit dieses Muster auch in anderen Beziehungen wirksam wird und welche Vor- und Nachteile dabei auftreten. In der Regel besteht ein hoher kurzfristiger Verstärkerwert, z. B. durch sexuelle Stimulation, aufregende Erlebnisse, das Gefühl von Dominanz in der Beziehung etc. Die langfristigen Nachteile sind oft weniger gut spürbar, da sie sich vor allen darauf beziehen, dass bestimmte Arten von Beziehungen (z. B. konstruktive Arbeitsbeziehungen mit attraktiven Frauen im Fall von Laurenz Z.) kaum möglich sind. Da jedoch z. B. Herr Z. bisher möglicherweise noch nie eine solche Beziehung erleben konnte, schätzt er das Fehlen dieser Möglichkeit eventuell als wenig gravierend ein. Auch langfristige Folgen für die eigene Partnerschaft mögen sich für den Patienten nicht so negativ darstellen, wie die Therapeutin dies vermutet – z. B. kann sich Herr Z. der Treue seiner »affentreuen und abhängigen« Ehefrau auch sicher sein, wenn er seine promiskuitiven Verhaltensweisen beibehält.

Therapiebeziehung. In der Therapiebeziehung muss eine klare Grenze gegenüber inadäquaten Ansinnen von Patienten gezogen werden. Wenn dies nicht durch implizitere Versuche der Abgrenzung (z. B. versuchen, nicht mit freundlichen Reaktionen auf Herrn Z.s Annäherungen einzugehen) gelingt, sollte die Therapeutin dies auf jeden Fall explizit ansprechen. Wenn sich der Patient durch diese Grenze abgelehnt fühlt, sollte die Therapeutin erläutern, dass sie dem verletzten Kindmodus und dem gesunden Erwachsenenmodus gerne begegnen würde, und dass sich die Grenze lediglich auf den überkompensierenden Modus bezieht. Entsprechend sollte sie auch warm und herzlich reagieren, wenn sich diese Modi (verletztes Kind, gesunder Erwachsener) in der therapeutischen Situation zeigen.

Anteile des Therapeuten

Wie bei anderen Überkompensationsmodi auch kann es bei diesen Mustern für Therapeuten schwierig sein, sich gegenüber dem Patienten zu behaupten und klare Grenzen zu setzen. Empathisch-einfühlsames Verhalten in Reaktion auf solche Modi wird in der Schematherapie als nicht zielführend betrachtet. Verhaltensweisen, denen man sich in Alltagsbeziehungen in der Regel eher passiv entzieht (indem man z. B. den Kontakt zu entsprechenden Personen meidet), müssen offen angesprochen werden.

Eine besondere Herausforderung kann für Therapeuten vorliegen, die aufgrund ihrer eigenen Biografie dazu neigen, mit Narzissten Kollusionen einzugehen, die also gewissermaßen eigene Muster haben, die denen von Narzissten stark entgegenkommen. Das könnte z. B. bei der Therapeutin von Herrn K. dann der Fall sein, wenn sie einen sehr narzisstischen Vater gehabt hätte, dessen Zuwendung sie nur dann spüren konnte, wenn sie sich ihm unterwarf, zu ihm aufsah und dann von ihm in sein narzisstisches System mit einbezogen wurde (s. auch Kap. 24 u. 25). Ein Hinweis auf eine solche Kollusion kann es sein, wenn auch die Therapeutin davon überzeugt ist, mit dem Patienten eine ganz einzigartige und besondere Therapie zu machen oder ein ganz spezielles Team zu bilden. In solchen Situationen ist Supervision oder Selbsterfahrung empfehlenswert. Damit sollte zum einen der aktuelle Fall beleuchtet werden, zum anderen sollte die Therapeutin ihre diesbezüglich eigene Disposition besser verstehen lernen, da sie möglicherweise wiederholt in solche Muster »hineinrutschen« kann.

Emotionsorientierte Strategie. Auf der emotionsfokussierten Ebene bieten sich – wie bei den meisten schwierigen Situationen mit Bewältigungsmodi – Stuhldialoge zwischen dem Bewältigungsmodus und dem gesunden Erwachsenenmodus an, um die Situation zu klären und den Patienten einerseits erleben zu lassen, wie gut sich der überkompensatorische Modus anfühlt, andererseits aber auch deutlich zu machen, wie stark er das Gegenüber dominiert und einschränkt und dadurch Therapie verunmöglicht. Nach Möglichkeit sollte in diesen Stuhldialog auch ein Stuhl für das verletzbare Kind einbezogen werden, um auch diesen Anteil des Patienten zu würdigen und um zu verdeutlichen, dass dieser Modus hier sehr willkommen wäre.

Behaviorale Strategie. Auf der Verhaltensebene sollte der Patient ganz klar unterbrochen werden, sobald dieser Modus auftritt. Verhalten, das sich dem verletzbaren oder erwachsenen Anteil zuordnen lässt, sollte hingegen unbedingt verstärkt werden. Falls der Patient motiviert ist, an diesem Muster zu arbeiten, kann auf der Verhaltensebene auch geübt werden, wie das funktionieren kann (z. B. »vernünftig« mit der Therapeutin sprechen, anstatt mit ihr zu flirten).

Verstärkersituation realistisch einschätzen. Für viele Patienten mit dieser Art von Überkompensation hat diese einen sehr hohen Verstärkerwert. Sie kommen in der Regel dann in Psychotherapie, wenn externe Faktoren diesen Verstärkerwert aktuell bedrohen (z. B. aktuell »aus dem Ruder laufende« Affäre von Herrn Z.; finanzielle Situation bei Herrn K.). Oft sind sie nicht motiviert, sich mit dahinter stehenden negativen Gefühle auseinandersetzen, weil sie dies als sehr aversiv und wenig lohnend erleben und darauf bauen, dass sie sich wieder in der Überkompensation stabilisieren werden (z. B. wenn die Affäre mit der Kollegin sich beruhigt hat oder die finanzielle Situation sich aufgrund eines doch noch herausgeschlagenen Kredites wieder entspannt). Auch die Therapiebeziehung wird möglicherweise als langweilig und wenig belohnend empfunden, wenn in ihr keine Überkompensation möglich ist. Die langfristige Perspektive einer »gesünderen« Lebensweise ohne Überkompensation erscheint den Patienten ebenfalls oft wenig attraktiv. Dies sollte man als Therapeut realistisch einschätzen, um nicht enttäuscht zu sein, wenn sich der Patient nicht auf das therapeutische Angebot einlassen möchte.

12.3 Konkrete Lösungsvorschläge

In beiden Fallbeispielen spricht der Therapeut den Überkompensationsmodus direkt an und setzt Grenzen. Dabei erscheint beim ersten Fall ein gewisser Spielraum für »echte« therapeutische Arbeit gegeben, während dies beim zweiten Fall nicht der Fall ist.

Fallbeispiel 1. Die Therapeutin von Herrn K. versucht einige Sitzungen lang, sein flirtend-bewunderndes Verhalten zu löschen, indem sie kaum darauf reagiert. Das scheint ihn aber eher noch mehr anzustacheln und das Muster keinesfalls abzuschwächen. Daraufhin entscheidet sie, ihn offen darauf anzusprechen, zumal es auch sein erklärtes Therapieziel ist, sich über seine »Beziehungsgeschichten« klarer zu werden, und dieser Modus damit offensichtlich zusammenhängt. Sie demonstriert ihm sein

Muster anhand eines Stuhldialoges und bittet ihn, sich darüber Gedanken zu machen, ob er die Therapie dazu nutzen möchte, an diesem Modus zu arbeiten.

T: Herr K., ich habe den Eindruck, dass Sie mit mir hier eigentlich so ähnlich umgehen wie mit den ganzen Frauen in Ihrer Umgebung, die Sie auf ihre sexuelle Bereitschaft hin abchecken.

P: Na, das haben Sie jetzt aber hart gesagt! Ist mir doch klar, dass Sie nichts mit mir anfangen würden, und dass es deshalb gar keinen Sinn macht, mich mit Ihrer sexuellen Bereitschaft auseinanderzusetzen … *(Grinst anzüglich.)*

T: Genau das meine ich, Herr K.! Im Prinzip sind Sie hier die ganze Zeit im Flirt- und Tändel-Modus, egal worüber ich gerne mit Ihnen sprechen würde.

P: Widerspricht sich das denn?

T: Das widerspricht sich absolut, weil durch diesen Flirt-Modus alle Themen dem Flirten untergeordnet werden und dadurch an sich nicht mehr sonderlich bedeutungsvoll sind. Darf ich Ihnen das mal kurz in einem Stuhldialog demonstrieren?

P: Jetzt bin ich aber richtig gespannt!

T: *(Steht auf und stellt zwei Stühle auf; einer steht für den Überkompensationsmodus von Herrn K., der andere für den gesunden Erwachsenenmodus, wird aber zunächst der Therapeutin zugeordnet.)* Auf diesen Stühlen sitzen wir beide, okay? *(Setzt sich auf den Stuhl des gesunden Erwachsenen.)* Hier ist mein Stuhl, in Ordnung? Ich denke mir hier Dinge wie: Herr K. hat, glaube ich, echt ein Problem. Er fühlt sich innerlich oft leer und einsam, und das kompensiert er mit all seinen Affären und Flirts. Deshalb frage ich Sachen wie z. B., ob Sie sich eigentlich in den letzten Tagen einsam gefühlt haben. *(Blickt zu Herrn K., um zu prüfen, ob er zuhört.)*

P: Ja, solche Sachen fragen Sie!

T: Okay, gut. *(Wechselt zum Stuhl des Überkompensationsmodus.)*. Dann sagen Sie hier sowas wie *(in läppisch-flirtendem Ton, den Modus imitierend):* Oh ja, Gefühle hatte ich schon, vor allem, wenn ich an Sie gedacht habe … *(Blickt wieder zum Patienten.)*

P: Haha, ja so bin ich!

T: Das freut mich, dass ich es getroffen habe. Was denken Sie, wie geht es mir dann da drüben auf meinem Stuhl?

P: Schätze, Sie fühlen sich verarscht …

T: Ja, so könnte man es nennen. Können Sie denn nachvollziehen, warum ich diese Frage gestellt habe?

P: Naja, schon

T: Wie kommen wir dann mit diesem Thema weiter, wenn Sie so reagieren?

P: Gar nicht …

T: Ja, genau so sehe ich das auch! Ich bin froh, dass wir an der Stelle Einigkeit herstellen können. Ich frage mich, wie wir jetzt weitermachen sollen, was denken Sie?

P: Es klingt ja so, als würden Sie mir nahelegen wollen, nicht so weiterzumachen …

T: Da ist was dran! Ich würde es etwas anders ausdrücken: Ich denke, dass es keinen Sinn hat, weiterzumachen, wenn Sie in diesem Modus bleiben möchten. Dann können wir einfach kein vernünftiges therapeutisches Gespräch führen, und dann macht es keinen Sinn, dass wir Ihre und meine Zeit hier verschwenden.

P: Das ist jetzt aber hart!

T: Das mag hart klingen, aber mir ist es ganz ernst damit! Ich möchte Ihnen möglichst wirksame Hilfe anbieten, und wenn ich feststelle, dass das nicht funktioniert, dann ist es doch mein Job, das zu klären. Mir ist es wichtig festzustellen, ob ich Ihnen überhaupt ein Angebot machen kann, dass Sie auch interessant und für sich relevant finden!

P: Doch, ich möchte auf jeden Fall weiter zu Ihnen kommen!

T: Das freut mich! Dann wäre mein Vorschlag, dass Sie zwei Dinge überlegen: Zum einen, ob Sie sich vorstellen können, diesen Flirt-Modus hier in unseren Sitzungen abzustellen. Zum anderen könnte ich mir vorstellen, dass Sie sehr häufig in diesem Modus sind, und dass dieser Modus ein Teil Ihres Problems ist.

P: Naja, das ist sicher der Fall!

T: Das kann ich mir auch gut vorstellen! Dann wäre mein Vorschlag, diesen Modus ganz explizit zum Gegenstand der Therapie zu machen, und zunächst mal zu schauen, welche Vorteile der Ihnen eigentlich bringt und warum Sie den so oft aktiviert haben – aber auch, ob er irgendwelche Nachteile mit sich bringt. Ist das in Ordnung?

P: Ja, das finde ich gut.

Fallbeispiel 2. Als Herr Z. wieder auf den Vorschlag zu sprechen kommt, mehr Sitzungen abzurechnen und gemeinsam die Kasse zu betrügen, spricht der Therapeut dieses Muster direkt an und ordnet es dem Überkompensationsmodus der gerissenen Täuschung zu. »Herr Z., Sie haben ja schon ein paar Geschichten erzählt, die darauf hinauslaufen, dass Sie ziemlich raffiniert betrügen. Kassenbetrug ist kriminell. Ich denke, das ist ein Anteil von Ihnen, der sich der Realität entzieht und einen guten Eindruck aufrechterhalten möchte, der eigentlich nicht mehr zutrifft. Ich möchte nochmal ganz klar sagen, dass ich das nicht mitmache. Es kommt für mich nicht in Frage, mit Ihnen gemeinsam Kassenbetrug zu machen. Dabei ist ein Grund dafür, dass ich selbst grundsätzlich nicht betrüge. Der zweite Punkt ist allerdings auch, dass ich es für wichtig halte, dass Sie Ihr betrügerisches Verhalten aufgeben. Ich wäre wirklich ein sehr schlechtes Vorbild, wenn ich an der Stelle sogar mitmachen würde!« Herr Z. reagiert darauf bagatellisierend. »Naja, wenn Sie das gleich so schlimm finden, dann will ich es natürlich nicht von Ihnen verlangen!« Der Therapeut schlägt Herrn Z. vor, sich mehr damit auseinanderzusetzen, welche Bedeutung dieses betrügerische Muster in seinem Leben hat und mit welchen Vor- und Nachteilen es verbunden ist. Herr Z. verschiebt dieses Thema auf die nächste Sitzung und beendet die aktuelle Sitzung mit eher nichtssagenden Inhalten. Zur nächsten vereinbarten Stunde kommt er nicht und meldet sich danach auch nicht mehr beim Therapeuten.

Zusammenfassung

Herr K. (Fall 1) hat mit einer gewissen Bereitschaft reagiert, sich mit dem Thema auseinanderzusetzen. Eventuell ist daran in den nächsten Sitzungen konstruktive Arbeit möglich. Allerdings kann es auch passieren, dass der Patient diese Art des Kontaktes zur Therapeutin doch zu langweilig findet und er die Therapie nicht mehr lange in Anspruch nimmt. Bei Herrn Z. hingegen ist keine Motivation vorhanden, das problematische Verhalten aufzugeben – vermutlich sind Verstärkung und Funktionalität des Verhaltens zu groß. Wenn ein Patient in diesem Stadium der Therapie wegbleibt, hat das den Vorteil, dass er sich rechtzeitig gegebenenfalls nach einer anderen Unterstützung umschauen kann und dass es gar nicht zu der Situation kommt, dass sich der Therapeut selbst betrogen fühlt (z. B. weil der Patient seine Rechnungen bei der Kasse einreicht, aber den Therapeuten nicht bezahlt).

Dos	Don'ts
▶ Sprechen Sie das überkompensatorische Muster an. ▶ Ziehen Sie eine klare Grenze. ▶ Setzen Sie das Thema auf die Tagesordnung. ▶ Reflektieren Sie, ob der Patient Sie mit seinem Verhalten gewinnen kann (Kollusion?). ▶ Klären Sie die Motivation des Patienten, sich damit auseinanderzusetzen. ▶ Falls der Patient motiviert zur Arbeit an diesem Problem ist, erörtern Sie Vor- und Nachteile dieses Musters.	▶ Scheuen Sie sich nicht, das Tabu zu brechen, das mit dem Ansprechen von unangemessenem Verhalten oft verbunden ist. ▶ Arbeiten Sie nicht mit dem Patienten weiter, wenn er sich der Auseinandersetzung mit diesem Thema verweigert. ▶ Gehen Sie keinesfalls auf übermäßige Schmeicheleien ein. ▶ Sollten Sie sich verstrickt haben, holen Sie sich Unterstützung in der Supervision. ▶ Erwarten Sie nicht von sich, dass Sie jedem Patienten helfen können.

Teil IV
Schwierige Situationen mit Kindmodi: Vulnerabilität

13 Basics für die Bearbeitung von verletzbaren Kindmodi

Erscheinungsform und Auftreten. In einem verletzbaren bzw. verletzlichen Kindmodus erleben Patienten intensive, negative und überwältigende Gefühle wie Angst, Trauer, Verzweiflung, Einsamkeit, Scham, Verlassenheit, Hilflosigkeit, Isolation, Trauer, Misstrauen, Wertlosigkeit, Unsicherheit oder Abhängigkeit. Patienten in diesem Modus werden »wie ein Kind« von ihrem direkten Erleben und ihrer unmittelbaren Wahrnehmung gesteuert und haben wenig Regulationsfähigkeit, zudem können sie sich in diesem Moment kaum in andere hineinversetzen. Ihre Gefühle und Verhaltensweisen wirken aus der Außenperspektive betrachtet extrem und teilweise übersteigert. Patienten fühlen sich durch die aktuelle Situation »getriggert« und in zentralen emotionalen Grundbedürfnissen verletzt.

Im *einsamen Kindmodus* haben Patienten das Gefühl, dass sie nur dann Aufmerksamkeit und Zuwendung bekommen, wenn sie den Wünschen der Eltern entsprechen und ihnen alles Recht machen. Dabei bleiben die wichtigsten emotionalen Bedürfnisse unerfüllt und Patienten erleben sich als einsam, ungeliebt, nicht wertgeschätzt und nicht liebenswert.

Im *verlassenen oder missbrauchten Kindmodus* erleben Patienten schweres emotionales Leid und Verlassenheitsängste in Folge von Missbrauch, Misshandlung oder Vernachlässigung. Gefühle wie Trauer, Angst, Verzweiflung, Hilf- und Hoffnungslosigkeit, Unzulänglichkeit oder Verlorenheit und Isolation dominieren in diesem Zustand. Patienten in diesem Modus wirken kindlich sowie sehr verletzlich und bedürftig; sie suchen nach einer fürsorglichen Elternfigur.

Im *dependenten Kindmodus* fühlen sich Patienten extrem hilflos und abhängig. Sie haben den Eindruck, den Anforderungen des normalen Alltags im erwachsenen Leben nicht gewachsen zu sein und suchen nach einer (Eltern-)Figur, die sie anleitet und unterstützt.

Ursachen. Verletzbare Kindmodi entstehen, wenn zentrale emotionale Grundbedürfnisse in der Kindheit nicht erfüllt wurden. Dies kann sich sowohl auf z. B. Verluste, Vernachlässigung, Beschämung, Traumatisierung oder Misshandlung beziehen als auch auf Verwöhnung oder Überversorgung.

Zentrale emotionale Grundbedürfnisse (nach Young et al., 2008)

- Sichere Bindung (Erleben von Sicherheit, Stabilität, Zuwendung, Anerkennung, Geborgenheit, Verbundenheit, Liebe und Akzeptanz in der Interaktion mit anderen)
- Autonomie, Kompetenz und Identitätsgefühl (Erleben von Unabhängigkeit und Entdecken von eigenen Stärken und Fähigkeiten)

►

- Realistische Grenzen und Selbstkontrolle (Erleben von angemessenen Regeln und Grenzen sowie Frustrationstoleranz)
- Freiheit im Ausdruck von Bedürfnissen und Emotionen (Erleben der Freiheit, eigene Bedürfnisse, Gedanken und Emotionen auszudrücken)
- Spontanität und Spiel (Erleben von ungehemmten und spontanen Ausdruck, Ausgelassenheit, Spaß und Kreativität)

Therapiebeziehung. Die Therapeutin bietet eine wertschätzende und stabile Beziehung an. Die mit den vulnerablen Kindmodi verbundenen Gefühle und Bedürfnisse werden validiert und gestärkt, damit sich der Patient selbst nach und nach diesem Anteil fürsorglich zuwenden kann. Die Therapeutin geht dabei, innerhalb der Grenzen der therapeutischen Beziehung, im Sinne der begrenzten Nachbeelterung (»Limited Reparenting«) auf die Bedürfnisse des Patienten ein und bietet damit ein Korrektiv zu früheren Erfahrungen an. Je nach »affektiver Tönung« des Kindmodus bedeutet dies zum Beispiel das Einnehmen einer besonders fürsorglichen und sicherheitsgebenden (verlassener, misshandelter Kindmodus) oder auch einer ermutigenden therapeutischen Haltung (dependenter Kindmodus). Dadurch kann sich der Patient schließlich besser um sich selbst kümmern und einen adäquaten Umgang mit eigenen Bedürfnissen erlernen.

Modusidentifikation. Patienten erleben in diesen Modi starke negative Gefühle, die sie meist recht gut beschreiben können. Auch sind sie häufig in der Lage, diesen Gefühlen ein bestimmtes (kindliches) Lebensalter zuzuordnen, wenn sie danach gefragt werden. In der Modusaktivierung können auch viele Emotionen gleichzeitig auftreten. Eine weitere Ausdifferenzierung wird durch die Gefühle möglich, welche für den Patienten jeweils im Vordergrund stehen, also durch den Affekt des verletzbaren Kindmodus.

Probleme bei der Identifikation treten vor allem dann auf, wenn Patienten ihre Gefühle und Bedürfnisse im verletzbaren Kindmodus derart abwehren, dass sie auch innerhalb der Therapiesitzung nur wenig davon zeigen oder berichten können. Hier sollten diagnostische Imaginationsübungen durchgeführt werden, um dem Patienten einen emotionalen Zugang zu ermöglichen. Neben Imaginationsübungen können auch diagnostische Stuhldialoge eingesetzt werden. Häufig ist es sinnvoll, erlebnisaktivierende Übungen im diagnostischen Kontext einzusetzen, um eine Verbindung zwischen biografischen Ereignissen und aktuellen problematischen Mustern aufzuzeigen und dem Patienten einen Eindruck von der Arbeitsweise in der Schematherapie zu vermitteln.

Fallkonzeptualisierung und Psychoedukation. Der vulnerable Kindmodus ist zentral für die Entwicklung des Patienten und die Veränderung symptomatischer Verhaltensweisen. Durch die therapeutische Arbeit mit diesem Modus entsteht bei dem Patienten Verständnis für seine problematischen Muster und korrigierende emotionale Erfahrungen werden möglich. Die Basis für die therapeutische Arbeit mit dem verletzbaren Kindmodus ist eine möglichst frühzeitige Fallkonzeptualisierung sowie die umfassende Psychoedukation zu diesem Modus und seinen Ursachen, insbesondere zu den

Grundbedürfnissen von Kindern und den Pflichten von Eltern. Hier können auch Arbeitsblätter zu den Themen »Wurden meine Grundbedürfnisse als Kind erfüllt?«, »Wie wirkt sich das heutzutage aus?«, Wie sollte der Umgang des gesunden Erwachsenmodus mit dem verletzbaren Kindmodus sein?« eingesetzt werden (Faßbinder et al., 2011).

Veränderungsmotivation. Obwohl die Gefühle im verletzbaren Kindmodus sehr schmerzhaft und unangenehm erlebt werden und Patienten sie daher mit Hilfe von (dysfunktionalen) Bewältigungsstrategien abwehren, ist das Erleben dieser Gefühle und der damit verbundenen Bedürfnisse von zentraler Bedeutung in der Therapie. Patienten müssen sich mit diesen Emotionen auseinandersetzen, um mit Hilfe therapeutischer Interventionen korrigierende Erfahrungen zu machen und ein neues, eigenständiges Bezugssystem im Hinblick auf ihre Rechte und Bedürfnisse herausbilden zu können sowie Strategien zum hilfreichen Umgang mit negativen Gefühlen zu erwerben. Sobald Patienten die Zusammenhänge mit Hilfe von Psychoedukation und Fallkonzeptualisierung verstehen und zum Teil erleben können, sind sie oftmals auch motiviert mit dem verletzbaren Kindmodus zu arbeiten. Dennoch wird diesem Therapieabschnitt meist die intensive Bearbeitung dysfunktionaler Bewältigungsmodi vorausgehen.

Grundbedürfniserfüllung im Fokus. Bei der Bearbeitung der verletzbaren Kindmodi sollen die individuell frustrierten Grundbedürfnisse erkannt und innerhalb der Grenzen der therapeutischen Beziehung sozusagen »nachträglich« erfüllt werden. Durch u. a. diese Grundbedürfnisorientierung ist die schematherapeutische Arbeit auch im Rahmen der therapeutischen Beziehungsgestaltung und innerhalb emotionsfokussierter Interventionen zielorientiert und kann nicht beliebig werden.

Ziele. Patienten sollen erleben, dass ihre Gefühle und Bedürfnisse erwünscht sind und grundsätzlich berechtigt. Patienten sollen lernen, Gefühle und Bedürfnisse wahrzunehmen und auszudrücken. Dies bedeutet nicht, Patienten zu vermitteln, sie hätten ein uneingeschränktes Recht auf Bedürfniserfüllung. Aber nur indem sie Emotionen zulassen, können sie einen hilfreichen Umgang damit erlernen und z. B. entdecken, welche Bedürfnisse relevant für sie sind und wo die eigenen Grenzen überschritten werden. Dies geschieht vor allem mit Hilfe der begrenzten Nachbeelterung in der therapeutischen Beziehung und durch emotionsfokussierte therapeutische Techniken. Korrigierende emotionale Erfahrungen werden entsprechend der affektiven Tönung des verletzbaren Kindmodus im sicheren Rahmen der Therapie ermöglicht. Vorbereitet und begleitet wird die Arbeit oftmals durch kognitive Strategien, der Transfer geschieht mit Hilfe behavioraler Techniken. So können Patienten schließlich lernen, sich selbst zu trösten, zu beruhigen und/oder für sich selbst zu sorgen.

Zentrale Interventionen für die Arbeit mit verletzbaren Kindmodi

- Psychoedukation zu den Ursachen dieser Modi, insbesondere zum Zusammenhang mit den frustrierten Grundbedürfnissen von Kindern
- Psychoedukation zu Rechten von Kindern und angemessenem Elternverhalten
- Diagnostische Imaginationen und Stuhlarbeiten
- Begrenzte Nachbeelterung (»Limited Reparenting«) in der therapeutischen Beziehung
- Imaginatives Überschreiben biografisch relevanter Kindheitserlebnisse
- Stuhldialoge mit zwei oder mehreren Stühlen
- Wahrnehmungs- und Ausdruckstraining bzgl. Emotionen und Bedürfnissen
- Aufbau von neuer Verhaltensweisen (z. B. Grenzsetzung, Selbstfürsorge) im Rollenspiel und in der Imagination
- Erarbeiten von Methoden zur Regulation starker Gefühle, z. B. Selbstinstruktionskarten, beruhigende Symbole und Vorstellungsbilder, Anleitung zur Anfertigung einer »Trostbox«

14 Die Patientin ist extrem verletzlich und/oder bricht plötzlich in Tränen aus

Fallbeispiel 1

Karina P., eine 22-jährige Patientin mit Borderline-Persönlichkeitsstörung (mit den Hauptsymptomen Stimmungsschwankungen, selbstverletzendes Verhalten zur Selbstbestrafung, Cannabis-Gebrauch zur Beruhigung, Auf und Ab in Beziehungen, Beziehungs- und Jobabbrüche, Wutanfälle), ist in den Therapiesitzungen meist in einem distanzierten Beschützermodus. Dann wirkt sie vordergründig funktional, kann über sich und ihre Probleme berichten, ist aber nicht im Kontakt mit sich oder dem Therapeuten. Sie selbst bezeichnet dieses Muster als ihre »Fassade«, die sie stets versuche aufrechtzuerhalten, wenn sie sich außerhalb ihres engsten Freundeskreises aufhalte. Nach einigen Sitzungen Therapie beginnt diese Fassade jedoch immer wieder »zusammenzubrechen«. Als die Therapeutin etwa in der 10. Sitzung aktuelle Schwierigkeiten mit einer Freundin anspricht, beginnt Frau P. zu weinen. Sie ist verzweifelt, weil sie glaubt, dass die Freundin sie nicht mehr ausstehen könne, und sie sich deshalb völlig alleine und perspektivlos fühlt. Die Therapeutin fühlt sich fast überrumpelt von diesem plötzlichen Gefühlsausbruch, nachdem sie sich schon etwas an Frau P.'s Fassade gewöhnt hat. Als Kind hat Karina von ihrer Mutter, die ebenfalls an einer Borderline-Persönlichkeitsstörung leidet, vermittelt bekommen, dass sie ein schreckliches Kind sei, und dass die Mutter ohne sie ein gutes Leben führen könne. Die wechselnden Partner der Mutter haben sich teilweise etwas um Karina gekümmert, sie teilweise links liegen lassen, von zwei Partnern wurde sie sexuell missbraucht. Wenn ein Mann die Mutter verließ, der sich liebevoll um die kleine Karina gekümmert hatte, hatte diese immer das Gefühl, er sei wegen ihr wieder gegangen, weil sie nicht auszuhalten sei. Diese Gefühle kommen in Konfliktsituationen wie der aktuellen immer wieder hoch.

Fallbeispiel 2

Carsten A., ein selbständiger Software-Ingenieur, stellt sich im Alter von 46 Jahren mit einer Depression beim Psychotherapeuten vor. Die wichtigsten Symptome sind Antriebslosigkeit sowie Gefühl- und Freudlosigkeit. Kulturelle und sportliche Aktivitäten, die ihm eigentlich wichtig seien, habe er in den letzten Monaten ganz aufgegeben. Aktueller Auslöser ist die Trennung von seiner Frau wegen eines anderen Mannes vor etwa einem Jahr; die beiden Kinder im Grundschulalter, an denen Herr A. sehr hängt, sind mit ihr aus- und in eine weiter entfernte Stadt gezogen. Er sieht sie nur noch alle 14 Tage. Allerdings ist Herr A. auch beim Bericht darüber sehr gefühlslos und gibt selbst an, darüber »nicht weinen zu können«. Herr A. war mit seiner Frau acht Jahre verheiratet und zwölf Jahre lang ein Paar; alle ▶

anderen Beziehungen davor seien »nichts gewesen im Vergleich dazu«. Mit seiner Frau und insbesondere den Kindern habe er erstmals echte Nähe und Wärme erleben können. Herr A. ist in einem sehr strengen und emotional distanzierten Elternhaus aufgewachsen. Der Vater sei wenig präsent gewesen, habe hohe Leistungsanforderungen gestellt und sich darüber lustig gemacht, wenn Carsten Gefühle zeigte oder irgendetwas »nicht sportlich« nehmen konnte. Die Mutter sei eine »pflichtbewusste schwäbische Hausfrau«, emotionale Nähe habe es auch bei ihr nicht gegeben. Die aktuelle Depression ist die erste derartige Episode. Allerdings gibt Herr A. in der Rückschau an, dass er schon immer eine Tendenz gehabt habe, sich »hinter einen Panzer zurückzuziehen«. Die Therapeutin zeigt großes Verständnis für die aktuelle depressive Entwicklung von Herrn A. Insbesondere validiert sie, wie bedeutsam und wichtig die Partnerschaft für ihn war, und wie fundamental sich dieser Verlust für ihn anfühlen muss, da er in seinem ganzen Leben so wenig Wärme erlebt hat. Auf diese Worte reagiert Herr A. sichtbar gerührt, er fühlt sich einsam und traurig und beginnt zu weinen. Er ist über diese für ihn ungewöhnliche Reaktion etwas erschrocken, die Tränen sind ihm auch peinlich. Die Therapeutin ist sich nicht ganz sicher, wie sie reagieren soll.

Fallbeispiel 3

Mary V., 32 Jahre und langzeitarbeitslos, stellt sich auf Anraten ihres Psychiaters bei der Spezialsprechstunde für Patienten mit Borderline-Persönlichkeitsstörung vor. Sie hat schon verschiedene ambulante und stationäre Therapien absolviert, offensichtlich nicht mit befriedigendem Ergebnis. Auf die Eingangsfrage, was sie hierher führt, reagiert sie mit einem für den Psychologen völlig überraschenden Tränenausbruch. Sie schluchzt, dass diese Therapie ihre letzte Hoffnung sei, und sie überhaupt nicht mehr wisse, was sie tun solle, nichts habe bisher geholfen. Der Therapeut wartet erst einmal ab, sie beruhigt sich relativ rasch wieder. Sobald er sie jedoch weiter zu ihren Problemen befragen möchte, beginnt sie laut zu weinen und bringt große Verzweiflung zum Ausdruck. Der Therapeut schwankt zwischen der Reaktion, sich liebevoll um sie zu bemühen, und dem Wunsch, sie energisch aufzufordern, normal mit ihm zu sprechen.

In diesem Kapitel geht es um Situationen, in denen Patienten in emotionale Zustände »kippen« oder relativ plötzlich Emotionen zum Ausdruck bringen, die vorher nicht spürbar waren. Dabei sind diese Emotionen in der Regel zentral für die Problematik, und ihr Auftreten ist für die Behandlung wünschenswert. Nur in seltenen Fällen ist der Emotionsausdruck unangemessen wie im 3. Fallbeispiel. Dennoch kann auch das Auftreten von Gefühlen, die in der Therapie grundsätzlich vertieft werden sollen, für Therapeuten überraschend kommen und sie – insbesondere kurzfristig in der aktuellen Situation – verunsichern.

14.1 Welcher Modus ist in diesen Situationen zentral?

In aller Regel liegt dem situativen Auftreten von Emotionen, die echt und authentisch wirken, der verletzliche Kindmodus zugrunde. Dabei ist es typisch, dass dieser erst auftritt, nachdem sich die therapeutische Beziehung gefestigt hat, weil beim Patienten erst dann das dafür notwendige Vertrauen in den Therapeuten vorhanden ist. Zudem treten solche Emotionen oft dann auf, wenn die Therapeutin Gefühle wie Trauer oder Angst anspricht oder validiert, oder entsprechende Themen exploriert. Meist lassen sich bei diesen Gefühlen leicht die biografischen Bezüge herstellen. Die Patientin berichtet dann z. B., sich genauso hilflos und verlassen zu fühlen, wie sie sich als Kind gefühlt hat.

In manchen Situationen lassen sich intensive Emotionen wohl gleichermaßen dem gesunden Erwachsenen- und dem verletzten Kindmodus zuordnen; dies ist insbesondere dann der Fall, wenn bisher zu wenig ausgedrückte Trauer um Verluste, die im Erwachsenenalter erlitten wurden, eine Rolle spielt. Auch in solchen Fällen liegt oft ein verletzlicher Kindmodus vor, der durch den Verlust wieder aktiviert wird; der aktuelle Verlust wird jedoch auch vom gesunden Erwachsenen betrauert.

Gefühle des verletzlichen Kindmodus können manchmal lange verborgen sein und erst allmählich zugänglich werden. Dies trifft z. B. auf viele Patientinnen mit selbstunsicherer Persönlichkeitsstörung oder Depression mit Freudlosigkeit und starker Gefühllosigkeit zu. In anderen Fällen, insbesondere bei der Borderline-Persönlichkeitsstörung, können emotionale Zustände jedoch auch sehr schnell switchen, und ein rascher Wechsel von sehr verschiedenartigen Zuständen wird zu beobachten sein.

Wenn Patienten sehr früh in der therapeutischen Begegnung und/oder bereits bei sehr kleinen Anlässen starke emotionale Reaktionen zeigen, sollte allerdings auch an einen überkompensatorischen Bewältigungsmodus oder an den ausgeprägten Modus eines dependenten Kindes gedacht werden (beides vermischt sich auch häufig). Ein entsprechender Überkompensationsmodus kann, etwa bei histrionischer Persönlichkeitsstörung, aufmerksamkeitssuchend-dramatisch sein, oder auch stark klagsam oder ärgerlich. Ein Hinweis auf diesen Modus liegt vor, wenn die emotionale Reaktion übertrieben oder oberflächlich erscheint; wenn sie die Funktionalität zu haben scheint, von anderen Themen abzulenken; wenn der Therapeut in der Gegenübertragung weniger Mitgefühl entwickelt und eher ärgerlich oder genervt reagiert. Diese Art von Situationen wird in Kapitel 4 näher beleuchtet, während es hier um Gefühle geht, die sich dem verletzlichen Kindmodus zuordnen lassen. Der Modus eines dependenten Kindes wirkt dagegen v. a. »klammernd« und hilflos, diese Thematik wird in Kapitel 15 behandelt.

Fallbeispiele

Fallbeispiel 1. Karina P. zeigt den typischen verletzten Kindmodus bei der Borderline-Persönlichkeitsstörung. Die aktuellen Gefühle von Verzweiflung und Verlassenheit gehören zum Modus der kleinen zurückgewiesenen Karina, der durch die Abwertung der Mutter und den Missbrauch (strafender Elternmodus) sowie die wiederholten Verlusterlebnisse mit »guten Ersatzvätern« entstanden ist. Das selbstverletzende Verhalten lässt sich dem strafenden Elternmodus zuordnen, da es der Selbstbestrafung dient. Wutausbrüche sind Teil des wütenden Kindmodus. Der Cannabisgebrauch, Abbrüche mit Vermeidung von Beziehungs- und Jobsituationen sowie das fassadenhafte Auftreten gehören zu einem distanzierten Beschützermodus. Im gesunden Erwachsenenmodus kann die Patientin ihr Funktionieren reflektieren und versuchen, Gefühle auch in der Therapiebeziehung zuzulassen.

Fallbeispiel 2. Bei Carsten A. liegt ebenfalls ein verletzlicher, emotional deprivierter und einsamer Kindmodus vor (s. Abb. 14.1), der dadurch entstanden ist, dass er sich als Kind emotional wenig angenommen fühlte und wenig Nähe erlebte. Sein leistungsorientierter Vater und die eher abweisende Mutter führten zu einem stark fordernden Elternmodus, der von ihm Leistungsfähigkeit, Funktionieren und das Verbergen von »unmännlichen« Gefühlen fordert. Die aktuelle Trennungssituation reaktiviert dieses Erleben von Einsamkeit und Bindungslosigkeit. Gleichzeitig muss die aktuelle Trennung auch vom gesunden Erwachsenenmodus betrauert werden, sodass die Gefühle von Trauer diesem zugeordnet werden. Die Freudlosigkeit und Gefühllosigkeit werden einem distanzierten Beschützermodus, die Antriebslosigkeit, Vermeidung von Aktivitäten sowie die initiale Emotionsvermeidung im therapeutischen Kontakt einem vermeidenden Bewältigungsmodus zugeordnet. Im gesunden Erwachsenenmodus ist Herr A. in der Lage, sich kulturell und sportlich zu betätigen, ist beruflich funktionsfähig und kann Trauer zulassen.

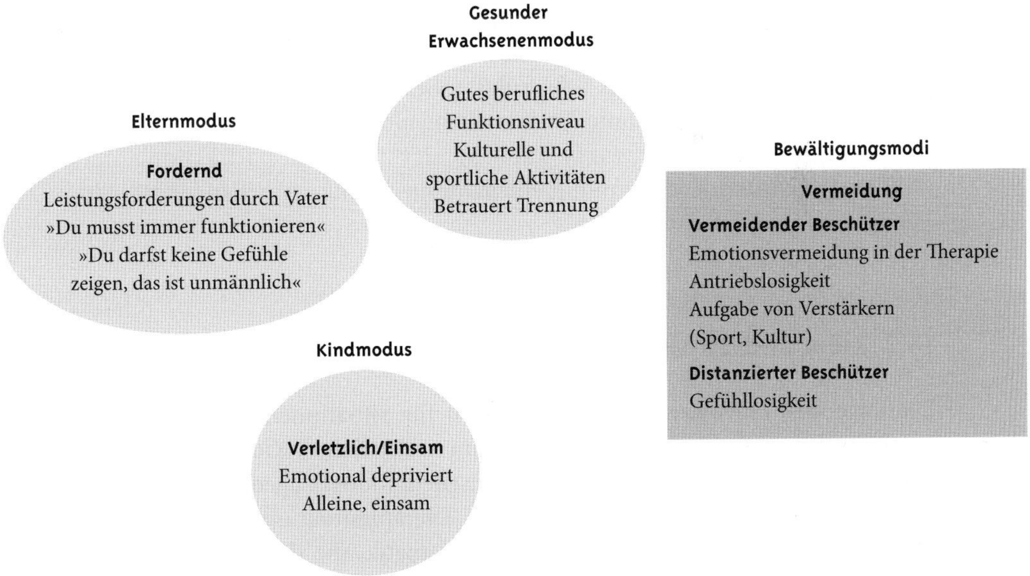

Abbildung 14.1 Modusmodell von Carsten A.

Fallbeispiel 3. Bei Mary V. liegt ein in diesem Kapitel nicht im Fokus stehender überkompensatorischer Modus vor, in dem sie durch den Ausdruck intensiver Emotionen Aufmerksamkeit sucht und die Situation kontrolliert (vgl. dazu auch Kap. 4 u. 11). Vermutlich liegen auch bei ihr ein verletzlicher Kindmodus und korrespondierende dysfunktionale Elternmodi vor, diese sind jedoch in der aktuellen Situation vom Bewältigungsmodus überlagert, daher kann dazu wenig gesagt werden. Auch weitere Bewältigungsformen lassen sich aktuell nicht explorieren. Die Kernthematik dieses Falles wird in anderen Kapiteln behandelt. Der Fall wurde in diesem Kapitel trotzdem mit angerissen, um zu verdeutlichen, dass Patienten, die in Tränen ausbrechen, nicht zwangsläufig in einem verletzlichen Modus sind.

Wie lässt sich der richtige Modus zuordnen?
Ein *verletzlicher Kindmodus* liegt vor, wenn sich die Emotionen erst mit zunehmendem Vertrauen des Patienten in die Therapiebeziehung zeigen, wenn sie sich für den Therapeuten echt und authentisch anfühlen und eine fürsorgliche Reaktion auslösen, und wenn sich ein plausibler Bezug zur Biografie des Patienten herstellen lässt. Verletzliche Kindmodi treten besonders dann auf, wenn der Therapeut Reparenting anbietet, sowie bei Auslösern, die an schwierige biografische Erfahrungen erinnern (z. B. Trennungen, relevante Daten wie Todestag eines Elternteils, aktuelle Beziehungssituation mit Parallelen zur Kindheit).

Der *gesunde Erwachsenenmodus* ist zusätzlich beteiligt, wenn die negativen Emotionen auch eine adäquate Reaktion auf eine aktuelle Situation darstellen.

Hinweise auf einen aufmerksamkeitssuchenden oder einen anderen *Bewältigungsmodus* sind gegeben, wenn sich die Gefühle für den Therapeuten unecht oder oberflächlich anfühlen, weniger Fürsorge als Ärger hervorrufen, und situativ unangemessen auftreten, z. B. sehr früh im therapeutischen Prozess, oder wenn die Patientin damit unangenehme Themen vermeiden kann.

Ein *dependenter Kindmodus* (s. Kap. 15) zeigt sich durch stark klammerndes und hilfloses Verhalten. Dies kann mit einem aufmerksamkeitssuchenden Bewältigungsmodus vermischt sein.

14.2 Ziele und Strategien im Umgang mit der Situation

Die folgenden Hinweise gelten wie erwähnt für Situationen, in denen die spontan gezeigten Emotionen wahrscheinlich einem verletzlichen Kindmodus (eventuell in Kombination mit einem gesunden Erwachsenenmodus) zugeordnet werden können. Grundsätzlich sollten diese Gefühle in der Therapiesituation willkommen geheißen werden – sie bilden oft den Kern der Problematik, die den Patienten in Therapie geführt hat, und es ist wichtig, dass sie auftreten, damit daran gearbeitet werden kann.

Dem Patienten soll zunächst geholfen werden, diese Gefühle im sicheren Beziehungskontext der Therapie zu prozessieren und auszuhalten und damit auch zu verarbeiten – allerdings in einem Maß, das für den jeweiligen Patienten erträglich ist. Wichtig ist dabei auch, dass Patienten die Erfahrung machen, dass sie aus negativen Gefühlen wieder herauskommen können, nachdem sie sie einmal zugelassen haben. Dieses Wieder-Herauskommen ist für schwerer gestörte Patienten, z. B. Patienten mit Borderline-Störung zu Beginn der Therapie schwierig, und wird zunächst stark vom Therapeuten assistiert. Erst im Verlauf sollen die Patienten hier zunehmend selbständig werden.

Zentral sind beim Auftreten intensiver Emotionen des verletzten Kindmodus das Limited Reparenting und der Einsatz emotionsfokussierender Techniken, insbesondere imaginatives Überschreiben. Therapeuten sollten nicht zögern, beim Auftreten von starken Emotionen rasch eine Imaginationsübung vorzuschlagen und durchzuführen. Damit werden die beiden Aspekte des Emotionen-Prozessierens und -Veränderns in idealer Weise verbunden.

Kognitive Strategie. Beim Auftreten starker Emotionen spielen kognitive Strategien eine eher untergeordnete Rolle. Wichtig ist die Zuordnung der Gefühle zum entsprechenden Modus, ihre Validierung, gegebenenfalls die Herstellung eines biografischen Bezugs. Dies sollte jedoch wenig Zeit in Anspruch nehmen und zugunsten des Einsatzes von Reparenting und Imaginationstechniken minimiert werden. Auch kognitive Techniken wie z. B. die Zuordnung des Gefühls zum verletzlichen Kindmodus oder die Psychoedukation zu Rechten eines Kindes kann sehr warmherzig erfolgen und damit schon von Reparenting begleitet sein (»Oh, das scheint die kleine Karina zu sein, um die müssen wir uns jetzt gut kümmern!«).

Therapiebeziehung. In der Therapiebeziehung ist an dieser Stelle Reparenting zentral. Dabei ist insbesondere bei schwerer gestörten Patienten (z. B. Borderline-Störung) zu Beginn der Therapie davon auszugehen, dass das Reparenting von der Therapeutin erledigt wird (z. B. in Stuhldialogen oder Imaginationsübungen das verletzliche Kind trösten). Erst im Verlauf der Therapie kann die Patientin dies zunehmend selbst übernehmen. Bei weniger schwer gestörten Patienten (z. B. Achse-I Störungen ohne Persönlichkeitsstörung) können die Patienten selbst auch zu Beginn der Therapie aktiver sein. Durch Reparenting werden negative Emotionen »aufgefangen« und positive Gefühle wie Verbundenheit, Sicherheit oder Wärme in der Therapiebeziehung erlebbar gemacht.

Anteile des Therapeuten

Therapeuten erschrecken manchmal vor den Emotionen des Patienten, wenn diese sich unerwartet Bahn brechen. Dann kann gerade bei stark kognitiv geprägten Therapeuten die Reaktion auftreten, die Emotionen mit kognitiven Methoden aufzugreifen und damit »wegzureden«. Statt dessen sollte sich der Therapeut überwinden, die Gefühle willkommen zu heißen und Zuversicht ausstrahlen, dass die Arbeit mit den Gefühlen hilfreich für den Patienten sein wird – sowohl unmittelbar in der Therapiesitzung als auch langfristig hinsichtlich der Problematik des Patienten.

▶

Weiterhin kann es für Therapeuten ungewohnt sein, mit Gefühlen genauso strukturiert und zielorientiert umzugehen wie mit Kognitionen. Stattdessen findet beim Auftreten von Gefühlen oft das (evtl. eher implizite) Konzept Anwendung, dass sich Emotionen in einem autonomen Prozess entfalten und wandeln. Im schematherapeutischen Ansatz wird jedoch mit Gefühlen ebenso zielorientiert umgegangen wie mit Kognitionen. Das heißt, der Therapeut »darf« dem Patienten vorschlagen, rasch mit einer Imaginationsübung zu beginnen, wenn starke negative Gefühle auftreten, und den Patienten in der Übung auch aktiv in mentale Bilder führen, die mit positiveren Gefühlen assoziiert sind. Dazu müssen Therapeuten häufig auch eigene Hemmungen überwinden, für sie ungewohnte emotionsfokussierende Übungen einzusetzen.

Eine spezielle Problematik liegt für manche Therapeuten vor, wenn – wie in Fallbeispiel 3 – Patienten übermäßig histrionisch oder dependent weinen und sich verzweifelt zeigen. Auf diese Muster muss zumindest mittelfristig – entgegen üblichen »therapeutischen Reflexen« nicht primär mit Empathie für die vorrangig gezeigten Emotionen reagiert werden. Vielen Therapeuten fällt es schwer, Patienten mit der Unangemessenheit des Emotionsausdrucks zu konfrontieren, statt ihnen warmherzig Empathie und Mitleid zu spenden. Allerdings ist es für Therapeuten wichtig, sich klarzumachen, dass es für diese Patienten essenziell ist, aus diesen Mustern herauszukommen und sie zu verstehen (s. Kap. 4 und 15).

Emotionsorientierte Strategie. Der therapeutische Schwerpunkt bei der Arbeit mit einem aktivierten verletzlichen Kindmodus liegt auf emotionsfokussierenden Techniken. Dabei spielen imaginative Übungen die wichtigste Rolle. Wenn Patienten davor Angst haben, weil sie sich von Gefühlen leicht überwältigt fühlen (eine mögliche Reaktion von Karina P.), können solche Übungen auch langsam und in kleinen Schritten begonnen werden. Dann sollte der Fokus ganz besonders auf der Entwicklung positiver Gefühle liegen und die Patientin nicht zu sehr mit dem Prozessieren der negativen Gefühle belastet werden. Zusätzlich sollten die imaginierten Helferfiguren so gewählt werden, dass die Patientin einen leichten Einstieg hat und erst sukzessive mehr eigene Verantwortung für das Überschreiben übernimmt (Reihenfolge der Helferfiguren: (1) Therapeut, (2) imaginierte andere Person, (3) Therapeut und Patient als gesunder Erwachsener gemeinsam, (4) Patient als gesunder Erwachsener; vgl. dazu Abschn. 6.3.1 in Jacob & Arntz, 2011). Um den Transfer emotionsfokussierender Arbeit in den Alltag der Patienten zu unterstützen, lassen sich Audioaufnahmen einsetzen, die von der Patientin im Alltag gehört werden können (s. Lösungsvorschlag für Fall 1). Hilfreich sind auch Übergangsobjekte, die ein zentrales positives Ergebnis der Übung repräsentieren oder die Begleitung durch den Therapeuten symbolisieren sollen.

Behaviorale Strategie. Auch die behaviorale Interventionsebene ist – wie die kognitive Ebene – in diesen Situationen nicht zentral, folgt aber eher der emotionsfokussierten Arbeit. Imaginative Techniken und Reparenting wirken auch implizit, und teilweise stellen sich bei dieser Arbeit mit den Gefühlen auch auf der Verhaltensebene Änderungen bei Patienten ein, ohne dass dies behavioral vorbereitet wurde. Wenn Hausaufgaben gegeben werden, können diese auch emotionsfokussiert sein, wie das Anhören von Audios zwischen den Sitzungen.

Stabilisierung fördern und Prozess beachten. Wenn der Schwerpunkt auf emotionsfokussierte Techniken gelegt wird, kann es vorübergehend auch zu einer Labilisierung der Patientin kommen (von Patienten schon als »Verschlimmbesserung« beschrieben). Dies ist in der Regel vorübergehend und kann toleriert werden. Allerdings ist es wichtig, mit der Patientin den Prozess genau zu beobachten. Im Regelfall wird sich rasch eine Stabilisierung einstellen. Wenn die Patientin jedoch imaginative Übungen als sehr belastend erlebt, kann besprochen werden, wie diese für sie weniger belastend gestaltet werden können.

Traumabehandlung. In der Schematherapie lassen sich auch traumabezogene Imaginationsübungen sehr schonend durchführen, weil in der Regel nicht am schlimmsten Punkt Exposition in sensu durchgeführt wird, sondern der imaginative Umstrukturierungsprozess begonnen wird, sobald sich im erinnerten Bild eine traumaassoziierte Emotion entwickelt (z. B. wenn die Patientin imaginiert »Mein Onkel kommt die Treppe herauf und ich habe Panik, weil ich schon weiß, was jetzt gleich wieder passieren wird ...«). In Studien zur Behandlung der PTBS hat sich dieses Vorgehen als ebenso hilfreich wie Exposition in sensu für die Behandlung von Ängsten erwiesen, und war bezüglich der Reduktion anderer negativer Gefühle sowie hinsichtlich Abbruch-Raten und Akzeptanz durch Therapeuten und Patienten sogar überlegen (Übersicht in Arntz, 2012).

14.3 Konkrete Lösungsvorschläge

Fallbeispiel 1. Die Therapeutin beschließt, die aktuell aktivierten Gefühle des verletzlichen Kindmodus von Karina P. direkt mit einer imaginativen Übung mit Überschreiben zu bearbeiten. In einer der letzten Sitzungen hat sie bereits eine solche Übung mit ihr gemacht, sodass Frau P. das grundsätzliche Vorgehen kennt.

T: Frau P., ich glaube, im Moment ist die kleine Karina total aktiviert, weil die Situation mit Ihrer Freundin anscheinend ganz starke Gefühle hervorruft, wie Sie sie von früher kennen – kann das sein?

P: Ja, das kann sein, ich fühle mich genau so wie damals, als der Matthias weggezogen ist von uns, als ich in der ersten Klasse war.

T: Das heißt, Sie haben schon direkt ein Erinnerungsbild, das zu diesen Gefühlen passt? Damit würde ich gerne wieder eine imaginative Übung machen wie in der letzten Stunde!

P: Aber ich habe Angst, dass ich davon völlig überflutet werde, wenn ich jetzt die Augen zumache und da voll reingehe ...

T: Gut, dass Sie das sagen! Dann lassen Sie bitte im Moment noch die Augen offen ... was für ein Erinnerungsbild haben Sie denn?

P: Der Matthias kommt nochmal vorbei, weil er ein paar Sachen holen muss und ich bin im Wohnzimmer. Ich bekomme voll Bauchschmerzen, ich hätte so gerne, dass er dableibt, aber ich glaube auch, dass er mich nicht mag und deshalb geht.

T: Was braucht die kleine Karina in dem Bild denn jetzt am meisten?

P: Dass der Matthias sagt, dass er sie gerne hat.

T: Ja, das wäre wichtig. Dann komme ich jetzt mal in das Bild, okay? Können Sie dazu die Augen zumachen?

P: Ja. *(Schließt die Augen.)*

T: Dann komme ich rein und nehme dich in den Arm, ist das in Ordnung?

P: Ja, das ist gut!

T: Okay, und ich würde gerne mit dem Matthias sprechen, warum er geht, okay?

P: Ja, aber ich will mich verstecken.

T: Dann versteck dich hinter mir! Und ich sage zum Matthias: Matthias, die kleine Karina hat Angst, dass Sie gehen, weil Sie die kleine Karina nicht mögen. Stimmt das denn? ... Was sagt Matthias?

P: Matthias sagt, dass er das Geschrei von meiner Mutter nicht mehr aushält, und dass es nichts mit mir zu tun hat

T: Ah, das ist ja gut. Kannst du ihm glauben?

P: Ja, irgendwie schon. Das hat er auch wirklich mal zu mir gesagt. Aber ich will nicht alleine bei meiner Mutter bleiben, die schreit mich doch auch so viel an!

T: Kleine Karina, du musst nicht bei deiner Mutter bleiben. Wir werden später noch mehr Übungen machen, in denen wir uns auch mit deiner Mutter auseinandersetzen. Aber für heute wollte die große Karina nur eine kurze Übung, deshalb würde ich vorschlagen, wir beide gehen jetzt einfach weg, irgendwohin, wo du gerne bist, ist das okay?

P: Ja, das wäre schön! Ich mag in den Wald gehen, an eine Wiese mit einem Bach!

T: Das ist eine schöne Idee! Wir gehen zusammen in den Wald, auf eine Wiese, und da ist ein Bach. Was magst du machen? Sollen wir die Schuhe ausziehen und im Bach herumwaten?

P: Au ja, das wäre schön!

T: Klasse! ... Wie geht es dir, kleine Karina?

P: Viel besser. Es ist schön, mit dir hier am Bach zu spielen.

T: Klasse! Wie geht es mit den Gefühlen vom Anfang der Übung?

P: Die sind fast weg.

T: Das ist ja gut! Dann genießen Sie das Bild vom Bach noch ein bisschen und kommen dann in Ihrem Tempo wieder hierher zurück.

Im Anschluss nimmt die Therapeutin für Frau P. noch ein Audio auf ihrem Handy auf, in dem sie die Übung noch einmal zusammenfasst (s. Kasten). Als Hausaufgabe wird vereinbart, dass Frau P. das Audio täglich anhört.

Audio zur Imaginationsübung mit der kleinen Karina

»Liebe Frau P., es freut mich, dass Sie das Audio anhören, weil es eine Übung für die kleine Karina ist, und die ist uns beiden sehr wichtig. Heute haben Sie sich sehr verzweifelt gefühlt – die Situation mit Petra hat bei Ihnen die Gefühle aus Ihrer Kindheit ausgelöst, wo Sie sich so alleine gelassen und abgelehnt gefühlt haben, z. B. von Matthias, als er Ihre Mutter verlassen hat. In der Übung bin ich reingekommen, habe mich um die kleine Karina gekümmert, und wir haben Matthias gefragt, ob er wegen Karina auszieht. Er hat gesagt, dass das nichts mit ihr zu tun hat, und zum ▶

Glück konnte ihm die kleine Karina das glauben. Danach sind wir beide an einen schönen Ort gegangen, eine Waldlichtung mit einem Bach. Dort war es wunderschön und friedlich und uns ging es gut miteinander. Wir haben die Schuhe ausgezogen, sind im Bach herumgewatet und haben es genossen, zusammen zu spielen. Bitte vergegenwärtigen Sie sich dieses schönes Bild jetzt nochmal mit allen Sinnen, wenn Sie dieses Audio hören.«

Fallbeispiel 2. Als Herr A. anfängt zu weinen, bleibt die Therapeutin ruhig und zugewandt und ist innerlich sehr zufrieden, dass Herr A. jetzt seinen Bewältigungsmodus reduzieren kann und diese Gefühle endlich Raum bekommen können. Sie validiert und vertieft sie, indem sie einfach zunächst ruhig »an seiner Seite bleibt« und sagt, dass es sich um wichtige Gefühle handelt, die viel Beachtung brauchen, und dass es ein Fortschritt ist, wenn Herr A. zu diesen Gefühlen Zugang bekommt (»Endlich sind die Trauer und die Einsamkeit da, die im Kern Ihrer Depression stecken!«). Dadurch ist die Situation Herrn A. weniger peinlich. Er fragt die Therapeutin allerdings, was er damit jetzt machen soll. Sie erläutert ihm, dass es hinsichtlich der Traurigkeit wichtig sei, diese zuzulassen, um die Trennung zu betrauern und danach offen für neue Beziehungen zu werden. Außerdem schlägt sie ihm eine Imaginationsübung vor, um denjenigen Anteil der Gefühle, der älter ist als die Trennungssituation (verletzlicher Kindmodus), nämlich Einsamkeit und das Fehlen von Nähe, auch gezielt zu verändern.

Herr A. ist mit einer Imaginationsübung einverstanden und erinnert sich darin an eine Situation, als er sich als ca. 9-jähriger Junge sehr alleine damit gefühlt hat, weil sein bester Freund wegzog und er gleichzeitig in eine neue Klasse kam. Damals war er verunsichert und hätte die Unterstützung seiner Eltern gebraucht. Beim Überschreiben schlägt er vor, die Großmutter, die immer sehr lieb zu ihm gewesen sei, zu Hilfe zu holen. Die Oma erklärt den Eltern, dass der kleine Carsten gerade verunsichert ist und Hilfe braucht, backt ihm Pfannkuchen und geht mit ihm auf den Spielplatz, wo er sich unter ihrem Schutz mit anderen Kindern treffen kann. Herr A. ist nach der Übung entspannt, nachdenklich und gut im Kontakt mit seinen Gefühlen. In der nächsten Sitzung berichtet er, dass es ihm danach viel leichter gefallen sei, sich um seine Bedürfnisse zu kümmern, und dass er in der vergangenen Woche das erste Mal seit langem wieder beim Sport gewesen sei.

Zusammenfassung

In beiden Fallbeispielen war die Arbeit an den Emotionen zentral. Dabei war es wichtig, individuell angemessen vorzugehen, angemessene Helferpersonen einzusetzen und die Patientin bzw. den Patienten auch über die Sitzung hinaus mit einer Erinnerung an die Übung zu versorgen. Das dritte Fallbeispiel wurde hier nicht behandelt, da diese Themen in den Kapiteln 4 und 11 abgedeckt werden.

Dos	Don't's
▶ Heißen Sie die Gefühle willkommen! ▶ Führen Sie möglichst sofort eine Imaginationsübung durch. ▶ Nutzen Sie Reparenting. ▶ Übernehmen Sie die Führung bei der imaginativen Arbeit und führen Sie den Patienten in mentale Bilder, in denen seine Bedürfnisse erfüllt werden. ▶ Passen Sie die Übung gegebenenfalls den Bedürfnissen und Wünschen der Patientin an. ▶ Nutzen Sie Audiodateien als Hausaufgabe. ▶ Geben Sie Übergangsobjekte mit, die einen Bezug zu dem positiven Ergebnis haben. ▶ Nutzen Sie gegebenenfalls Stuhldialoge.	▶ Zerreden Sie die Gefühle nicht. ▶ Haben Sie keine Scheu vor starken Emotionen. Wenn Sie einige Imaginationsübungen oder Stuhlarbeiten in solchen Situationen gemacht haben, werden Sie Routine bekommen! ▶ Verfolgen Sie bei imaginativen Übungen nicht stur ein Standard-Vorgehen, sondern passen Sie die Übung nach Bedarf an. ▶ Überfordern Sie den Patienten nicht, indem Sie zu früh den »Erwachsenen« in das imaginative Bild hineinbringen, sondern passen Sie die Helferrolle den Fähigkeiten des Patienten an. ▶ Wundern Sie sich nicht, wenn es zu einer vorübergehenden Labilisierung des Patienten kommt.

15 Die Patientin ist stark dependent und auf den Therapeuten fixiert

Fallbeispiel 1
Mark G. ist ein 41-jähriger chronisch depressiver Patient mit selbstunsicherer Persönlichkeitsstörung. Er ist stark übergewichtig und hat deshalb einen beginnenden Diabetes. In seiner Kindheit hat Herr G. schweren emotionalen Missbrauch erlebt – seine Mutter war tablettenabhängig und nicht in der Lage, sich um ihren Sohn zu kümmern. Herr G. hat sich schon als Kind für sie verantwortlich gefühlt und ist an der Aufgabe gescheitert, sie zu retten – noch heute ist sie tablettenabhängig und macht ihrem Sohn in erster Linie Vorwürfe. Herr G. hat verschiedene Ausbildungen und Tätigkeiten begonnen, aber immer wieder abgebrochen, entweder aufgrund der depressiven Symptomatik oder weil er sich von Kollegen abgelehnt fühlte oder nicht in der Lage war, auftretende Konflikte oder Probleme anzusprechen. Er lebt alleine und hat fast keine Bekannten oder Freunde. Schon als Kind war Herr G. viel krank, und Ärzte und Krankenschwestern spielten schon früh in seinem Leben eine helfende und unterstützende Rolle. In die Therapie kommt er mit dem Wunsch, dass es ihm nicht mehr so schlecht gehen möge. Herr G. war schon bei vielen verschiedenen Psychiatern und Psychotherapeuten in Behandlung. Alle hätten ihn letztlich nicht verstanden oder die Behandlung aus für ihn nicht nachvollziehbaren Gründen irgendwann abgelehnt oder beendet. Er sieht sich selbst jedoch als einen Patienten, der »brav alles macht, was der Therapeut sagt«. In der Therapiesituation selbst wirkt Herr G. meist sehr hilflos und verzweifelt. Es kommen ihm leicht die Tränen, wenn über emotional belastende Themen gesprochen wird. Er kennt alle Vorschläge des Therapeuten, kann diese jedoch regelmäßig nicht umsetzen, weil es ihm zu schlecht geht. Er bittet häufig um zusätzliche Sitzungen, weil er »in einer Krise« sei. Er hat im Laufe seiner Behandlungen sehr viele Techniken und Strategien kennengelernt, setzt diese jedoch fast nicht ein. Insgesamt hat der Therapeut mit der Zeit das Gefühl, dass es Herrn G. mehr darum geht, in der Therapie einen angenehmen Kontakt zu erleben, und dass er keine Verantwortung für sein Leben übernehmen möchte.

Fallbeispiel 2
Miriam U. ist eine 25-jährige Patientin mit Borderline-Persönlichkeitsstörung. Sie leidet insbesondere unter starken Stimmungsschwankungen, intensiven Gefühlen von Verlassenheit und Hoffnungslosigkeit sowie impulsiven Handlungen (Essanfälle mit Erbrechen, gelegentlicher Alkohol- und Tablettenmissbrauch, übermäßiges Geldausgeben). Zudem kifft sie phasenweise sehr viel. In vielen Beziehungen kann sie sich gar nicht öffnen und ist immer fassadenhaft ▶

fröhlich, da sie das Gefühl hat, abgelehnt zu werden, wenn sie Schwäche zeigt. Fr. U. ist ein Einzelkind und hat in ihrer Kindheit durch ihren Vater physischen und sexuellen, durch die Mutter emotionalen Missbrauch erlebt. Die Mutter scheint nach den Schilderungen von Fr. U. eine unglückliche und verbitterte Frau zu sein, die ihrer Tochter seit deren Kindheit vorwirft, dass sie an ihrem Unglück schuld sei. Fr. U. ist dabei überzeugt, dass die Mutter Recht habe, und versucht alles, um ihre Mutter günstig zu stimmen. Es fällt ihr in der Therapie auch sehr schwer, negative Dinge über ihre Mutter zu sagen. Wenn die Therapeutin diese Annahmen als strafenden Elternmodus anspricht, bricht Frau U. in Tränen aus und »wehrt sich mit Händen und Füßen« gegen diese Idee. Frau U. ist in der Therapiebeziehung zunächst sehr distanziert und kann sich kaum öffnen. Nachdem sie etwas Vertrauen gefasst hat, beginnt sie sehr dependente Beziehungswünsche zu äußern. Sie ruft die Therapeutin häufig auf dem Handy an, auch nachts und am Wochenende. Wenn sie sie nicht erreicht, spricht sie ihr verzweifelt auf die Mailbox. Sie fragt wiederholt nach, ob sie die Therapeutin in Krisen daheim besuchen könne; auf keinen Fall könne sie sich vorstellen, sich in solch einem Fall an eine Klinik zu wenden. Wenn sie die Therapeuten nicht besuchen dürfe, könne sie für nichts garantieren! Die Therapeutin fühlt sich von der Patientin zunehmend vereinnahmt und überfordert. Sie reagiert zunächst mit Irritation, später mit Ärger. Sie würde die Therapie am liebsten sofort beenden.

Fallbeispiel 3

Ulrike Z. ist eine 38-jährige Borderline-Patientin mit selbstverletzendem Verhalten, schweren dissoziativen Zuständen, einer chronisch depressiven Symptomatik und Benzodiazepinabhängigkeit. Sie hat in ihrer Kindheit schweren sexuellen Missbrauch durch den Vater und seinen Bruder erlebt und ist schon im Jugendalter psychiatrisch auffällig geworden. Seitdem ist sie fast andauernd in psychiatrischer und/oder psychotherapeutischer Behandlung. Nach mehreren fehlgeschlagenen Versuchen, in betreuten Einrichtungen zu wohnen, um im Leben Fuß zu fassen, wohnt sie mittlerweile wieder bei ihren Eltern. Die Mutter ist alkoholabhängig und chronisch depressiv, der Vater nach wie vor grenzüberschreitend. Wenn der Onkel zu Besuch ist, kommt es gelegentlich auch noch zu sexuellen Kontakten, die die Patientin als Vergewaltigung empfindet, und bei denen sie regelmäßig dissoziiert und sich danach selbst verletzt. In die Therapie in der Ambulanz ihrer psychiatrischen Klinik kommt Frau Z., »weil sie das Leben nicht aushält«. Ziele kann sie nicht nennen. Sie findet ihre Wohnsituation unerträglich, kann sich aber nicht vorstellen, daran etwas zu ändern. Wenn die Therapeutin insistiert, dass Frau Z. Behandlungsziele oder auch nur ein Ziel für eine einzelne Sitzung entwickelt, dissoziiert Frau Z. Sie spricht dann kaum noch und kann sich hinterher nicht erinnern, was besprochen wurde. Die Therapeutin fühlt sich zunehmend frustriert und hilflos. Aufgrund der schwierigen Lebenssituation von Frau Z. erlebt sie großen ►

Druck, ihr zu helfen und Änderungen zu veranlassen, was jedoch durch die Reaktion der Patientin nicht möglich ist.

Dependente Muster, die in der Therapie deutlich werden, können sich entweder auf Therapeuten bzw. Gesundheitsdienstleister im Allgemeinen beziehen (Fall 1) oder spezifisch auf die Person der Therapeutin (Fall 2). Nicht selten ist die Therapie jedoch auch schwierig, wenn die Patientin sich in ihrem Alltag in einer dependenten Beziehungsstruktur befindet mit Personen, die sie (gegebenenfalls schon seit ihrer Kindheit) aktuell noch schädigen oder traumatisieren (Fall 3). Alle diese Patienten teilen das Grundgefühl, im Leben nicht alleine zurechtkommen zu können, und jemanden zu benötigen, der sich um sie kümmert. Autonomie und Selbständigkeit empfinden sie umgekehrt als bedrohlich und überwältigend. Häufig ist dies verbunden mit dem intensiven Gefühl, alleingelassen zu werden, wenn sie autonomer werden. Dieses emotionale Erleben lässt sich als dependenter Kindmodus konzipieren. Wie bei anderen Problemen auch, muss der dependente Kindmodus nicht zwingend in allen Situationen im Leben des Patienten eine Rolle spielen. So hat Miriam U. in ihrem Leben durchaus auch Bereiche, in denen sie kompetent und erwachsen agiert – zwischenmenschliche Beziehungen gehören allerdings meist nicht dazu.

Der dependente Kindmodus lässt sich in der Regel erst im Verlauf der Therapie identifizieren. Zu Beginn der Behandlung besteht oft kein offensichtlicher Unterschied zu einem verletzlichen Kindmodus – letzterer verbessert sich jedoch im Laufe einer schematherapeutischen Behandlung, während das Muster des dependenten Kindmodus persistiert. Dabei entsteht bei der Therapeutin der Eindruck, dass die Symptomatik der Patientin sich trotz lege artis durchgeführter emotionsfokussierter Interventionen nicht verbessert. Die Patientin übernimmt keine Verantwortung für den therapeutischen Fortschritt, es findet kein Transfer des in der Therapie Erarbeiteten in den Alltag statt. Manchmal entsteht der Eindruck, dass die Patientin es stark vermeidet, sich mit der Realität auseinanderzusetzen (z. B. die nicht veränderbare Problematik einer Situation anzuerkennen und daraus Konsequenzen zu ziehen). Ein weiterer Hinweis auf einen dependenten Kindmodus liegt vor, wenn die Patientin schon verschiedene andere Therapien absolviert hat, ohne davon erkennbar profitiert zu haben. Um dies möglichst bald abzuklären, ist es ratsam, Patienten mit multiplen Vorbehandlungen detailliert nach ihren Therapieerfahrungen zu befragen.

15.1 Welcher Modus ist in diesen Situationen zentral?

Als Kern der dependenten Problematik wird der dependente Kindmodus betrachtet, also das kindliche Gefühl, nicht im Leben zurechtzukommen und ganz alleine zu sein, wenn keine Unterstützungsperson zur Verfügung steht. Dieser Modus hat hohe Ähnlichkeit mit dem verletzlichen Kindmodus, zu Beginn einer Behandlung kann man beide oft nicht auseinanderhalten.

Zusätzlich zu diesen abhängigen Gefühlen treten in der Regel Bewältigungsmodi auf, wobei prinzipiell alle Arten der Bewältigung vorkommen. Häufig sind dies Vermeidungsmodi (z. B. Dissoziation und Benzodiazepingebrauch bei Ulrike Z., Passivität bei Mark G.) oder Unterwerfung (z. B. Verhalten als »braver Patient« bei Mark G.). Auch Überkompensation kann zusätzlich auftreten; z. B. bedrängt Miriam U. ihre Therapeutin, ihren Bildschirm abzuschalten, wenn sie eine Sitzung hat, weil Frau U. es nicht aushält, die Bilder der Kinder der Therapeutin auf dem Bildschirmschoner zu sehen – sie fühlt sich dann von der Therapeutin verlassen. Dieses Drängen kann als kontrollierende Überkompensation konzipiert werden.

Es sollte berücksichtigt werden, dass dependente Muster manchmal auch durch Behandlungen verstärkt werden können. Dies kann etwa der Fall sein, wenn Therapeuten explizit oder implizit signalisieren, dass der Patient auf jeden Fall eine lange Behandlung benötigt, oder wenn sie ihm über lange Zeit viel Halt bieten. Auch die »typisch ärztliche« Haltung, sich für die Lösung der Probleme des Patienten hauptverantwortlich zu fühlen, kann solche Muster verstärken.

> **!** Für die Konzeptualisierung als dependentes Muster ist der dependente Kindmodus zentral. Auf diesen kann mit jeder Art von Bewältigung (Vermeidung, Unterwerfung, Überkompensation) reagiert werden.

Fallbeispiele

Fallbeispiel 1. Bei Mark G. erstrecken sich dependente Muster generell auf das Versorgungssystem. Er hat gewissermaßen Behandler und Gesundheitsversorger zu seinem wichtigsten sozialen Netzwerk gemacht. Jeder neue Versorger wird in dieses System integriert. Der biografische Hintergrund ist einerseits die Deprivation durch die Eltern, andererseits das frühe Erleben von Behandlern als fürsorgliche Personen. Sein Konzept von Therapie ist sehr passiv – Therapeuten sind dafür da, sich um ihn zu kümmern und ihn mit Kontakt und Trost zu versorgen, eigene Verantwortung übernimmt er nicht. Wenn er einen Behandler verliert, kann er diesen im System rasch durch eine andere Person ersetzen. Würde ihn ein Therapeut mit seinem dependenten, wenig verantwortungsvollen Muster konfrontieren, ist die Wahrscheinlichkeit hoch, dass Herr G. sich gekränkt abwenden und den nächsten Behandler aufsuchen würde. Um im System zu verbleiben, passt er sich oberflächlich an, indem er »brav« ist, z. B. pünktlich Tabletten einnimmt und zum Termin erscheint, immer eine Überweisung mitbringt und sich bei Suizidalität zuverlässig meldet. Neben dem dependenten Kindmodus (dauerndes Aufsuchen von Versorgern, »Produktion« von Krisen), der durch die frühe Hilflosigkeit und Parentifizierung durch die Mutter entstanden ist, besteht ein schuldinduzierender Elternmodus, der durch die kranke Mutter etabliert wurde. Die wichtigsten Bewältigungsmodi sind Vermeidung (ist in seinem Leben passiv, vermeidet Aufgaben und Herausforderungen) und Unterwerfung gegenüber Therapeuten (»braver Patient«).

Fallbeispiel 2. Bei Miriam U. bezieht sich die Dependenz nicht auf alle Behandler oder das System als solches, sondern auf die aktuelle Therapeutin, deren Beziehungsangebot ihre durch die Beziehung zur Mutter entstandenen Schemata ausgelöst hat. Diese sind hoch aktiviert und Frau U. reagiert dynamisch und bedrängt die Therapeutin dabei auch. Die Therapeutin fühlt sich dadurch unter Druck. Da die Therapiebeziehung jedoch sehr bedeutsam für Frau U. ist und sie hohen Leidensdruck erlebt, ist sie mit höherer Wahrscheinlichkeit als Herr G. motiviert, sich mit diesem Muster auseinanderzusetzen. Im Modusmodell von Frau U. (s. Abb. 15.1) zeigen sich ein verletzlicher Kindmodus (Hilflosigkeit, Verzweiflung) und ein dependenter Kindmodus (intensive Suche nach Versorgung durch die Therapeutin). Der strafende Elternmodus hat die dauerhaft abwertende Mutter sowie den Missbrauch durch den Vater als biografischen Hintergrund. Die impulsiven Handlungen (Essanfälle, Geldausgeben, Alkoholgebrauch) lassen sich einem impulsiven Kindmodus zuordnen, da sie auftreten, wenn Frau U. »gerade danach ist«, etwas zu kaufen oder zu konsumieren. Ihr wesentlicher Bewältigungsmodus ist Unterwerfung mit fassadenhafter Fröhlichkeit, um den Beziehungserwartungen anderer Menschen zu genügen, und dem dauernden Bemühen, es der Mutter recht zu machen. Das Kiffen wird dem distanzierten Beschützermodus

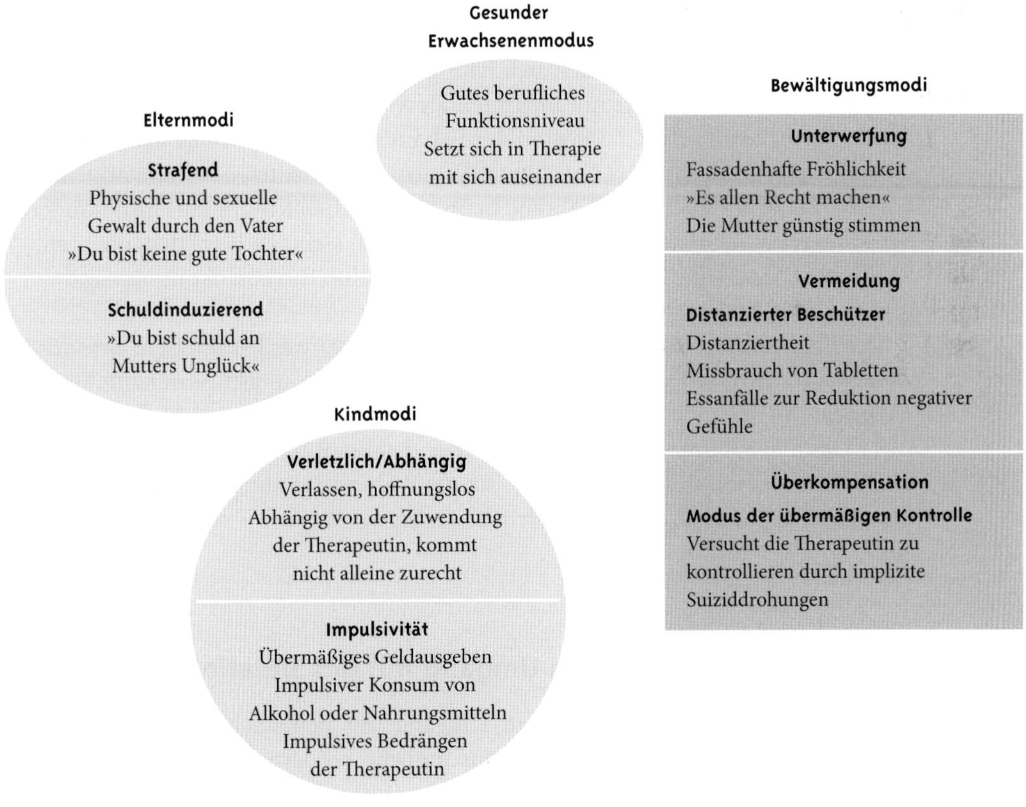

Abbildung 15.1 Modusmodell von Miriam U.

zugeordnet. Überkompensation im Sinne einer übermäßigen Kontrolle tritt auf, wenn Frau U. ihre Therapeutin drängt, z. B. Bilder ihrer Familie zu verbergen.

Fallbeispiel 3. Ulrike Z. hingegen ist primär in einer dependenten Beziehung zu ihrer nach wie vor traumatisierenden Familie verstrickt. Die Inanspruchnahme des Gesundheitssystems dient vor allem dazu, diese Situation durch regelmäßige Zuwendung und Unterstützung zu stabilisieren und damit ein dysfunktionales Muster zu erhalten. Das kann therapeutisch nicht wünschenswert sein – der Konfrontation mit ihrer Situation in der Therapie entzieht sie sich jedoch durch Dissoziation. Die Anhänglichkeit an Behandler ist bei Frau Z. wie auch bei Herrn G. nicht an die Person eines bestimmten Therapeuten gebunden, diese sind prinzipiell austauschbar. Im Modusmodell von Frau Z. besteht neben dem verletzten Kindmodus mit großer Hilflosigkeit, Bedrohtheit und Abhängigkeit ein stark strafender Elternmodus, der seinen Ursprung vorrangig im langjährigen schweren Missbrauch hat. Auf der Seite der Bewältigung besteht insbesondere ein starker distanzierter Beschützermodus mit Dissoziation, chronischer Depression und Benzodiazepingebrauch. Selbstverletzungen sind manchmal Teil des distanzierten Beschützermodus (Überdecken von emotionalem Schmerz, insbesondere nach aktuellem Missbrauch), manchmal dienen sie auch der Demonstration von Bedürftigkeit und werden dann dem abhängigen Kindmodus zugeordnet.

Wie lässt sich der richtige Modus zuordnen?

Der dependente Kindmodus lässt sich häufig erst im Prozess einer Therapie (oder anhand einer Vorgeschichte mit mehreren als wichtig erlebten, aber wirkungslosen Therapien) identifizieren. Zu Beginn der Behandlung fällt ein *vulnerabler Kindmodus* auf; allerdings bleibt das Gefühl von Hilflosigkeit erhalten oder verstärkt sich noch im Laufe der Therapie. Während beim verletzlichen Kindmodus insbesondere der Mangel an Sicherheit und Bindung im Zentrum steht, ist beim dependenten Kindmodus das Gefühl zentral, im Leben nicht alleine zurechtzukommen und immer Unterstützung zu benötigen.

Der dependente Kindmodus darf nicht gleichgesetzt werden mit dem *Bewältigungsmodus der Unterwerfung* (s. Kap. 7). Dieser Bewältigungsmodus kann bei Patienten mit dependenten Kindmodus auftreten, das muss aber nicht der Fall sein. Das wesentliche Kennzeichen des unterwerfenden Bewältigungsmodus ist, dass sich die Patientin dadurch stabilisiert, dass sie die Bedürfnisse anderer erfüllt. Der dependente Kindmodus hingegen drückt das eigene Bedürfnis nach Versorgung aus.

15.2 Ziele und Strategien im Umgang mit der Situation

Das wichtigste therapeutische Ziel im Umgang mit dependenten Mustern ist die Überwindung des dependenten Verhaltens und die Förderung von Autonomie und Eigenverantwortung. Dazu ist es in der Regel notwendig, diese Thematik sehr offen und direkt zu besprechen. Oft muss zunächst an der Motivation des Patienten gearbeitet werden, dependentes Verhalten aufzugeben, wobei dies nicht in allen Fällen gelingt. Aus schematherapeutischer Sicht wäre es dann unangemessen, eine Behandlung weiterzuführen, wenn sich die Patientin nach intensiver Auseinandersetzung nicht dazu entschließen kann, an ihren dependenten Mustern zu arbeiten.

In vielen Fällen ist es für Patienten (und manchmal auch für ihre Therapeuten) relativ schwierig, ihre dependenten Muster gut zu erkennen und ihnen »auf die Schliche« zu kommen. Dies hängt damit zusammen, dass dependente Muster vordergründig auch mit vielen erwünschten Verhaltensweisen verbunden sind, wie z. B. das »brave« und zuverlässige Verhalten von Herrn G. Diese können mit einem unterwerfenden Bewältigungsmodus verbunden sein (s. Kap. 7). Als Teil eines problematischen Musters entpuppt sich das Verhalten möglicherweise erst nach einiger Zeit in Therapie.

Dabei sollten die Patienten die Konfrontation mit der Dependenz nicht als Vorwurf seitens des Therapeuten erleben. Das passiert leicht, da jede Kritik den strafenden Elternmodus triggert. Dieses Problem sollten Therapeuten im Auge behalten und gegebenenfalls in der Konfrontation auch den dabei ausgelösten strafenden Elternmodus ansprechen und ihn in die Schranken weisen.

Gegenüber einem dependenten Kindmodus bedeutet Reparenting in der Therapiebeziehung insbesondere auch die Förderung von Autonomie. Die Konfrontation mit den dependenten Mustern und auch die Forderung an den Patienten, an seiner Autonomie zu arbeiten, widersprechen damit in keiner Weise einer Reparenting-Therapiebeziehung. Um das therapeutische Beziehungsangebot zu klären, sollte der Therapeut die Unterscheidung von emotionaler und funktionaler Dependenz erläutern. Emotionale Dependenz, also die gefühlsmäßige Abhängigkeit vom Therapeuten, kann in einer Therapie vorübergehend auftreten und ist oft unproblematisch. Wenn die Patientin in der Therapiebeziehung gelernt hat sich sicher zu fühlen, wird sie dies in der Regel in andere Beziehungen übertragen können und die emotionale Dependenz vom Therapeuten wird nachlassen. Funktionale Dependenz hingegen, also die praktische Unterstützung seitens des Therapeuten im Alltag, ist nicht Teil des therapeutischen Beziehungsangebotes.

> **!** Wichtig ist die Unterscheidung von emotionaler und funktionaler Dependenz in der Therapiebeziehung. Emotionale Dependenz ist recht häufig, und in vielen Fällen unproblematisch und vorübergehend. Funktionale Dependenz hingegen muss in der Therapiebeziehung begrenzt werden.

Häufig hängen dependente Muster mit der Vermeidung von Trauer und der Einsicht in Verluste zusammen. So möchte Miriam U. unter keinen Umständen die Illusion aufgeben, dass ihre Mutter sich irgendwann noch einmal gut um sie kümmern würde. Ulrike Z. möchte den Verlust vermeiden, der entstehen würde, wenn sie sich von ihrer Familie distanzieren würde. Diese Funktion von Dependenz sollte einerseits mit der Patientin besprochen werden. Andererseits sollte der Therapeut darauf gefasst sein, dass das Betrauern von Verlusten oder verpassten Erfahrungen zum Thema wird, falls sich die Patientin entschließt, an der Dependenz zu arbeiten.

Kognitive Strategie. Auf der kognitiven Ebene sollte Dependenz als Muster thematisiert und deren Entstehung sowie Vor- und Nachteile im Leben der Patientin besprochen werden. Der Unterschied zwischen emotionaler und funktionaler Dependenz wird erläutert. Auch die Funktion von Dependenz zur Vermeidung von Trauer und die Notwendigkeit von Trauerarbeit kann angesprochen werden. In diesem Zusammenhang kann auch Psychoedukation zu Trauerprozessen angebracht sein.

Therapiebeziehung. In der Therapiebeziehung ist es wichtig, Autonomie zu fördern und die Patientin mit ihrem dependenten Muster zu konfrontieren. Die Patientin wird mithilfe der empathischen Konfrontation auf die Dependenz hingewiesen und begrenzt (»Wenn Sie sagen, dass Sie nicht zurechtkommen, wenn Sie nicht nachts mit mir telefonieren können, ist das ein stark dependentes Muster, auf das ich nicht eingehen kann. Ich kann sehr gut verstehen, warum Sie dieses Muster entwickelt haben, und es tut mir leid, dass ich Sie hier frustrieren muss. Dennoch gibt es leider keine Möglichkeit, nachts zu telefonieren!«). Dabei muss sich der Therapeut auch selbst schützen, z. B. indem er zur Bedingung macht, dass der Umgang mit kritischen Situationen im Therapievertrag aufgenommen wird (»Ich möchte, dass wir in unseren Therapievertrag aufnehmen, dass Sie sich auf jeden Fall beim Klinik-Notdienst melden, wenn es Ihnen nachts so schlecht geht!«). Da diese Konfrontation leicht den strafenden Elternmodus triggert (»Sie wollen mich auch nicht mehr haben!«), sind zwei Aspekte wichtig: Zum einen sollte immer wieder betont werden, dass die Konfrontation mit der Dependenz von Fürsorge für die Patientin getragen ist (»Sie sind mir sehr wichtig, und ich möchte Ihnen optimal helfen; die Dependenz ist so ein zentrales Muster, dass ich das einfach mit Ihnen besprechen muss!«). Zum anderen muss der strafende Elternmodus immer wieder zurückgewiesen werden.

Anteile des Therapeuten

Therapeuten sind oft dafür prädestiniert, in die »Dependenz-Falle zu tappen«. Dependente Patienten drücken häufig den »Schuld- oder Verantwortungs-Knopf«, und Therapeuten fühlen sich für das Wohlergehen anderer stark verantwortlich. Je nach den eigenen Modi von Therapeuten können sie sich dann schuldig und verantwortlich fühlen (schuldinduzierender Elternmodus), oder auch überfordert, ärgerlich oder frustriert (Reaktion von kindlichen Modi oder auch – je nach Ausmaß – dem gesunden Erwachsenenmodus). In der Reaktion können sie versuchen, alles für diese Patienten zu tun (unterwerfende Bewältigung), oder sie vermeiden die Patienten und »schalten innerlich ab« (vermeidende Bewältigung«).

Wenn ein Therapeut dependente Muster konfrontieren möchte, muss er – zumindest vorübergehend – davon Abstand nehmen, seinen Patienten schonen und stabilisieren zu können. Biografischer Hintergrund von Therapeuten ist nicht selten eine schuldinduzierende Elternfigur, die dem Therapeuten als Kind viel Verant- ►

wortung für ihr Wohlergehen übertragen hat. Dieser schuld- und verantwortungsinduzierende Modus kann von dependenten Patienten leicht getriggert werden.

Manchmal nehmen Therapeuten es sich selbst übel, dass sie dependente Muster nicht sofort zu Beginn der Therapie identifizieren. Hier ist es immer wieder wichtig, sich zu verdeutlichen, dass es sich um Muster handelt, die erst im Verlauf einer Therapie sichtbar werden können. Ein vollständiges Identifizieren ist daher zu Beginn der Behandlung oft schlechterdings nicht möglich.

Insbesondere Ärzte werden im Versorgungssystem dahingehend sozialisiert, dass sie an hilflose Patienten immer aktiv eine Lösung für ihre Probleme herantragen müssen. Entsprechend schwer kann es ihnen fallen, Patienten gegenüber zu äußern, dass es Grenzen des für Ärzte Erreichbaren gibt, und dass dependente Patienten sich gerade ihrer Hilflosigkeit selbst stellen müssen. Eine Ärztin oder Psychotherapeutin, die den Anspruch aufrecht erhält, ihrem Patienten für jedes Problem eine Lösung bieten zu müssen, wird zwangsläufig in dependente Muster verwickelt und kommt ohne Aufgabe dieses Anspruches in der Regel auch nicht heraus.

Bereits erwähnt wurden Merkmale des Systems. In Institutionen, die – aus inhaltlichen oder ökonomischen Gründen – auf das Halten chronischer Patienten spezialisiert sind (z. B. »letzte Anlaufstellen« für schwere Fälle, psychiatrische Privatambulanzen), kann das in diesem Kapitel vorgeschlagene Vorgehen auf geringe Akzeptanz stoßen und daher nicht durchführbar sein.

Emotionsorientierte Strategie. Zum Verstehen und zur Reduktion von dependenten Mustern sind insbesondere Stuhldialoge geeignet, wobei das Verlangen nach abhängiger Beziehung (dependenter Kindmodus) und der gesunde Erwachsenenmodus beteiligt sind. Häufig ist es auch notwendig, den strafenden Elternmodus in den Stuhldialog einzubeziehen, der durch das Ansprechen der Thematik getriggert werden kann, und diesen zu begrenzen. Wie beschrieben ist zusätzlich häufig Trauerarbeit notwendig, wenn der Patient beginnt, seine dependenten Muster zu unterbrechen. Diese ist in der Regel ein Thema, das über eine längere Zeit in der Therapie bearbeitet wird, und mit verschiedenen Methoden adressiert werden kann (insbesondere mit Stuhldialogen).

Behaviorale Strategie. Auf der Verhaltensebene sind alle Strategien und Aufgaben geeignet, die die Autonomie der Patientin fördern. Dies beinhaltet die Entwicklung und Umsetzung konkreter Ziele und insbesondere auch die Übernahme von Verantwortung für wichtige Lebensbereiche und Entscheidungen. Geeignete Methoden sind z. B. Hausaufgaben, Rollenspiele oder Verhaltensexperimente, mit denen die Patientin autonome Verhaltensweisen einübt.

Verstärkersituation beachten. Gerade bei Patienten mit chronischen Verläufen kommt es vor, dass sie sich sehr gut »eingerichtet« haben in der Versorgungssituation, die das Gesundheitssystem bietet. Solche Patienten lehnen die Konfrontation und Auseinandersetzung mit dem Thema Dependenz u. U. ab, weil es für sie – in gewissem Maße auch nachvollziehbar – wenig lohnenswert erscheint. Möglicherweise suchen diese Patienten sich lieber einen neuen Therapeuten. Dies trifft auf Fälle wie im ersten und dritten Fallbeispiel zu. Wir plädieren dafür, solche Behandlungen – selbstverständlich erst nach ausführlicher Beschäftigung mit dem Thema Dependenz – grundsätzlich nicht weiterzuführen; gleichzeitig kann der Patientin das Angebot gemacht werden, wieder in Therapie zu kommen, wenn sie an diesem Muster arbeiten möchte. Wenn ein Therapeut selbst Teil des Verstärkersystems ist (z. B. durch wirtschaftliche Rahmenbedingungen im klinisch-stationären Kontext) und eine Behandlung nicht in dieser Weise begrenzen kann, ist dies evtl. nicht umsetzbar. Eine Verbesserung der dependenten Muster ist dann nicht zu erwarten.

15.3 Konkrete Lösungsvorschläge

Fallbeispiel 1. Die Therapeutin von Mark G. spricht nach einigen Monaten sein dependentes Muster an und führt dazu einige kognitive Interventionen sowie Stuhldialoge durch. Zusätzlich versucht sie, Herrn G. mit der Aktivierung eigener Ressourcen zu »locken«. Herr G. gewinnt durch diese Interventionen, insbesondere durch Stuhldialoge, phasenweise eine Einsicht in die dependente Problematik. Allerdings rutscht er immer wieder in seine alten Muster ab. Zusätzlich beginnt er zu klagen, dass er gar nicht mehr wisse, was er der Therapeutin erzählen solle, da sie immer nur auf seine Eigenverantwortung poche. Die Therapeutin stellt auch diese Äußerungen in den Kontext der dependenten Problematik (»Herr G., es scheint mir ein Teufelskreis zu sein: Ich fordere Sie auf, Eigenverantwortung unter anderem für die Themen innerhalb der Therapie zu übernehmen; und Sie klagen darüber, dass Sie kein Thema mehr ansprechen können, weil ich dann wieder über Ihre Eigenverantwortung spreche. Ich denke, genau das muss ich wirklich tun, weil ich es so wichtig für Sie finde!«). Im weiteren Verlauf sagt Herr G. zunehmend Termine ab. Nach einiger Zeit erfährt die Therapeutin zufällig, dass er mittlerweile eine andere Behandlung aufsucht.

Fallbeispiel 2. Miriam U. hat sich in den letzten Sitzungen auf die ersten Imaginationsübungen eingelassen, in denen sich die Therapeutin um die »kleine Miriam« gekümmert hat. Eine der Übungen wurde aufgenommen und Frau U. hat sie daheim angehört. Dabei hat sie starke Sehnsucht nach der Therapeutin bekommen und sie am Wochenende mehrfach versucht anzurufen und ihr auf die Mailbox gesprochen. Die Therapeutin hat ihr per E-Mail geschrieben, dass sie sich am Wochenende in Notfällen an die Notfallambulanz wenden soll, und spricht diese Situation in der Sitzung am folgenden Dienstag an.

T: Frau U., wie geht es Ihnen denn jetzt nach dem Wochenende?

P: Wie soll es mir gehen?! Ich fühle mich von Ihnen völlig hängengelassen – mir geht es so dreckig, und Sie schreiben mir nur eine Mail, dass ich in die Psychiatrie gehen soll! Das würde ich niemals tun, das wissen Sie genau!! Sie haben mir die Imaginationen mitgegeben, Sie sind jetzt meine Vertrauensperson, was soll ich denn jemand anders erzählen?

T: Frau U., es freut mich, dass Sie mir vertrauen, und dass die Imaginationen Ihnen so wichtig sind. Mir ist es auch sehr wichtig, Ihnen möglichst gut zu helfen! Dazu möchte ich Ihnen aber noch etwas genauer erklären, wofür ich da bin und wofür ich nicht da bin!

P: Sie wollen mich doch einfach nicht haben! Ich gehe Ihnen auf den Wecker und Sie wären total froh, wenn ich nie bei Ihnen gelandet wäre!

T: Frau U., das ist Ihr strafender Elternmodus, der sagt, dass ich Sie nicht haben möchte! Das hat mit der Realität nichts zu tun, und den werfe ich jetzt erst einmal raus! *(Stellt einen Stuhl für den strafenden Elternmodus auf und spricht zu diesem.)* Strafender Elternmodus, du hältst dich jetzt bitte mal komplett raus! Ich muss mit Miriam etwas Wichtiges besprechen, und da können wir deine abwertenden und unqualifizierten Kommentare überhaupt nicht brauchen! *(Sie stellt den Stuhl vor die Zimmertür.)* Wie ist es jetzt?

P: Etwas besser!

T: Sehr gut! Dann erkläre ich Ihnen jetzt, worum es mir geht, okay? Ich möchte Ihnen den Unterschied zwischen emotionaler und funktionaler Dependenz erklären. Dependenz heißt einfach zwischenmenschliche Abhängigkeit, also das Gefühl, ohne jemanden nicht existieren zu können.

P: Ja, das Gefühl habe ich gerade bei Ihnen!

T: Genau! Und wir unterscheiden zwischen emotionaler und funktionaler Abhängigkeit. Wenn Sie emotional abhängig sind von mir, dann haben Sie eine Weile das Gefühl, dass es für Sie schrecklich wäre, wenn ich jetzt plötzlich verschwinden würde, weil Sie mich gefühlsmäßig einfach brauchen. Sie sind aber in der Lage, sich im Alltag um sich selbst zu kümmern, und z. B. Krisen zu managen, ohne dass ich zwingend dabei sein muss. Emotionale Abhängigkeit kann in Therapien vorkommen, insbesondere wenn wir viel mit Imagination arbeiten und ich mich dabei um die kleine Miriam viel kümmere. Das ist kein Problem, denn mit der Zeit werden Sie lernen, sich auch in anderen Beziehungen sicher zu fühlen, und dann nimmt die Abhängigkeit zur Therapeutin automatisch wieder ab.
Wenn Sie hingegen funktionell abhängig sind, dann haben Sie das Gefühl, dass Sie mich wirklich real an Ihrer Seite brauchen, wenn es Ihnen schlecht geht.

P: Genau so geht es mir im Moment ja!

T: Genau! Deshalb bespreche ich das auch mit Ihnen! Der Punkt ist, dass funktionale Abhängigkeit in einer Therapiebeziehung nicht erfüllt werden kann. Es wäre für Sie vielleicht wirklich besser, wenn Sie sonntags bei mir vorbeikommen könnten, …

P: Ja, genau das meine ich!

T: … aber es geht trotzdem nicht. Sonntags arbeite ich nicht, und auch wenn Sie mir wichtig sind, und ich mich unbedingt gut um die kleine Miriam kümmern möchte, ist das für mich auf unsere Sitzungen begrenzt, und zwischendrin ab und an mal eine Mail oder ein Telefonat.

P: Das ist jetzt aber ganz schön hart!

T: Das ist mir klar, und es tut mir leid, wenn ich Sie damit frustriere. Aber es ist mir sehr wichtig, dass Sie klar wissen, was Sie von mir erwarten können und was nicht. Denken Sie nicht auch, dass das besser für Sie ist?

P: Naja, wahrscheinlich schon …

T: Und ich glaube, dass es wichtig ist, dass wir uns in der Therapie noch genauer damit befassen, was eigentlich dahinter steckt, dass Sie in vielen Beziehungen gar nicht offen sind, und in der Beziehung zu mir, wenn Sie sich öffnen, so eine große Abhängigkeit zu Tage tritt. Ich könnte mir vorstellen, dass das auch viel mit Ihrer Geschichte und der Beziehung zu Ihrer Mutter zu tun hat, und dass es wichtig ist, das noch besser zu verstehen und für Sie bessere Lösungen zu finden.

Fallbeispiel 3. Die Therapeutin von Ulrike Z. insistiert in den Stunden zunehmend auf das Setzen von Zielen für die Behandlung. Sie vereinbart mit Frau Z., dass sie antidissoziative Techniken (z. B. nach oben schauen) anwendet, um in den Sitzungen nicht in die Dissoziation zu rutschen. In diesen Gesprächen wird wiederholt thematisiert, dass es Frau Z. nicht substanziell besser gehen kann, solange sie mit ihrer Familie zusammenlebt. Da sich Frau Z. jedoch nicht in der Lage fühlt, aus dem ambulanten Setting heraus Veränderungen einzuleiten, plant sie eine weitere stationäre Behandlung, um sich mit der Thematik im geschützten Rahmen auseinanderzusetzen. Die Therapeutin unterstützt dies und bespricht mit ihr, dass sie nach der stationären Behandlung nur dann mit ihr engmaschig therapeutisch weiterarbeiten wird, wenn sie während der stationären Behandlung tatsächlich einen Plan für die Ablösung von der Familie entwickelt. Dies ist bei Entlassung allerdings nicht der Fall. Da die Therapeutin in der Ambulanz für die Patientin zuständig ist, reduziert sie die Kontakte von einer einstündigen Sitzung pro Woche auf 30-minütige Termine alle 3 Wochen; dazwischen auftretende Krisen muss die Patientin beim Notdienst versorgen lassen. Damit verändert sie die Kontingenz in der Therapiebeziehung so, dass die Patientin nicht mehr von ihr für ein dependentes Verhalten verstärkt wird. Gleichzeitig bietet sie der Patientin die Möglichkeit an, wieder höherfrequent zu kommen, wenn sie an dieser Thematik arbeiten möchte. Die Behandlung endet, als Frau Z. in eine andere Stadt zu einem neuen Partner zieht, den sie als Mitpatient während einer stationären Behandlung kennengelernt hat.

Zusammenfassung

In allen Fällen wurde das dependente Muster aktiv von der Therapeutin angesprochen. Dabei zeigt sich bei Mark G., dass er gar nicht motiviert ist, an diesem Thema zu arbeiten. Er zieht es vor, sich eine andere therapeutische Unterstützung zu suchen – mutmaßlich ebenfalls, um sich dort dependent in Beziehung zu setzen. Bei Miriam U. löst die Konfrontation eine Auseinandersetzung mit dem Thema aus und die Therapeutin bereitet sie bereits darauf vor, dass diese vermutlich einige Zeit in Anspruch nehmen wird. Bei Ulrike Z. liegt aktuell ebenfalls keine Motivation zur Veränderung dependenter Muster vor, die jedoch ihr zentrales Problem darstellen. Daher wird keine intensive Therapie fortgesetzt.

Dos	Don'ts
▶ Machen Sie Reparenting zur Förderung der Autonomie. ▶ Sprechen Sie dependente Muster offen an, wenn sie Ihnen auffallen. ▶ Konfrontieren Sie den Patienten mit dependenten Mustern und deren Folgen. ▶ Erklären Sie die Unterscheidung von emotionaler und funktionaler Dependenz.	▶ Machen Sie kein unablässiges Reparenting im Sinne der »Bedienung« dependenter Muster. ▶ Machen Sie sich keine Vorwürfe, wenn Ihnen dependente Muster erst nach einer Weile auffallen. ▶ Lassen Sie funktionale Dependenz nicht zu.

▶

Dos	Don'ts
▶ Beachten Sie die Verstärkersituation. ▶ Akzeptieren Sie emotionale Dependenz vorübergehend, solange der Patient funktional autonom bleibt. ▶ Zeigen Sie Geduld, da die Durchbrechung solcher Muster langwierig ist. ▶ Führen Sie Stuhldialoge mit dem dependenten Modus, dem strafenden Modus und dem gesunden Erwachsenen durch. ▶ Seien Sie darauf vorbereitet, dass nach der Bearbeitung von Dependenz Trauer- und Verlustarbeit anstehen. ▶ Definieren Sie klare Veränderungsziele und beharren Sie auf einer stetigen Veränderung. Gegebenenfalls Kontingenzmanagement.	▶ Werden Sie nicht »ärgerlich«, dies könnte den strafenden Elternmodus des Patienten triggern. ▶ Machen Sie kein weiteres Therapieangebot, wenn sich der Patient eindeutig dagegen entscheidet, an der Dependenz zu arbeiten. ▶ Nehmen Sie es nicht persönlich, wenn ein dependenter Patient Ihre Behandlung zugunsten einer anderen Behandlung verlässt, um seine Dependenz aufrechtzuerhalten. ▶ Lassen Sie sich nicht unter Druck setzen. ▶ Ziehen Sie sich nicht zurück, wenn der Patient dependente Muster zeigt.

Teil V
Schwierige Situationen mit Kindmodi: Ärger und Wut

16 Basics für die Bearbeitung von ärgerlichen oder wütenden Kindmodi

Erscheinungsform und Auftreten. Ein ärgerlicher oder wütender Kindmodus wird vor allem durch das Erleben von Ärger, Wut oder Empörung beschrieben. Es geht einem Patienten um Abgrenzung gegenüber anderen Vorstellungen und um die Durchsetzung eigener Rechte und Bedürfnisse. Patienten haben das Gefühl, dass diese nicht genügend berücksichtigt werden und reagieren in einer inadäquaten oder überschießenden Art und Weise. Dabei ist dem Patienten keinesfalls immer selbst klar, welche Bedürfnisse gerade verletzt wurden.

Im *ärgerlichen Kindmodus* ist ein Patient ärgerlich oder frustriert, weil zentrale emotionale (oder körperliche) Bedürfnisse nicht erfüllt werden. Jedoch wird der Ärger darüber unangemessen ausgedrückt, z. B. durch Beleidigungen oder Vorwürfe, was das Gegenüber eher zurückweichen lässt.

Im *wütenden Kindmodus* steigert sich das Gefühl des Ärgers in intensive Wut. Dabei werden die Gefühle überschießend und unkontrolliert geäußert. In der Gegenübertragung erlebt die Therapeutin den Patienten als ein »außer Rand und Band geratenes Kind«. Es tobt, schreit und wehrt sich gegenüber einem vermeintlichen Gegner. Ein wütendes Kind kann derart die Kontrolle verlieren, dass es Gegenstände beschädigt oder aus Rache selbst- und fremdaggressiv wird. Nimmt ein wütender Kindmodus diese exzessive Form an, so kann er auch als *zorniger Kindmodus* bezeichnet werden.

Ein ärgerlicher oder wütender Kindmodus zeigt sich auch bei Patienten mit schweren Störungen in der therapeutischen Situation nur selten zu Therapiebeginn. In der Regel haben Patienten mit diesem Modus erleben müssen, dass schon das Zeigen normaler Ärgeraffekte direkt oder indirekt bestraft wurde. Insofern versuchen Patienten die Gefühle zu unterdrücken, und sie hinter vermeidenden Bewältigungsmodi zu »verstecken«. Erst wenn eine Beziehung enger und vertrauter wird und die Vermeidung wegfällt, treten intensive Ärgeraffekte auf. Die lange Unterdrückung von Ärger begünstigt dabei im Sinne eines Teufelskreises das Auftreten von unangemessenem Ärger oder explosionsartigen Wutanfällen.

Der explosive Ärgerausdruck ist tragischerweise ebenfalls nicht gut geeignet, eine Erfüllung der ihm zugrundeliegenden Bedürfnisse zu bewirken. Zum einen gelingt es der Patientin selbst so nicht, die zentralen Kernbedürfnisse hinter der Wut zu erkennen oder auszudrücken. Zum anderen kann das Umfeld mit diesem Verhalten oftmals nicht umgehen, zieht sich zurück oder reagiert mit einem Gegenangriff. Somit fühlt sich der Patient in seiner Annahme bestätigt, dass Ärger und Wut negative Konsequenzen nach sich ziehen. Der schuldinduzierende oder strafende Elternteil wird aktiviert und führt zu weiterer Selbstbestrafung, Selbsthass und Schuldgefühlen. In der Folge versucht der Patient, Ärger und Wut noch mehr zu unterdrücken.

Die Unterdrückung von Wut und Ärger kann schließlich so weit gehen, dass diese Gefühle gar nicht mehr wahrgenommen werden können, was dann häufig mit einem unterwerfenden Bewältigungsmodus einhergeht (s. Kap. 7).

Ursachen. Patienten mit einem intensiven ärgerlichen oder wütenden Kindmodus haben erlebt, dass wichtige Grundbedürfnisse in der Kindheit, wie z. B. die Bedürfnisse nach Sicherheit und Fürsorge, nicht erfüllt wurden. Der daraufhin entstandene und prinzipiell berechtigte Ärger wurde jedoch nicht akzeptiert. Stattdessen erlebten Patienten in ihrer Kindheit, dass auf Ärger- oder Wutausdruck negative Konsequenzen folgten, wie verbale oder physische Bestrafung oder auch Beschämung. Oftmals finden sich in der Biografie des Patienten auch Modelle mit ungünstigem Ausdruck von Ärger, die ihren Ärger entweder unterdrückten oder aber in extremer Form zeigten.

Therapiebeziehung. Die Beziehungsgestaltung zu einem Patienten in einem ärgerlichen oder wütenden Kindmodus muss gut ausbalanciert sein. Wesentlich ist, den Patienten im Hinblick auf die Gefühle von Ärger und Wut prinzipiell zu validieren und ihren Ausdruck zu fördern, also eine Ventilation zu ermöglichen. Eine Patientin soll sich in Bezug auf ihren Ärger und ihre Wut sozusagen »Luft machen« und damit entlasten können. Dabei erlebt sie, dass ihre Gefühle akzeptiert werden und sie nicht für deren Vorhandensein bestraft wird. Gleichzeitig sollen Patienten auch lernen, ihren Ärger und ihre Wut in einer angemessenen und erwachsenen Art und Weise auszudrücken. Im Rahmen einer grundlegend validierenden und fördernden therapeutischen Beziehung muss der Patient also auch lernen seinen Ärger angemessen zu zeigen. Bei extrem destruktiven Formen des Ärgerausdrucks im zornigen Kindmodus muss dieser allerdings auch, zumindest anfänglich, unterbrochen und begrenzt werden. Der Patient benötigt Anleitung durch die Therapeutin, die in dieser Hinsicht auch als Modell dient, wie er Ärger und Wut rechtzeitig wahrnehmen, regulieren und angemessen ausdrücken kann. Nur so können die Bedürfnisse des Patienten vom Gegenüber wahrgenommen werden und er hat eine Chance auf Bedürfniserfüllung.

Zusammenhang zu verletzbaren und strafenden Modi. Hinter dem ärgerlichen oder wütenden Kindmodus finden sich fast immer verletzbare Anteile. Ein wesentliches Ziel in der Therapie ist es, eine Verbindung zu dieser verletzbaren Seite herzustellen und der Patientin so die Möglichkeit zu geben, ihre unerfüllten Bedürfnisse zu erkennen. Damit erhält sie häufig auch wieder einen Zugang zu den Entstehungsbedingungen und kann so verstehen, warum sie in manchen Situationen getriggert werden kann und überschießend oder unangemessen reagiert.

Oftmals intensivieren sich bei der Arbeit mit ärgerlichen oder wütenden Kindmodi auch die schuldinduzierenden und strafenden Elternmodi. Patienten bestrafen und entwerten sich für dann für die gezeigte Wut. Hier ist es wichtig, dem Patienten immer wieder die grundlegende Berechtigung dieser Gefühle zu versichern, ohne dabei notwendigerweise jede Art ihres Ausdruckes zu akzeptieren. Einen angemessenen Ausdruck konnte der Patient im Rahmen seiner Sozialisation jedoch nicht lernen, da Wut unterdrückt wurde und/oder er negative Modelle für den Ausdruck dieser Gefühle hatte. Treten strafende oder schuldinduzierende Modi auf, die den Ausdruck von Wut und Ärger pauschal verbieten, werden sie durch die Therapeutin oder mit deren Hilfe begrenzt bzw. bekämpft.

Veränderungsmotivation. Patienten haben häufig sehr große Angst vor ihrem Ärger und ihrer Wut. Sie haben oft erleben müssen, dass ihre Wut negative Konsequenzen nach sich zog. Auch in der Gegenwart ziehen sich andere Personen zurück oder reagieren aggressiv, wenn ein Patient in einem ärgerlichen oder wütenden Kindmodus auftritt. Hier ist es wichtig, Patienten für die Bearbeitung dieser Anteile zu motivieren, um einen angemessenen Ausdruck von Wut erlernen zu können. Nur wenn Patienten es wagen, Ärger und Wut rechtzeitig Ausdruck zu verleihen, und trainieren, dies in angemessener Weise zu tun, können sie ihre Bedürfnisse auch wahrnehmen und gegenüber anderen Personen adäquat einfordern.

Fallkonzept und Psychoedukation. Da diese Modi zunächst meist nicht in der Therapie gezeigt werden, sind die Informationen für die Fallkonzeptualisierung aus den Patientenberichten und gegebenenfalls Fremdanamnesen zu gewinnen. Für die Veränderungsmotivation und damit für die Bearbeitung des ärgerlichen bzw. wütenden Kindmodus ist die Psychoedukation bezüglich der biografischen Ursachen sowie der Entstehung von Kontrollverlusten zentral.

Modusidentifikation. Patienten sollen lernen, die Anzeichen für ihren Ärger und ihre Wut frühzeitig wahrzunehmen und verschiedene Intensitätsstufen von Ärger zu unterscheiden. Da sie ihre Wut meist fürchten, werden diese Gefühle zunächst selten in der Therapiesituation gezeigt. Hier sollte die Therapeutin die Patientin ermutigen und anleiten, ihre Wut wahrzunehmen und entsprechende Situationen mit Hilfe von Selbstbeobachtungsprotokollen zu dokumentieren. Die Patienten sollte zudem darin angeleitet werden, hinter der Wut liegende Gefühle und Bedürfnisse zu erkennen und sich selbst für das Erleben von Ärger und Wut zu akzeptieren und zu verstärken.

Ventilation im Fokus. Zentrales Element in der Arbeit mit dem ärgerlichen oder wütenden Kindmodus ist die Enttabuisierung und Validierung von Gefühlen des Ärgers und der Wut und deren Ventilation. Der Patient wird zudem mit dem unangemessenen Ärgerausdruck konfrontiert und kann mit Hilfe der Therapie neue Wege des Umgangs mit der Wut erlernen.

Ziele. Patienten sollen erleben, dass ihr Ärger und ihre Wut akzeptiert werden und gezeigt werden dürfen. Sie sollen lernen, dass diese Gefühle sinnvoll sind, um eigene Bedürfnisfrustrationen zu erkennen. Patienten sollen zudem angeleitet werden, Ärger und Wut in einer angemessenen und erwachsenen Art und Weise auszudrücken und diese regulieren zu können. Dazu ist es wichtig, die Gefühle rechtzeitig wahrzunehmen und Möglichkeiten des Ausdrucks bei verschiedenen Intensitätsstufen zu trainieren. Dahinter liegende Gefühle und Bedürfnisse sollen dabei zugänglich gemacht werden. Die Angemessenheit der Reaktion ist dann im Hinblick auf Auslöser und Intensität für den Patienten und sein nahes Umfeld besser verstehbar und Bedürfnisse sind prinzipiell erfüllbar.

In der Praxis treten stark ärgerliche oder wütende Kindmodi in der Therapie relativ selten auf. Häufiger kommt es vor, dass Patienten Ärgeraffekte so stark unterdrücken, dass sie sie selber gar nicht mehr wahrnehmen, geschweige denn in irgendeiner Form ausdrücken können. Dann ist das primäre Ziel, es dem Patienten zu ermöglichen, die unterdrückte Wut wieder wahrzunehmen und zuzulassen. Mit Hilfe imaginativer Techniken und Wutausdrucksübungen (s. Kap. 7 u. 17) sollen Patienten einen Zugang zu diesem Anteil finden.

Zentrale Interventionen für die Arbeit mit den ärgerlichen oder wütenden Kindmodi

- Psychoedukation zu den Ursachen dieser Modi sowie bezüglich der Entstehung von Kontrollverlusten
- Validieren und Ventilieren von Ärger und Wut
- Konfrontation mit unangemessenem Ärger- bzw. Wutausdruck, gegebenenfalls »Limit Setting«
- Kognitive Bearbeitung dysfunktionaler Gedanken bezüglich Ärger und Wut
- Erarbeiten von individuellen »Frühwarnzeichen« für Ärger und Wut
- Stuhldialoge mit zwei Stühlen (ärgerliches oder wütendes Kind, gesunder Erwachsener) oder Variationen
- Aufdecken von unterdrückten Wut- und Ärgergefühlen und Förderung des emotionalen und aktiven Ausdrucks, z. B. in Imaginationen oder Körperübungen
- Aufbau von angemessenem Ausdrucksverhalten von Ärger und Wut im Rollenspiel
- Erarbeiten von Methoden zur Ärgerregulation, z. B. mit Selbstinstruktionskarten, beruhigenden Symbolen oder Vorstellungsbildern

17 Die Patientin ist sehr wütend und/oder schreit den Therapeuten an

Fallbeispiel 1

Olaf S., 46 Jahre, kommt nach einem fast halbjährigen Klinikaufenthalt in ambulante Schematherapie. Stationär war er wegen einer schweren depressiven Episode. In den ersten Sitzungen zeigt Herr S., dass er über profundes Störungswissen verfügt und sich zudem bereits mit Hilfe von Selbsthilfeliteratur in die Schematherapie eingelesen hat. Bereitwillig und authentisch berichtet er von seinem Zusammenbruch, seinen seit Jahren bestehenden Ängsten sowie von traumatischen biografischen Ereignissen. Ebenso kann er einzelne Bewältigungsstrategien benennen (Selbstberuhigung durch Fernsehen, Vermeidung bestimmter Situationen). Der Therapeut empfindet Sympathie für den motivierten und reflektierten Patienten. In einer der folgenden Stunden möchte der Therapeut mit dem Patienten ein Modusmodell erstellen. Vorab erwähnt der Therapeut, dass er die Therapiestunde in der nächsten Woche leider ausfallen lassen muss. Während der folgenden Arbeit wirkt Herr S. entgegen seiner sonstigen Art unmotiviert, woraufhin der Therapeut freundlich auf der Mitarbeit insistiert. Plötzlich springt Herr S. aufgeregt auf, wirft dabei einen Beistelltisch um und beginnt den Therapeuten anzubrüllen: »Ich habe jetzt keine Lust zu diesem Blödsinn. So wichtig kann das doch auch nicht sein! Das interessiert Sie doch alles sowieso nicht!« etc. Der Therapeut versucht den Patienten zu unterbrechen, was ihm jedoch nicht gelingt. Er fühlt sich überrumpelt, vor den Kopf gestoßen und angesichts der Wucht des Affekts auch eingeschüchtert.

Fallbeispiel 2

Ceyda G., 20 Jahre, kommt wegen agoraphobischer Ängste vor dem Hintergrund einer emotional-instabilen Persönlichkeitsakzentuierung in Therapie. Sie hat starke Stimmungsschwankungen, zeigt vermeidendes Verhalten mit dissoziativen Elementen und konsumiert häufig Cannabis. Wenn sie gekifft habe, sehe sie alles viel gelassener, ihre andauernde Anspannung sei gelindert. Frau G. kam mit 11 Jahren aus der Türkei nach Deutschland zu ihrer Tante, nachdem der spielsüchtige und cholerische Vater im Streit die Mutter vor den Augen von Frau G. lebensbedrohlich verletzt hatte. Aufgrund der Spielsucht des Vaters und der depressiven Mutter, um die sie sich immer sorgen musste, war sie seit jeher auf sich allein gestellt. Sie wurde oft vom Vater massiv beschimpft und auch geschlagen. Sie berichtet, sie habe von ihrer Tante in Deutschland nur wenig emotionale Zuwendung bekommen, diese schäme sich wohl wegen ihr und habe ihr das auch gezeigt. Frau G. fühlt sich wertlos und unfähig. Aktuell bewohnt sie ein Appartement in einem betreuten Wohnprojekt. Sie besucht eine Berufsfachschule für Sozialpädagogik mit dem Ziel, ▶

Erzieherin zu werden. Zu Beginn der Therapie wirkt Frau G. verschlossen und abwehrend. Sie gibt an, sie sei nur gekommen, da ihre Betreuerin ihr gesagt habe, sie solle aufgrund der vielen, lautstarken und heftigen Auseinandersetzungen mit ihren Mitbewohnerinnen eine Therapie beginnen, ansonsten müsse sie sich eine neue Wohngelegenheit suchen. Frau G. gewinnt jedoch im Verlauf der ersten Therapiestunden an Vertrauen und Eigenmotivation, sie kann das Modusmodell gut auf ihre eigene Situation anwenden. Die agoraphobischen Ängste und auch der Cannabiskonsum lassen bereits nach einigen Sitzungen nach, da sie schnell Zusammenhänge mit ihrer aktuellen Situation herstellen kann und sich an Absprachen hält. Auch die Arbeit mit dem distanzierten Beschützermodus geht gut voran, schon nach wenigen Wochen können emotionsorientierte Übungen mit der »kleinen Ceyda« durchgeführt werden. Dabei steht zunächst das traumatische Erlebnis (lebensgefährdende Misshandlung der Mutter) im Vordergrund. Diese Situation kann imaginativ erfolgreich überschrieben werden, in dem die »kleine Ceyda« Hilfe durch die Nachbarn bekommt, welche den Vater aufhalten und ihn unter Aufsicht stellen lassen. Andere imaginative Übungen haben die Abwertung und Misshandlung der »kleinen Ceyda« zum Inhalt. Wutaffekte treten innerhalb der emotionsorientierten Übungen jedoch nicht auf, auch in der Therapiesituation ist dieser Anteil nicht spürbar. Nach einigen Wochen kommt Frau G. nahezu apathisch in die Therapie und berichtet ruhig, dass sie jetzt wohl von der Schule und damit auch aus der Wohngemeinschaft fliegen werde. Sie sei gegenüber einem Mitschüler »total ausgeflippt« und habe die Kontrolle verloren. Sie sei extrem ausfällig geworden und habe diesen sogar tätlich angegriffen. Die Therapeutin ist sehr überrascht, da sie Frau G. bislang nicht so erlebt hat.

In diesen Situationen geht es darum, dass Patienten entweder in der Therapiesituation (Fallbeispiel 1) oder aber in Alltagssituationen (Fallbeispiel 2) ungebremst und unkontrolliert mit Ärger, Wut oder Zorn reagieren. Darauf reagiert die Umwelt in der Regel mit Unverständnis und Ablehnung, die im schlimmsten Fall auch mit Sanktionen verbunden sein können. Auch innerhalb der Therapie kann eine solche Problemsituation, wenn sie nicht geklärt wird, zu einer anhaltenden Störung in der Beziehung führen. Zudem können die zentralen Bedürfnisse eines Patienten nicht eindeutig erkannt und damit nicht erfüllt werden. In den beschriebenen Situationen ist der Modus des ärgerlichen bzw. wütenden Kindmodus relevant.

17.1 Welcher Modus ist in diesen Situationen zentral?

Der Modus des wütenden Kindes kann durch berichtete oder in der Therapiesituation aufkommende heftige Ärger- oder Wutgefühle identifiziert werden, welche von einer Patientin in überschießender Weise gezeigt werden. Patienten zeigen damit, dass es ihnen nicht gut geht und dass ihre Bedürfnisse nicht erfüllt wurden, was jedoch in der Regel von ihrem Umfeld missverstanden wird, weil der Wutausdruck auf andere in erster Linie bedrohlich wirkt. Der Ärger bezieht sich dabei vordergründig oft auf Kleinigkeiten, z. B. eine Verspätung des Therapeuten oder einen ausbleibenden Rückruf. Der wütende Kindmodus kann in verbaler Form auftreten, aber auch sehr destruktiv und verletzend werden. Dies kann so weit gehen, dass sich eine Person aus Zorn selbst schädigt oder auch gegenüber anderen gewalttätig wird.

Häufig wurden Ärger und Wut in der Kindheit dieser Patienten pauschal nicht akzeptiert und direkt oder indirekt bestraft. Zudem gab es oft Modelle, die einen unangemessenen Ausdruck von Wut vorlebten. Der Patient hatte somit keine Möglichkeit, einen angemessenen Umgang mit Ärger oder Wut zu erlernen. Das Erleben dieser Gefühle ist für Patienten daher sehr schwierig. Wenn individuelle Auslösesituationen vorliegen, erfolgt der Ausdruck ungeübt und in explosiver Weise. Danach kommt es häufig zu heftigen Schuldgefühlen und massiver Selbstkritik, also einer Aktivierung des dysfunktionalen, oftmals strafenden Elternmodus. Ärger und Zorn werden deshalb umso mehr gefürchtet und möglichst unterdrückt, sodass es zu einem regelrechten Aufstauen der Gefühle kommt, was wiederum die Wahrscheinlichkeit unkontrollierter Ärger- und Wutausbrüche erhöht. Ein Ausdruck von Ärger im gesunden Erwachsenenmodus findet bei diesen Patienten oft gar nicht statt.

Der Modus des wütenden Kindes sollte frühzeitig im individuellen Fallkonzept benannt und eingeordnet werden. In der Regel werden entsprechende Hinweise in der Anamnese gegeben, da sich dieser Modus in Form von häufigen Konflikten oder Streitigkeiten in unterschiedlichen Lebensbereichen zeigt. Massiv betroffen sind vor allem enge Beziehungen wie Partnerschaften und Freundschaften. Dabei ist es zentral, die unterschiedlichen Auslösesituationen zu dokumentieren, damit die dahinterliegenden frustrierten Bedürfnisse oder Verletzungen erkannt werden können. Dennoch ist die Zuordnung des Ärgeraffekts nicht immer einfach, da dieser in verschiedenen Modi bestimmend sein kann, insbesondere auch in Überkompensationsmodi (s. Kasten »Wie lässt sich der richtige Modus zuordnen?«).

Fallbeispiele

In beiden Fallbeispielen spielen überschießende Wut und Ärger eine zentrale Rolle, wobei diese nur zum Teil in der Therapiesituation sichtbar werden.

Fallbeispiel 1. In der Therapiesituation wird Herr S. sehr wütend. Dabei tritt der Ärger unmittelbar und explosiv in einem Moment auf, in dem der Therapeut nicht mit diesem Affekt gerechnet hat. Die therapeutische Intervention scheint nicht unmittelbar bedrohlich für den Patienten zu sein, der mehrfach gezeigt hat, dass er relativ offen und emotional beteiligt von seinen Problemen und biografischen Ereignissen berichten kann. Allerdings sind bereits Ansätze von Ärger vor dem Wutausbruch spürbar. Während des Wutausbruchs wirkt der Patient ungehemmt und agiert in einer eher kindlichen Form, er scheint dabei jedoch nicht gezielt wunde Punkte des Therapeuten zu suchen und ihn verletzen zu wollen.

Im Modusmodell können Olaf S.s Ängste und Traurigkeit als verletzbarer Kindmodus konzeptualisiert werden. Er ist sehr motiviert, offen und hat sich eigenständig mit der Störung und der Therapieform auseinandergesetzt (gesunder Erwachsenenmodus). Herr S. benennt einzelne Vermeidungsstrategien wie Fernsehen (distanzierter Selbstberuhigungsmodus) oder bewusste Situationsvermeidung (vermeidender Beschützermodus) und berichtet von traumatischen Erlebnissen (strafender Modus). Der wütende Kindmodus zeigt sich in der Therapiesitzung (aufspringen, Tisch umwerfen, den Therapeuten anschreien) in einer hochaggressiven Form.

Fallbeispiel 2. Frau G. erscheint in einem distanzierten Beschützermodus zur Therapie und berichtet von einem Ereignis, bei dem sie offenbar extrem wütend geworden ist und die Kontrolle verloren hat. Dadurch kam es sogar zu Handgreiflichkeiten. Nun befürchtet sie schwere Sanktionen.

Ceyda G. geht zur Schule und entwickelt trotz der ursprünglichen Fremdmotivation (Therapieauflage) schnell Eigenmotivation und Zutrauen, was als gesunder Erwachsenenmodus betrachtet werden kann (s. Abb. 17.1). Sie berichtet von verbaler und physischer Misshandlung und Traumatisierung durch den Vater, Beschämung und emotionaler Vernachlässigung durch die Tante (strafender Elternmodus) sowie Verantwortungsübernahme für die Mutter (emotional fordernder Elternmodus). Ihre Ängste, die negative Stimmungen, ihre Gefühle der Wertlosigkeit und Unzulänglichkeit sowie die Anspannung werden dem verletzbaren Kindmodus (»kleine Ceyda«), ihre Wutausbrüche dem wütenden Kindmodus (»wütende Ceyda«) zugeordnet. In ihrer Herkunftsfamilie konnte sie keinen angemessenen Umgang mit Ärger oder Wut erlernen, der cholerische Vater reagierte auf diese Gefühle bei anderen mit extremer Gewalt und war selbst ein schlechtes Modell. Es zeigt sich ein distanzierter Beschützer-

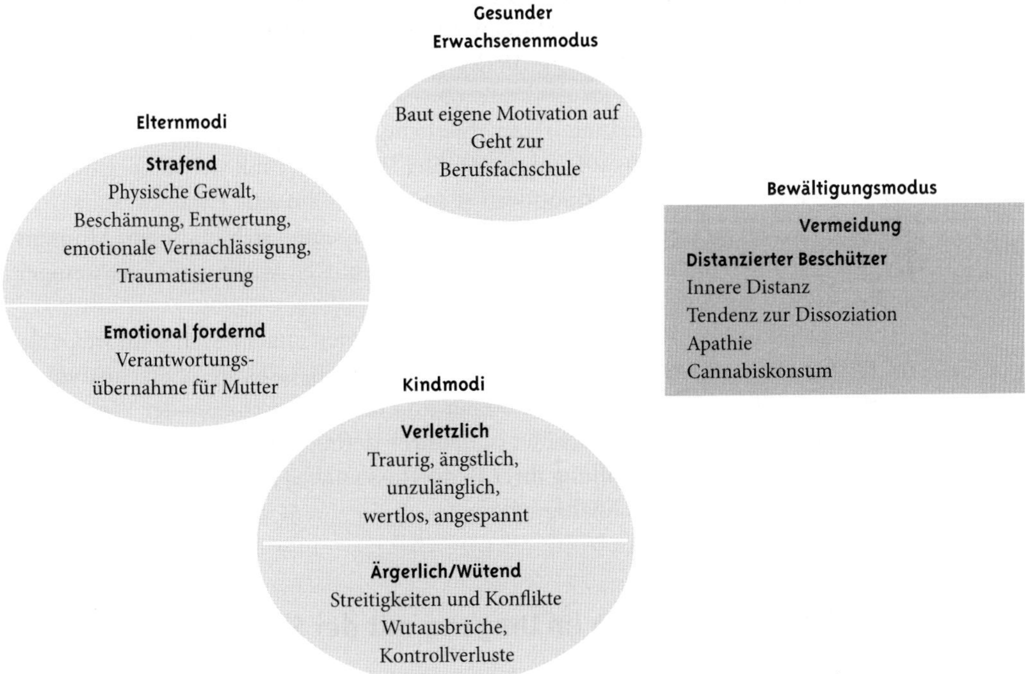

Abbildung 17.1 Modusmodell von Ceyda G.

modus (innere Distanz, apathisches Verhalten, Neigung zur Dissoziation, Cannabiskonsum).

Wie lässt sich der richtige Modus zuordnen?
Ärger, Wut und Zorn treten in sehr unterschiedlichen Modi auf. Zur Einordnung ist es wichtig, sich über die Funktion des ärgerlichen Verhaltens klar zu werden. Dabei ist die Beobachtung der eigenen Gegenübertragungsreaktionen sehr hilfreich.

Der Ausdruck von Ärger oder Wut im *ärgerlichen oder wütenden Kindmodus* ist situativ gebunden, d. h. er entsteht durch einen grundsätzlich nachvollziehbaren Auslöser. Allerdings ist das Ausmaß des Ärgerausdrucks unangemessen. Der Affekt wirkt spontan und ungebremst und in der Regel nicht gezielt feindselig gegen eine bestimmte Person gerichtet. Die Patientin wirkt wie ein Kind, das auf eine Bedürfnisverletzung mit Wut oder Ärger reagiert. Der Affekt ist deutlich als Ärger zu spüren, selbst wenn er durch seine Heftigkeit ein bedrohliches Ausmaß erreicht.

In einem *Bully-and-Attack-Modus* und auch in anderen *überkompensatorischen Modi* hingegen dient der Ärger- oder Zornausdruck der gezielten Einschüchterung des Gegenübers (s. Kap. 10). Es geht darum, mit Hilfe eines Angriffs Macht oder Kontrolle über eine andere Person herzustellen, statt sich z. B. minderwertig zu fühlen. Dabei kann eine Patientin sowohl überschießend als auch sehr kontrolliert wirken. Sie fühlt sich selbst in solchen Situationen stark und mächtig. Der Therapeut fühlt sich in der Regel dadurch bedroht und eventuell sogar massiv eingeschüchtert.

Der Ärgeraffekt von Patienten in *undisziplinierten/impulsiven oder trotzigen Modi* wirkt meist weniger intensiv. Patienten werden dann eher als bockig bzw. trotzig (s. Kap. 20) oder verwöhnt (s. Kap. 19) empfunden und weniger als akut ärgerlich und außer Kontrolle.

Im Kontext von Vermeidung treten ärgerliche Impulse im Rahmen eines *ärgerlicher Beschützermodus* auf (s. Kap. 4). Ein Therapeut fühlt sich dabei jedoch in der Regel nicht massiv verletzt, sondern er spürt, dass ihn eine Patientin »auf Abstand« halten will. Patienten in diesem Modus möchten sich in diesem Moment nicht mit schmerzhaften Themen auseinandersetzen. Der Affekt wirkt hier weniger aufbrausend, eher wie »notorisches Schimpfen«.

Natürlich können Ärger und Wut auch vollkommen angemessen sein, wenn sie im *Modus der gesunden Erwachsenen* anzeigen, dass z. B. Grenzen überschritten wurden, und diese Affekte in angemessener und nicht überschießender Weise ausgedrückt werden. Angemessenheit ist dadurch definiert, dass die Patientin durch den Affektausdruck der Erfüllung ihrer Bedürfnisse näher kommt und gleichzeitig ihre Beziehungen nicht nachhaltig schädigt.

17.2 Ziele und Strategien im Umgang mit der Situation

Im Umgang mit den ärgerlichen oder wütenden Kindmodi ist es wichtig, Patienten zu vermitteln, dass ihr Ärger und ihre Wut grundsätzlich berechtigte Gefühle sind.

Oftmals zeigen sie die Frustration wichtiger Bedürfnisse an. Dabei kann dieser Eindruck auch durch eine Schemaaktivierung bei Patienten entstehen. Beispielsweise fühlt sich eine Patientin vom Therapeuten aufgrund ihres Verlassenheitsschemas massiv zurückgewiesen, weil dieser ausnahmsweise zehn Minuten zu spät gekommen ist. Die meisten Patientinnen neigen dazu, ihre Bedürfnisse gar nicht zuzulassen, daher wird Ärger- und Wutausdruckausdruck als – wenn auch suboptimaler – Ausdruck von Bedürfnissen prinzipiell gefördert. Doch muss dieser Anteil auch klar begrenzt werden, wenn er zu destruktiv wird. Das Zerstören von Gegenständen oder aggressives, bedrohliches oder selbstschädigendes Verhalten muss unterbrochen werden, weil es für Patienten zu erheblichen Nachteilen in allen Lebensbereichen führen kann und den Therapiefortschritt behindert. Patienten sollen lernen, in angemessener Weise mit Ärger und Wut umzugehen. Das zentrale Ziel für den Umgang mit solchen Situationen, wie sie in den Fallvignetten beschrieben worden sind, ist also, die hinter der Wut stehenden Bedürfnisse zu validieren und gleichzeitig eine Regulation der übermäßigen, eskalierenden Wutaffekte zu ermöglichen. Zudem soll der Patient in der Wahrnehmung und im angemessenen Ausdruck von Ärger unterstützt werden.

Wenn Ärger, Wut und Zorn in der Sozialisation unterdrückt werden mussten, dann können diese Gefühle in der Gegenwart oft weder wahrgenommen noch ausgedrückt werden. Hier ist es wichtig, Patienten in der Wahrnehmung der Gefühle anzuleiten und einen angemessenen Ausdruck zu trainieren. Zentrale Techniken zur Förderung des Ärgerausdrucks finden sich auch in Kapitel 7.

Kognitive Strategie. Im Rahmen der kognitiven Arbeit soll eine Patientin zunächst einmal lernen, dass Ärger, Wut und gelegentlich auch Zorn normale Gefühle sind, die nicht tabuisiert oder bestraft werden müssen. Wut und Ärger haben die Funktion, Bedürfnisse anzuzeigen und die notwendige Energie für deren Durchsetzung freizulegen. In diesem Sinne kann es hilfreich sein, entsprechende Vor- und Nachteile der Wahrnehmung und des Ausdrucks von Ärger und Wut zu erheben. Häufig haben die betreffenden Patienten in ihrem Leben nie konstruktive Erfahrungen mit (eigenem oder fremdem) Ärger machen können und dieser Gedanke ist tatsächlich völlig neu für sie.

Individuelle Auslösesituationen sollten besprochen und hinterfragt werden, um die zugrundeliegenden verletzten Kernbedürfnisse zu eruieren und biografische Verknüpfungen, gegebenenfalls auch mit Hilfe diagnostischer Imaginationen oder Stuhlarbeiten, herstellen zu können. Beispielsweise könnte Ärger bei einer Person immer dann auftreten, wenn sie sich ungerecht behandelt fühlt, da sie eine solche Behandlung in der Vergangenheit durch eine wichtige Bezugsperson häufig erleben musste. Die Erarbeitung dieser Zusammenhänge bietet oftmals einen guten Einstieg, um die Angemessenheit der Wut und ihres Ausdrucks früher und heute realistisch einschätzen zu können und sich einen neuen Umgang mit diesen Gefühlen anzueignen. Begleitend können irrationale Gedanken in Bezug auf Ärger und Wut hinterfragt und bearbeitet werden. Viele Patienten halten Wut für eine ausschließlich destruktive Emotion, die unbedingt unterdrückt werden muss, was letztlich wenig zielführend ist.

Der Therapeut wird der Patientin in diesem Zusammenhang auch die Entstehung von Kontrollverlusten erklären. Zu diesen kann es kommen, wenn Ärger und Wut zu lange unterdrückt werden und sich die Gefühle schließlich in einer explosiven Weise äußern, meist zu einem unpassenden Zeitpunkt und oft auch gegenüber der falschen Person. Das heißt, die Angst vor der Wut hält letztendlich ihr destruktives Potential aufrecht. Es wird explizit besprochen und vereinbart, dass die Therapiebeziehung ein Rahmen sein kann, in dem die Patientin den angemesseneren Ausdruck von Ärger üben kann. Dabei darf sie auch Fehler machen, der Therapeut darf sie jedoch auch unterbrechen, wenn es zu heftig wird.

Therapiebeziehung. In der Therapiebeziehung offenbart sich ein wütender oder zorniger Kindmodus oftmals nicht in der Anfangsphase. Wie beschrieben neigen Patienten häufig dazu, diese Gefühle möglichst nicht zu zeigen, da sie biografisch bedingt Angst vor Bestrafung z. B. in Form von Beziehungsverlust oder Beschämung haben oder sich vor ihrer eigenen Destruktivität fürchten. Umso wichtiger ist es, diese Anteile aus Berichten der Patientin oder auch aus Fremdanamnesen herauszufiltern und in zugewandter Weise anzusprechen, um sie zunächst einmal zu enttabuisieren. Oftmals berichten Patienten davon, dass sie Angst davor haben, die Kontrolle zu verlieren und schädlich zu agieren. Dann ist es hilfreich, die Ängste zu besprechen und Strategien zum Umgang damit festzulegen. So kann für einen eventuell drohenden Kontrollverlust vereinbart werden, dass die Patientin für einige Minuten den Raum verlassen darf, sie in ein Kissen boxen kann und bei Bedarf ihrer Wut auch laut Ausdruck verleihen kann (Arntz & van Genderen, 2010). Alternativ kann die Therapeutin auch ein Handtuch oder ein Tau nehmen, dieses der Patientin in die Hand geben und sie bitten, mit ihr zusammen fest daran zu ziehen, bis die Anspannung sich auflöst (Farrell & Shaw, 2013). Damit zeigt der Therapeut einer Patientin, dass ihre Gefühle akzeptiert werden, jedoch nicht jede Art des Auftretens.

Die Therapiebeziehung wirkt modellhaft für andere Interaktionen. Hier soll eine Patientin ermutigt und angeleitet werden, ihren Ärger und ihre Wut wahrzunehmen und diese Gefühle zu äußern. Die Therapiebeziehung stellt also ein Übungsfeld für die Patientin da, in dem sie einen angemessenen Umgang auch mit ärgerlichen, wütenden und zornigen Gefühlen erlernen kann. Die Arbeit mit der therapeutischen Beziehung bedeutet hier, offen zu sein und die Gefühle zu validieren und – sofern sie nicht akut destruktiv sind – eine Ventilation zu ermöglichen. Innerhalb der sicherheitsgebenden therapeutischen Beziehung werden also Ärger und Wut zunächst enttabuisiert und die Wahrnehmung und der Ausdruck dieser Gefühle gefördert. Bei destruktivem Ausdruck von Ärger werden jedoch auch empathisch Grenzen gesteckt, damit eine Patientin zu einer angemessenen Form des Ärgerausdrucks gelangen kann. Zentrale Interventionen für den Umgang mit diesen Affekten sind daher die Ventilation des Ärgers sowie bei Bedarf auch empathische Konfrontation und Begrenzung (genauere Darstellung in Abschnitt 11.2).

Ventilation von Ärger bedeutet dabei, dass die Patientin beim Auftreten von Ärger in der Therapiebeziehung explizit ermutigt und gebeten wird, alle Punkte anzusprechen, über die sie sich ärgert. Dabei kommt erst einmal »alles raus«, was häufig sehr entlastend wirkt und nach kurzer Zeit dazu führt, dass die verletzten primären Bedürfnisse der Patientin deutlich werden und zur Sprache kommen.

Sollte der Wutausdruck zu überschießend und destruktiv sein, muss dieser Anteil zunächst unterbrochen und klar begrenzt werden. Dabei sollte ein Therapeut auch seine persönliche Reaktion mitteilen. Falls sich destruktive Wut nicht im Gespräch reduzieren lässt, sollten gestuft Konsequenzen folgen, analog zum Umgang mit Kindern. Zum Beispiel könnte eine Patientin in der Therapiesitzung gebeten werden, den Raum für einige Minuten zu verlassen, bis sie sich wieder beruhigt hat. Klare Begrenzung ist umso zentraler, wenn es zu heftigen Wutausbrüchen mit Fremd- oder Selbstaggression kommt.

Schematherapeutischer Umgang mit ärgerlichen, wütenden oder zornigen Kindmodi

- Unterbrechung und Begrenzung von destruktiven, zornigen Kindmodi
- Validierung und Ventilation von Ärger und Wutgefühlen bei ärgerlichen und wütenden Kindmodi
- Beachtung begleitender Gefühle von Verletzbarkeit, Hilflosigkeit etc.
- Beachten dysfunktionaler, oft strafender Elternmodi
- Ausdruck von Empathie mit dem Ärger und den dahinterliegenden verletzen Bedürfnissen
- Konfrontation mit dem dysfunktionalen Ärger- oder Bedürfnisausdruck, gegebenenfalls Begrenzung
- Abwägung der Angemessenheit des Ärgers im Hinblick auf Intensität des Affekts und des Auslösers
- Erarbeiten von Verhaltensalternativen
- Förderung des Ärgererlebens und des Ärgerausdrucks bei unterdrückter Wut
- Im Verlauf auch Stuhldialoge mit dem ärgerlichen bzw. wütenden Kindmodus und anderen beteiligten Modi (verletztes Kind, strafender Elternmodus, Vermeidungsmodi, gesunder Erwachsener)

Bei der Bearbeitung des wütenden Kindmodus müssen meist weitere Modi beachtet werden. Nachdem eine Patientin ausreichend Gelegenheit bekommen hat, ihrem Ärger Luft zu machen, zeigen sich in der Regel die dahinter stehenden verletzbaren Anteile und frustrierten Bedürfnisse. Diese werden validiert und getröstet. Der Therapeut sollte seine Patientin zudem darauf vorbereiten, dass die Arbeit mit dem wütenden Kindmodus oft vom Auftreten dysfunktionaler Elternmodi begleitet ist. Diese müssen durch den Therapeuten begrenzt werden (s. Kap. 23).

Zudem ist es zentral für Therapeuten, eventuelle eigene Muster zu kennen, um den Patienten nicht z. B. aus der eigenen Angst vor starken Gefühlen oder eigenen moralischen Vorstellungen heraus vorschnell zu begrenzen, was wiederum den strafenden Modus eines Patienten aktivieren kann.

Anteile des Therapeuten

Der Ausdruck von starker Wut und Zorn kann für manche Therapeuten sehr bedrohlich wirken. Sie neigen dann dazu, sich innerlich (Fallbeispiel 1) und gegebenenfalls sogar äußerlich (Therapiebeendigung) zurückzuziehen, was man als erduldende oder vermeidende Anteile des Therapeuten bezeichnen kann. Oder sie neigen dazu, aggressiv zu reagieren, z. B. weil sie sich durch das Verhalten des Patienten angegriffen oder missachtet fühlen, was als Überkompensation betrachtet werden kann. Sind Therapeuten durch eigene Bewältigungsstrategien befangen, können sie ihren Patienten nicht mehr hilfreich bei der Wahrnehmung von Ärger und Wut und beim Erlernen eines angemessenen Ärgerausdrucks zur Seite stehen. Tatsächlich können sogar mögliche alte Muster von Patienten bestätigt werden, die erwarten, dass auf diese Gefühle schwerwiegende Konsequenzen folgen oder dass diese Gefühle von anderen Menschen nicht ausgehalten werden können. Es ist also von zentraler Bedeutung, die Wutaffekte von Patienten nicht persönlich zu nehmen. Dabei helfen die Rückbesinnung auf die biografische Entstehung und die Fallkonzeptualisierung sowie Intervision und Supervision.

Ein weiterer problematischer Aspekt sind eventuelle hohe und unflexible Standards und Moralvorstellungen des Therapeuten wie z. B. »Das ist extrem unhöflich!«. Diese eigenen fordernden Elternmodi könnten dann durch das wütende Agieren des Patienten aktiviert werden. Werden solche Bewertungen dem Patienten vermittelt, so reagiert dieser möglicherweise mit einer Aktivierung eigener strafender oder fordernder Anteile, was dem Ziel der Akzeptanz von Ärger und Wut entgegengesetzt ist. Auch hier ist es wichtig, sich von eigenen Vorstellungen zu distanzieren und eine therapeutisch fürsorgliche Haltung gegenüber dem Patienten einzunehmen.

Wenn Therapeuten mit einem real destruktiven Ärgeraffekt konfrontiert werden, dann müssen sie diesen unterbrechen. Die empathische Konfrontation und Begrenzung sind wesentlich für die gesunde Entwicklung eines Patienten. Dies ist jedoch gleichzeitig eine enorme Herausforderung für Therapeuten, die sich angesichts des Balanceakts zwischen Begrenzung und Ausdrucksförderung überfordert fühlen können. Auch kann die direktive und konfrontative Therapeutenrolle ungewohnt sein, manchem Therapeuten wird sie möglicherweise übergriffig erscheinen. Insbesondere männliche Therapeuten haben häufig Angst, mit einer klaren Unterbrechung eine Grenze zu überschreiten. Wesentlich ist dann, sich der Ziele des Patienten und der langfristigen Konsequenzen des ungeübten Ärgeraffekts bewusst zu sein. Der Patient benötigt Ihre Hilfe beim Erlernen einer angemessenen Form des Ärgerausdrucks – wobei die Unterbrechung und Konfrontation immer in empathischer Weise erfolgen muss.

Natürlich muss nicht jede Form von Wut toleriert werden. Therapeuten sollten auch die eigenen Grenzen kennen und beachten. Es ist wichtig, dem Patienten gegenüber offen zu sein und eine eventuelle Überschreitung freundlich und klar anzuzeigen, um hier ein Lernen am Modell zu ermöglichen.

Emotionsorientierte Strategie. Stuhldialoge zwischen dem wütenden Kindmodus und dem Modus des gesunden Erwachsenen sind hilfreich, um Ärgerausdruck zu fördern, aber vor allem auch, um den überschießenden Ärgerausdruck zu reduzieren. Auf dem Stuhl der gesunden Erwachsenen kann die Patientin, zunächst mit Unterstützung durch den Therapeuten, in einen Dialog mit dem wütenden Kindmodus gehen, dessen Gefühle akzeptieren, das überschießende Verhalten begrenzen und eine realistische Einschätzung bzgl. der Angemessenheit der Intensität und des Anlasses herausarbeiten. Dysfunktionale Elternanteile, die pauschal den Ausdruck von Wut untersagen, tauchen in diesen Übungen ebenfalls häufig auf und werden im Stuhldialog begrenzt und bekämpft. In der Regel wird dies zunächst durch den Therapeuten geschehen, später übernimmt die Patientin selbst als gesunde Erwachsene diese Rolle.

Wenn immer möglich, sollte der verletzbare Kindmodus und die frustrierten Kernbedürfnisse, die oftmals hinter dem Ausdruck von Ärger und Wut stehen, herausgearbeitet werden. Sobald das verletzbare Kind im Dialog auftaucht, wird es auf einen weiteren Stuhl (günstig ist die räumliche Nähe der beiden kindlichen Stühle) gesetzt und dort validiert und getröstet. An dieser Stelle kann das imaginative Überschreiben von dazugehörigen Erinnerungen direkt angeschlossen werden (s. Kap. 14).

In Imaginationsübungen können Patienten auch lernen, ihrer (unterdrückten) Wut Ausdruck zu verleihen. Dazu dient das szenische Nacherleben einer vergangenen Situation, in der zentrale Bedürfnisse massiv frustriert wurden und kindliche Wut vollkommen angemessen war, wo sie jedoch unterdrückt werden musste. Dann unterstützt der Therapeut die Patientin darin, ihre Wut deutlich zu zeigen (Ventilation) und ihre Bedürfnisse durchzusetzen. Dabei schützt er die Patientin in der Übung vor ihrem strafenden Elternmodus, indem er diesen z. B. »fesselt«, und bereitet sie auf einen möglichen Rückschlag des Elternmodus nach der Übung vor (s. a. Kap. 23). In imaginativen Überschreibungen werden zentrale Bedürfnisse angesprochen, was oftmals schnell zu einer Erleichterung führt und es für Patienten leichter macht, sich einen neuen Umgang mit Wut und Ärger anzueignen. Weitere Übungen zur Hilfe beim Ausdruck von unterdrückter Wut finden sich in Kapitel 7.

Behaviorale Strategie. In den beschriebenen Situationen ist es zunächst von zentraler Bedeutung, den Patienten eine Unterbrechung von destruktivem Ärgerausdruck zu ermöglichen. Grundsätzlich ist es hilfreich, wenn Patienten, die unter starken Wutaffekten und entsprechender Anspannung leiden, regelmäßig Sport treiben oder andere Möglichkeiten nutzen, sich körperlich auszuagieren.

Die frühzeitige Wahrnehmung von Ärger und Wut wird angeleitet und trainiert. Viele Patienten erleben korrespondierende körperliche Reaktionen wie z. B. Kopfschmerzen oder Nackenverspannungen, die sie eher wahrnehmen als das Gefühl des Ärgers. Indem sie solche Empfindungen als Anker verwenden, können sie Ärger und Wut rechtzeitig bemerken und damit früher regulieren. Dies kann mit Hilfe kurzer Pausen (bis hin zum kurzfristigen Verlassen der Situation) oder auch dem Einsatz von Ablenkungsstrategien wie minimalen Schmerzreizen, dem Einsatz von beruhigenden Symbolen (glatter Stein in der Hosentasche, Schlüsselanhänger, Anti-Wut-Armband) oder hilfreichen inneren Bildern erfolgen. Auch ein von sich selbst oder vom Therapeuten gesprochenes Audio kann in solchen Momenten hilfreich sein.

Der angemessene Ausdruck von Ärger wird zunächst innerhalb der Therapie modelliert. Ist der Therapeut im Fokus des Ärgers, so kann (nach Durchführung von Validierung und Ventilation bzw. Begrenzung) konkret für diese Situation eine Handlungsalternative im Gespräch herausgearbeitet und im anschließenden Rollenspiel verankert werden. In der Imagination können neue Strategien für zukünftige Auslösesituationen erarbeitet werden. Zudem können Modus-Memos (s. Einführungskapitel) eingesetzt werden, um den Zusammenhang zwischen aktuellen Situationen, der Wut, den dahinterliegenden frustrierten Bedürfnissen und dazugehörigen lebensgeschichtlichen Ereignissen zu verstehen und neue Denk- und Handlungsmöglichkeiten zu finden.

Ärgerausdruck sollte in ansteigender Intensität innerhalb und außerhalb der Therapie trainiert werden. Im Rollenspiel, auch mit Videofeedback, kann der angemessene Ausdruck von Ärger eingeübt und anschließend im Sinne eines Verhaltensexperiments auf den Alltag des Patienten übertragen werden. Auch gruppentherapeutische Maßnahmen wie das soziale Kompetenztraining sind sinnvoll, insbesondere wenn Wut unterdrückt wurde.

17.3 Konkrete Lösungsvorschläge

Fallbeispiel 1. Der Therapeut versucht Olaf S. zunächst freundlich zu unterbrechen, was ihm jedoch nicht gelingt. Schließlich begrenzt er ihn und koppelt diese Unterbrechung an eine Pause:

T: *(Laut und klar.)* Herr S., stopp! Ich kann hören, dass Sie verärgert sind. Und ich denke, dass Sie Ihre Gründe dafür haben. Aber bitte hören Sie sofort auf damit, in diesem Ton mit mir zu reden und Dinge umzuwerfen. Ich möchte sehr gerne erfahren, was Sie so ärgerlich macht, aber das geht nur, wenn wir uns in einer ruhigeren Art darüber unterhalten können.

P: *(Wirkt kurzfristig irritiert, holt aber wieder aus, um den Therapeuten weiter anzubrüllen.)* …

T: *(Unterbricht Herrn S. sofort und spricht laut, ruhig und klar weiter.)* Herr S., nochmal stopp! Bitte hören Sie auf mich anzubrüllen und zu toben. Wir können über alles reden, aber zunächst müssen Sie sich beruhigen.

P: *(Brüllt weiter, allerdings schon etwas leiser.)* Ach, hören Sie doch auf mit dem Mist! Das wollen Sie doch gar nicht hören.

T: *(Unterbricht ihn wieder freundlich und klar.)* Ich höre, dass Sie wütend auf mich sind. Das ist okay. Aber ich möchte, dass wir jetzt eine kurze Pause machen, vielleicht 5 Minuten, solange, bis Sie sich wieder etwas beruhigt haben. Vielleicht gehen Sie einmal kurz rüber ins Bad und machen sich frisch … und dann setzen wir uns wieder zusammen und sprechen darüber.

P: *(Setzt wieder an zu brüllen.)*

T: *(Unterbricht sofort.)* Nein, Herr S., bitte lassen Sie uns das jetzt so machen. *(Steht auf und öffnet die Tür zum Warteraum.)* Wir reden gleich darüber.

P: *(Verlässt unwillig den Raum, kommt nach einigen Minuten zurück und setzt sich wieder in den Sessel, schweigt.)*

T: Herr S., erst einmal möchte ich Ihnen sagen, dass ich es klasse finde, dass Sie sich auf meinen Vorschlag eingelassen haben. Wollen wir jetzt darüber reden?

P: *(Nickt, wirkt immer noch ärgerlich.)* Ja.

T: Mir ist es ganz wichtig zu erfahren, was Sie so wütend gemacht hat.

P: Erst tun Sie so, als ob Sie wirklich mit mir arbeiten wollen, und dann lassen Sie mich hängen und sagen die Stunde einfach so ab.

T: Okay, jetzt verstehe ich. Was macht Sie noch wütend?

P: Naja, dass Sie auch nur einer von denen sind, die sich nicht wirklich für mich interessieren, aber auf der anderen Seite immer erzählen, wie toll ich das alles mache … eben auch schon wieder *(wirkt wieder angespannter)*.

T: Herr S., bitte atmen Sie einmal tief durch, okay? Damit die Anspannung wieder sinkt und Sie mir wirklich alles erzählen können, was Sie grad noch ärgerlich und wütend macht.

P: *(Atmet einige Mal tief ein und aus.)* Naja, das ist es eigentlich.

T: Also Sie sind zornig geworden, weil ich die Stunde abgesagt habe und weil Sie deshalb das Gefühl haben, dass ich mich nicht wirklich für Sie interessiere? Das kann ich sehr gut verstehen. Und ich finde es großartig, dass Sie mir sagen, was Sie ärgerlich macht.

P: *(Blickt den Therapeuten erstaunt und etwas misstrauisch an.)*

T: Ich möchte Ihnen sagen, dass Sie mir sehr wichtig sind und ich mich sehr für Sie interessiere. Und dass es mir leid tut, dass ich die Stunde absagen muss. In Zukunft werde ich versuchen, so etwas mit mehr Umsicht mit Ihnen zu besprechen und dies nicht einfach so nebenbei zu erwähnen. Dass ich Sie damit irritiert habe, tut mir sehr leid.

P: *(Etwas zögerlich.)* Oh. *(Pause.)* Ja, das wäre gut.

T: Mir ist es jedoch auch sehr wichtig, dass Sie mir in der Therapie – und vermutlich passiert Ihnen so etwas in Ihrem Alltag auch – Ihren Ärger rechtzeitig mitteilen und dann in einer Art und Weise, in der ich damit besser umgehen kann. Denn sonst können andere Personen sich durchaus auch bedroht oder verärgert fühlen und ziehen sich eher von Ihnen zurück, was ja gar nicht Ihre Absicht ist. *(Patient schüttelt den Kopf.)* Nur, wenn Sie nicht so zornig reagieren und Ihren Ärger ruhig ausdrücken, können andere Sie wirklich verstehen und auch darauf eingehen. Daher ist es sehr wichtig, dass Sie sich besser regulieren können. Verstehen Sie, was ich meine?

P: *(Nachdenklich.)* Ja, das stimmt schon, so etwas passiert mir häufiger. Es wäre bestimmt gut, das besser unter Kontrolle zu bekommen.

T: Gut, dann lassen Sie uns das als konkretes Ziel für die Therapie festlegen, okay?

P: In Ordnung.

Im Anschluss an diesen Dialog erläutert der Therapeut, wie es zu Kontrollverlusten kommen kann und welche gesunde Funktion Ärger hat. Bei Herrn S. zeigte er in dieser Situation die Verletzung eines wichtigen Bedürfnisses an, er fühlte sich abgelehnt und nicht ernst genommen. Mit Hilfe dieser und anderer berichteter Situationen werden in den nächsten Stunden biografische Bezüge hergestellt, mit dem verletzbaren Kindmodus wird imaginativ weitergearbeitet. Herr S. bekommt konkrete Anleitung zur frühzeitigen Wahrnehmung von Ärger und zur Regulation seiner Wut.

Fallbeispiel 2. Die Therapeutin beginnt einen Stuhldialog mit der Patientin und geht im Verlauf zu einer Imaginationsübung über, in der sie eine Ärgerventilation anleitet. Die Therapeutin schlägt Ceyda G. einen Stuhldialog vor. Zunächst wird der distanzierte Beschützermodus reduziert. Dadurch kommt es zu einem Kontakt zur »kleinen Ceyda«, die völlig verzweifelt ist und sich zudem für diesen Kontrollverlust hasst. Erst nachdem die Therapeutin diesen Elternmodus bekämpft und symbolisch vor die Tür gestellt hat, kann die »kleine Ceyda« berichten, was sie so wütend gemacht hat und stellt einen Zugang zu dem Ärger her (ein weiterer Stuhl für die »wütende Ceyda« wird neben den Stuhl der »kleinen Ceyda« gestellt, die Patientin nimmt dabei diesen Platz ein). Ceyda berichtet, der Schulkamerad habe sie belästigt. Als sie ihm gesagt habe, er möge damit aufhören, habe er sie geschubst und als »dreckige, dumme Schlampe« bezeichnet. Schließlich sei sie so wütend geworden, dass sie ihn beschimpft habe und ihm »an den Hals« gegangen sei. Die Therapeutin validiert zunächst die Gefühle des Ärgers und der Wut und betont, dass es wichtig ist Grenzen aufzuzeigen. Dabei bricht die Patientin in Tränen aus und sagt, wie elend und ausgeliefert sie sich mit dem Schulkameraden gefühlt habe (Wechsel auf den Stuhl der »kleinen Ceyda«). Die Therapeutin tröstet die Patientin und versucht, die Situation biografisch zu verknüpfen. Als dies in der Stuhlarbeit nicht gelingt, schlägt sie eine Imaginationsübung vor.

Schnell stellt die Patientin mit Hilfe einer Affektbrücke eine lebensgeschichtliche Verbindung her und landet in einer Situation, in der ihr Vater sie beschimpft und schubst. In der Imagination schützt die Therapeutin die »kleine Ceyda« vor ihrem Vater und leitet sie an, alle Gefühle zu zeigen. Neben der Trauer und Angst erlebt sie auch massive Wutgefühle, die sie ihrem Vater gegenüber deutlich zeigt. Schließlich lässt sie ihn mit Hilfe der Therapeutin von der Polizei abholen. Nach der Übung fühlt die Patientin sich sehr erleichtert, kann jetzt auch einen Bezug zur aktuellen Situation herstellen. Die Therapeutin bereitet Ceyda G. dennoch auf eine mögliche »Rache« des Elternmodus vor und spricht ihr für diesen Zweck eine hilfreiche Botschaft auf ihr Handy.

Abschließend bespricht die Therapeutin ganz konkrete Schritte, wie sich Frau G., die sich nun in Bezug auf die aktuelle Situation nicht mehr ganz so ohnmächtig fühlt, gegenüber der Wohngemeinschaft und der Schule verhalten kann. Sie bietet ihr an, der Schulleitung ein gemeinsames Gespräch mit der Therapeutin vorzuschlagen, um gemeinsam nach Lösungen zu suchen, wie Frau G. in Schule und WG verbleiben kann. Zudem wird vereinbart, in den nächsten Stunden konkrete Strategien zur Regulation überschießender Wutaffekte zu erarbeiten.

Zusammenfassung

Im ersten Fallbeispiel musste das überschießende wütende Verhalten zunächst unterbrochen und begrenzt werden, um die weitere therapeutische Arbeit zu ermöglichen. Anschließend wurde der Ärger ventiliert, dahinterstehende Bedürfnisse wurden validiert. Danach wurde der Patient mit der Unangemessenheit des Ärgerausdrucks empathisch konfrontiert und therapeutische Ziele zum Aufbau von Verhaltensalternativen besprochen. Im zweiten Fallbeispiel konnte die aktuelle Situation mit Hilfe einer Kombination aus Stuhldialog und Imagination aufgelöst und für ein imaginatives Überschreiben genutzt werden, bei dem die Patientin ihre kindliche Wut ventilieren konnte. Beide Patienten sind für die weitere Bearbeitung der überschießenden Ärgeraffekte motiviert.

Dos	Don'ts
▶ Überprüfen Sie, welche Funktionalität der Ärger hat und ordnen Sie diese einem Modus zu. Stellen Sie dabei auch biografische Bezüge her. ▶ Informieren Sie den Patienten über die Funktion von Ärger und Wut. ▶ Erläutern Sie das Zustandekommen von Kontrollverlusten. ▶ Validieren Sie Ärgeraffekte und lassen Sie diese Gefühle ventilieren. ▶ Unterbrechen Sie überschießende Wutaffekte. Zeigen Sie dabei klare Grenzen auf und üben Sie mit dem Patienten die Regulation dieser Gefühle. ▶ Konfrontieren Sie den Patienten empathisch mit dem unangemessenen Ärgerausdruck und begrenzen Sie diesen gegebenenfalls. ▶ Unterstützen Sie Ihren Patienten dabei, seine dahinterstehenden frustrierten Bedürfnisse zu entdecken und zu benennen. ▶ Helfen Sie dem Patienten, unterdrückte Wut zu erleben. ▶ Zeigen Sie dem Patienten in der Beziehung, dass Sie keine Angst vor seinem Ärger oder seiner Wut haben und ihn dafür nicht bestrafen. ▶ Bekämpfen Sie dysfunktionale Elternmodi, die Ärger und Wut pauschal ablehnen oder bestrafen. ▶ Trainieren Sie die Wahrnehmung und den angemessenen Ausdruck von Ärger. ▶ Nutzen Sie Stuhldialoge und Imaginationsübungen, wenn der akute Ärger abgeklungen ist.	▶ Nehmen Sie ärgerliches oder wütendes Verhalten des Patienten nicht persönlich, so dass Sie sich verteidigen oder angreifen wollen. ▶ Fürchten Sie sich nicht vor dem Ärger oder der Wut des Patienten, v. a. wenn er in der Vergangenheit nicht fremdaggressiv war. ▶ Blenden Sie das Verhalten des Patienten nicht aus. Es ist wichtig für ihn, dass das Verhalten in der Therapie bearbeitet wird. ▶ Bestrafen Sie den Patienten nicht dafür, dass er Ärger oder Wut erlebt und zeigt. Damit würde er ein weiteres Mal darin bestätigt werden, dass dies nicht erlaubt ist. ▶ Akzeptieren Sie jedoch keinesfalls, wenn eindeutige Grenzen wie Selbst- oder Fremdgefährdung überschritten werden. Sprechen Sie diese deutlich an.

Teil VI
Schwierige Situationen mit Kindmodi: Impulsivität, Undiszipliniertheit, Trotz

18 Basics für die Bearbeitung von impulsiven, undisziplinierten oder trotzigen Kindmodi

Erscheinungsform und Auftreten. Impulsive und undisziplinierte Kindmodi, zu denen wir auch die Variante des verwöhnten Kindmodus sowie das Auftreten von Trotz zählen, können anhand von Patientenberichten oder auch in der Therapiesituation relativ leicht identifiziert werden. Patienten in einem solchen Modus orientieren sich tendenziell unüberlegt an kurzfristigen Zielen und unmittelbaren Bedürfnissen, ohne an die negativen Konsequenzen für sich oder andere zu denken.

Ein Patient in einem *impulsiven Kindmodus* ist darauf ausgerichtet, aktiv, unmittelbar und ungehindert seine Bedürfnisse zu befriedigen. Wenn sein impulsives Verhalten begrenzt werden muss, um negative Folgen zu vermeiden, zum Beispiel bei Impulskäufen oder starkem Alkoholkonsum, erlebt der Patient dies als hochgradig negativ. Es mangelt ihm an der notwendigen Frustrationstoleranz zum Aushalten des kurzfristigen Verzichts.

Einem Patienten in einem *undisziplinierten Kindmodus* fällt das Einhalten von Regeln und Routinen schwer, er mag keine Pflichten und möchte auch keine entsprechende Verantwortung übernehmen. Dabei wird deren Notwendigkeit oft gar nicht bestritten, es besteht auch seltener die Angst vor einem eventuellen Versagen. Im Vordergrund steht vielmehr das Gefühl, dass ein solches Verhalten langweilig oder zu anstrengend wäre. Im therapeutischen Prozess zeigt sich dieser Modus insbesondere dann, wenn konkrete Veränderungsstrategien umgesetzt werden sollen. Diese erscheinen dem Patienten mühselig, das dafür notwendige Durchhaltevermögen steht ihm nicht zur Verfügung.

Ein *undiszipliniert-verwöhnter Kindmodus* ist z. B. in einer Gruppentherapie, im stationären Bereich oder innerhalb der Therapiebeziehung schnell spürbar, wenn sich ein Patient in einer kindlichen Art und Weise anspruchsvoll verhält. Er stellt unangemessene Forderungen, z. B. indem er erwartet, dass sich der Therapeut oder die Mitpatienten ganz auf ihn und seine Wünsche einstellen.

Ein *bockiger oder trotziger Modus* zeigt sich daran, dass die Patientin zwar ärgerlich ist, dies jedoch nicht offen zeigt. Stattdessen verweigert sie sich und reagiert mit Rückzug oder Unmut. Dennoch ist der Affekt für den Interaktionspartner deutlich spürbar.

Ursachen. Patienten mit einem impulsiven oder undisziplinierten bzw. verwöhnten Kindmodus fehlte es in der Kindheit an der Erfahrung angemessener Grenzen. Sie wuchsen entweder in einem Umfeld von Verwahrlosung oder emotionaler Vernachlässigung auf oder sie wurden sehr verwöhnt. Patienten mit einem trotzigen bzw. bockigen Modus haben zudem oft die Erfahrung gemacht, dass ihr Bedürfnis nach Autonomie nicht geachtet wurde. In ihrem ursprünglichen Umfeld konnten Patienten mit diesen Modi nicht lernen, dass Regeln, Pflichten, Grenzen und Disziplin wichtig sind. Häufig erlebten sie auch ähnliche Muster bei Bezugspersonen und hatten somit ein Modell für das dysfunktionale Verhalten.

Abgrenzung. Die impulsiven, undisziplinierten und trotzigen Modi unterscheiden sich häufig nur in Nuancen, auch spielen gelegentlich mehrere Anteile eine Rolle. Es kommt dabei zu fließenden Übergängen und auch Kombinationen mit ärgerlich-wütenden Anteilen sind nicht selten. Für die Arbeit mit diesen Modi ist es daher von zentraler Bedeutung, den jeweils tragenden Gefühlszustand genau zu erfassen. Dabei liefern die therapeutischen Gegenübertragungsreaktionen hilfreiche Hinweise. Davon unbedingt abzugrenzen sind eigene Schema- und Modusaktivierungen des Therapeuten. Diese sollten im Rahmen von Supervision und Selbsterfahrung bearbeitet werden (s. Kap. 25).

Therapeutische Haltung. Für die Arbeit mit allen Kindmodi ist eine wertschätzende und sicherheitsgebende therapeutische Beziehung zentral. Neben einer fürsorglichen Haltung, bei der Gefühle und Bedürfnisse in den jeweiligen Modi zunächst validiert werden, ist bei den impulsiven, undisziplinierten und trotzigen Kindmodi insbesondere auch der konfrontierende, begrenzende und korrigierende Aspekt wesentlich. Reparenting bedeutet nicht nur Fürsorge, sondern auch das Setzen von Grenzen und das Einfordern von entwicklungsangemessener eigener Verantwortungsübernahme. Je nach Modus werden dabei unterschiedliche Schwerpunkte gesetzt.

Modusbenennung. Einzelne Aspekte dieser Modi werden zunächst wenig negativ erlebt, im Gegenteil erreichen Patienten mit diesem Verhalten oftmals ihre Ziele und setzen ihre Bedürfnisse durch. Umso wichtiger ist eine klare Benennung für die therapeutische Arbeit. Dabei können gemeinsam mit dem Patienten eigene Namen für diese Anteile gesucht werden, sofern die originalen Begrifflichkeiten negativ assoziiert sind. Der Therapeut sollte allerdings auch darauf achten, dass diese Eigennamen inhaltlich passen. So wäre der Name »die glückliche, freie Marina« für einen undiszipliniert-verwöhnten Modus ungünstig, da er nur auf die kurzfristigen Konsequenzen fokussiert.

Fallkonzept und Psychoedukation. Basis für die Arbeit mit den impulsiven, undisziplinierten und trotzigen Kindmodi ist die Fallkonzeptualisierung und transparente Ableitung der Behandlungsplanung. Die individuelle Entstehungsgeschichte sowie die Konsequenzen des Modus, z. B. Jobverluste oder Verschuldung, müssen gut herausgearbeitet werden, um bei der Patientin eine Änderungsmotivation herzustellen. Wie schon beschrieben, »lohnt« sich das impulsive, undisziplinierte oder trotzige Verhalten oftmals für die Patientin, indem es zumindest kurzfristig verstärkt wird. Es kann dabei hilfreich sein, gemeinsam das Verhalten von ähnlichen Personen zu betrachten oder ein Paargespräch durchzuführen, um einen Perspektivwechsel zu ermöglichen.

Modusidentifikation. Um die Modi wahrzunehmen, müssen anhand der vorliegenden Informationen individuelle Kriterien für die Selbstbeobachtung erarbeitet werden. Dabei können Arbeitsblätter und Selbsthilfematerialien eingesetzt werden. Ein Patient kann vermutlich relativ schnell lernen, diese Modi wahrzunehmen, ohne sie als unmittelbar negativ zu empfinden. Eine entsprechende Selbstbeobachtung mit Fokus auf den langfristigen Konsequenzen ist somit wesentlich und hat neben der diagnostischen und motivierenden Komponente auch therapeutische Effekte, da Hausaufgaben wie Protokolle aufgrund der Monotonie z. T. nicht gerne ausgeführt werden.

Empathische Konfrontation. Im Verlauf der Therapie werden die Modi nach einer Anfangsphase der Stabilisierung immer dann konkret benannt, wenn sie störend in der Therapie- oder in Alltagssituationen aufgetreten sind. Zugrundeliegende Kernbedürfnisse werden validiert, die dysfunktionale Strategie der kurzfristigen, einseitigen oder egozentrischen Bedürfnisbefriedigung empathisch konfrontiert. Dabei ist die Bezeichnung des Verhaltens als Anteil des Patienten sowie das Anerkennen der Ursachen durch den Therapeuten zentral, um den Patienten nicht in Widerstand zu bringen. Die Bearbeitung dieser Modi ist oft sehr mühsam. Dies sollte dem Patienten immer wieder verständnisvoll signalisiert werden, ohne von der Notwendigkeit einer Veränderung abzurücken.

Langfristige Bedürfnisse im Fokus. Ziel der Arbeit mit den impulsiven, undisziplinierten und trotzigen Kindmodi ist es, den Patienten anzuleiten, sowohl seine kurzfristigen als auch seine langfristigen Bedürfnisse ernst zu nehmen und mit den Bedürfnissen seiner Umwelt abzugleichen. Die Verhaltensmuster müssen mit Hilfe von inneren Stopp-Signalen »gebremst« und anhand der eigenen langfristigen Ziele überprüft werden. Gezielte Alltagstests dienen dazu, dem Patienten positive Erfahrungen mit neuen Verhaltensweisen zu ermöglichen.

Zentrale Interventionen für die Arbeit mit impulsiven, undisziplinierten, trotzigen Modi

- Empathische Konfrontation, ggfs. mit »Limit Setting«
- Erster Zugang über diagnostische Stuhldialoge zur genaueren Modusanalyse und zum emotionalen Verständnis des biografischen Hintergrunds (Motivationsarbeit)
- Psychoedukation zu Bedürfnissen von Kindern, hier insbesondere Betonung von Grenzen sowie Vorteile von Disziplin und Durchhaltevermögen
- Kognitive Bearbeitung mit Hilfe von Pro-Kontra-Listen und in der Diskussion
- Zwei-Stuhl-Dialog zwischen dem Kindmodus und dem gesunden Erwachsenen, auch mit Rollentausch (Spiegeln)
- Herausarbeiten frustrierter Kernbedürfnisse (fehlende Grenzsetzung, Anleitung, Autonomie)
- Dysfunktionale Elternmodi von gesunden fordernden Stimmen unterscheiden lernen, z. B. mit Hilfe von Stuhldialogen
- Hausaufgaben zum Erwerb von Routine und Disziplin, gegebenenfalls Kontingenzmanagement

19 Die Patientin ist trotzig

Fallbeispiel 1
Melanie R., eine 23-jährige Patientin mit Borderline-Persönlichkeitsstörung, hat vor einem Jahr die ambulante Therapie begonnen, nachdem sie davor einige Male stationär behandelt wurde. Außerhalb dieser Behandlungen fiel sie immer wieder schnell in ihr Symptomverhalten zurück. In diesem Jahr hat sie es jedoch geschafft, die zu Beginn bestehenden schweren Dissoziationen und Selbstverletzungen deutlich zu reduzieren. Nun stehen Themen wie die Arbeit an den dahinterliegenden negativen Emotionen sowie der Aufbau eines zufriedenstellenderen Lebens (Beruf, Beziehungen, etc.) an. Frau R. macht hier jedoch keine Fortschritte. Sie gibt an, nicht zu wissen, was sie wolle, und zeigt sich desinteressiert an der Erarbeitung dieser Themen. Gelegentlich macht sie Bemerkungen in dem Sinne, dass sie »ja sowieso nichts zu sagen« habe. Dies bezieht sich darauf, dass die Eltern von Frau R. großen Druck auf sie aufbauen, dass sie »endlich ihren Kram regeln müsse«. Die Eltern machen in diesem Zusammenhang dauernd wechselnde Vorschläge, die alle darauf hinauslaufen, dass Frau R. wieder daheim einzieht und einen einfachen Job im Umfeld eines Elternteils übernimmt. Die Therapeutin fühlt sich durch die bockig wirkenden Bemerkungen der Patientin mit angesprochen und zurückgewiesen. Biografisch hat Frau R. verschiedene schwierige Situationen erlebt. Ihre Eltern trennten sich, als sie 3 Jahre alt war, danach folgte über mehrere Jahre ein Rosenkrieg, der stark über die kleine Melanie ausgetragen wurde, die häufig zwischen Eltern- und Großelternteilen hin- und herziehen musste. Die Mutter leidet zudem unter einer chronischen Depression. Wenn sie über irgendetwas unglücklich war, z. B. ein Verhalten von Melanie, reagierte sie mit Weinen, von dem sich Melanie stets angeschuldigt und unter Druck gesetzt fühlte. Es war ihr aufgrund der damit verbundenen Schuldgefühle kaum möglich, sich in diesem Kontext gegen ungerechte Anschuldigungen zur Wehr zu setzen.

Fallbeispiel 2
Vicky B. ist eine 28-jährige Patientin mit Anorexie und emotional instabilen Zügen, die in verschiedenen ambulanten und stationären Therapien viel über ihre Erkrankung gelernt hat. Phasenweise kann sie die erlernten Strategien gut einsetzen. Es treten jedoch immer wieder auch andere Phasen auf, in denen sie behauptet, dass »alles nicht funktionieren« würde, aber das sei »eh egal«. Ihr Tonfall ist dann schnippisch, alle Vorschläge werden von ihr abgeblockt. Die Therapeutin kommt in diesen Situationen überhaupt nicht zu ihr durch, sie erlebt Frau B. als bockig und provokativ. Mit der Zeit gewinnt sie zunehmend den Eindruck, dass dieses Muster bei Frau B. dann aktiviert wird, wenn Leistungssituationen anstehen (z. B. Prü- ▶

fungen), oder wenn sie mit ihrer Mutter vermehrten Kontakt hat. Die Mutter von Frau B. war in Vickys Kindheit fordernd und übergriffig, insbesondere auch bezüglich der Privatsphäre der Patientin und ihrer körperlichen Integrität. Sie hat z. B. immer wieder in Vickys Tagebuch gelesen und daraus vor der Familie zitiert. Als Vicky in der Pubertät war, hat sie sie zu regelrechten Diät-Wettbewerben veranlasst – so musste Vicky sich oft vor ihrer Mutter auf die Waage stellen, damit die Mutter ihr Gewicht (und gegebenenfalls Diäterfolge) mit Vicky vergleichen konnte.

Wie die meisten Emotionen zeigt Trotz die Nichterfüllung eines wichtigen Bedürfnisses an. Trotzige Personen erleben insbesondere ihre Autonomie als bedroht. Trotz ist dabei einerseits typisch für das Kleinkindalter (»Trotzalter«), andererseits für die Phase der Pubertät, wenn Jugendliche autonom werden. Bei Patienten mit stark trotzigen Mustern lassen sich biografisch häufig Situationen von nicht gewahrter Autonomie bzw. körperlicher oder emotionaler Übergriffigkeit finden. Diese Personen erlebten, dass sie nicht für sich und ihre Bedürfnisse einstehen konnten bzw. nicht selbständig werden durften. In manchen Fällen kann allerdings auch ein zu viel an Autonomie später zu Trotzreaktionen führen, die dann eher mit Angst vor Überforderung zusammenhängen (z. B. wenn Menschen schon im Grundschulalter selbständig Ärzte aufsuchen mussten, oder wenn ihnen als kleine Kinder unangemessene Aufgaben der Eltern aufgetragen wurden). Trotz tritt dann in der Therapie häufig auf, wenn sich die Patientin z. B. durch Aufgaben der Therapeutin bevormundet fühlt, obwohl dies nicht im Geringsten die Absicht der Therapeutin ist.

Dabei ist eine Besonderheit von Trotz im Vergleich mit anderen Emotionen, dass ein Gegenüber nicht in der Beziehung so darauf reagieren kann, dass das dahinterstehende Bedürfnis zumindest ansatzweise befriedigt werden kann. Bei Trauer beispielsweise kann ein Gegenüber Trost spenden, bei Angst Sicherheit, bei Ärger zumindest ein offenes Ohr. Diese Reaktionen werden der emotional aktivierten Person gut tun und damit auf der Beziehungsebene positiv auf die aktivierte Emotion einwirken. Da Trotz jedoch der Verteidigung der Autonomie dient, wird in der Regel jede aktive Annäherung von einer trotzigen Person abgewehrt. Dadurch verbleibt sie in ihrem Trotz und kann die Beziehung nicht als hilfreich wahrnehmen. Daher ist bei Trotz mehr als bei anderen Emotionen wichtig, dass eine Person selbst die Entscheidung trifft, den Trotz zu reduzieren, bevor jemand anders ihr hilfreich begegnen kann.

19.1 Welcher Modus ist in diesen Situationen zentral?

Der trotzige Kindmodus ähnelt dem undisziplinierten Kindmodus, wobei er mit Trotz als spezifischem Affekt verbunden ist. Das zentrale Merkmal dieser Modi ist, dass eigene Bedürfnisse in einer eher unangemessenen und kindlichen Art ausgedrückt werden. Patienten im trotzigen Kindmodus drücken den Wunsch nach Autonomie und das Auflehnen gegen eine als ungerecht oder unangemessen erlebte Autorität aus.

Trotz kann an Vermeidung erinnern, da trotzige Personen sich vielen Dingen verweigern und diese *nicht* tun. Im Unterschied zur Vermeidung, die vor allem dem Ziel dient, keinen negativen Erfahrungen ausgesetzt zu werden, wird Trotz eher eingesetzt, um die eigene Autonomie zu sichern. In der Gegenübertragung erlebt die Therapeutin beim Vorherrschen von Vermeidung eher Empathie, während bei Trotz das Gefühl vorherrscht, dass die Patientin sie »auflaufen lässt« und »sich verweigert«.

Anders als bei vielen anderen Modi sind Patienten oft nicht motiviert oder in der Lage, Trotz als aktuellen eigenen emotionalen Zustand zu benennen. Auch wenn man einen trotzigen Patienten fragt, wie er sich aktuell fühlt, wird man darauf oft keine inhaltlich sinnvolle Antwort bekommen, sondern eher ablehnende Reaktionen (»Die Frage beantworte ich doch dauernd, ich habe keine Ahnung!«). Daher ist es in der Regel unverzichtbar, das Phänomen des Trotzes (oft über den Weg der Gegenübertragung) direkt anzusprechen, und dieses Gefühl aktiv zu explorieren. Diese Exploration kann gut im Stuhldialog stattfinden, um den Patienten möglichst klar vom Trotz zu distanzieren. Wie viele andere Modi auch ist Trotz ein »halbbewusstes« Phänomen – d. h., Menschen reagieren oft trotzig, ohne sich dessen eigentlich bewusst zu sein; wenn das Thema jedoch einmal angesprochen und bewusst gemacht wurde, ist es einer bewussteren Bearbeitung gut zugänglich.

Fallbeispiele

In beiden Beispielen erleben die Patienten subjektiv eine Einschränkung ihrer Autonomie.

Fallbeispiel 1. Bei Melanie R. lässt sich das an Bemerkungen wieder erkennen, dass sie »ja eh nichts zu sagen« habe. Der biografische Hintergrund bei Frau R. ist dabei gravierend, über viele Jahre hat sich die Patientin verschiedenen Personen ausgeliefert gefühlt. Passiv-bockiges Verhalten war möglicherweise ihre einzige Chance zur Wahrung ihrer eigenen Bedürfnisse. Bis heute mischen sich ihre Eltern stark in ihre Angelegenheiten ein und haben bei Lösungsvorschlägen nicht unbedingt primär die Interessen und Wünsche der Patientin im Auge. Die Annahme, dass ihre Autonomie nicht gewürdigt wird und sie etwas »übergestülpt« bekommt, überträgt sie auch auf die Therapeutin. Dies ist insofern wenig verwunderlich, als das bisher an gravierenden und gefährlichen Symptomen gearbeitet wurde, und die Therapieziele auch von der Therapeutin stark vorgegeben waren. In der nächsten Phase der Therapie werden die individuellen Bedürfnisse und Präferenzen der Patientin eine weitaus größere Rolle spielen. Erst wenn sie aus ihrer trotzigen Haltung herauskommt, kann sie allerdings die Erfahrung machen, dass die Therapeutin sich tatsächlich für ihre Bedürfnisse interessiert und sie nicht in ihrer Autonomie einschränken und ihr etwas »überstülpen« möchte.

Melanie R. hat einen verletzlichen Kindmodus, in dem sie vor allem Bedrohung und Hilflosigkeit erlebt und das Gefühl hat, anderen ausgeliefert zu sein und kein Recht auf das Äußern eigener Bedürfnisse zu haben. Korrespondierend wehrt sich der trotzige Kindmodus gegen die wahrgenommene Einflussnahme und Übergriffigkeit durch andere. Frau R. fühlt sich schnell schuldig (schuldinduzierender, emotional fordernder

Elternmodus) – eine Reaktion, die insbesondere auch durch das häufige Weinen der Mutter bei Problemen und Konflikten gelernt wurde. Zudem implizieren die Äußerungen ihrer Eltern, dass sie Melanie für eine Versagerin halten, die »nichts auf die Reihe bekommt« (strafender Elternmodus). Dissoziative Symptome und Selbstverletzungen zur Reduktion negativer Gefühle werden dem distanzierten Beschützermodus zugeordnet.

Fallbeispiel 2. Bei Vicky B. ist die trotzige Haltung biografisch insbesondere in Bezug auf die Mutter entstanden, die einerseits persönliche Grenzen und Intimität nicht akzeptierte, und andererseits über den »Diät-Wettstreit« hohen Druck auf die Patientin ausübte. In beiden Bereichen zeigte sie sich übergriffig und verletzte so die Autonomie der Patientin. Bei Frau B. tritt trotziges Verhalten entsprechend insbesondere dann auf, wenn sie an ihre Mutter erinnert (und intern der unter-Druck-setzende Muttermodus aktiviert) wird. Dies sind einerseits direkte Begegnungen mit der Mutter, andererseits Leistungssituationen, die den fordernden Elternmodus triggern (s. Abb. 19.1). Ihr Trotz zeigt sich insbesondere in Rückfällen in anorektisches Verhalten, das klinisch häufig mit dem Ausdruck von Autonomiebedürfnissen in Zusammenhang gebracht wird.

Vicky B. hat einen stark fordernden Elternmodus, der durch das fordernde Verhalten der Mutter insbesondere auch in Bezug auf Gewicht und Diäten entstand. Vickys anorektisches Verhalten dient teilweise der Erreichung der Ziele dieses fordernden Modus und wird daher in Situationen, in denen Vicky hungert, um schlank zu sein, dem fordernden Elternmodus zugordnet. Zudem hat ihr die Mutter durch ihr übergriffiges Verhalten vermittelt, dass Vickys Bedürfnisse und Grenzen nicht relevant sind, was einen strafenden Elternmodus gefördert hat. Auch Vickys verletzlicher Kindmodus fühlt sich hilf- und wehrlos gegenüber Übergriffigkeit. Außerdem hat sie das Gefühl, angesichts der Forderungen ihrer Mutter und ihres fordernden Elternmodus eine Versagerin zu sein. Entsprechend wehrt sich der trotzige Kindmodus gegen Übergriffe und demonstriert der Umwelt gegenüber eine übermäßige Autonomie. In der beschriebenen Situation setzt sie dazu auch anorektisches Verhalten ein, um beispielsweise der Therapeutin zu demonstrieren, dass diese ihr »nichts zu sagen hat«. Anorektisches Verhalten kann daher auch im trotzigen Modus auftreten. Auf Seiten der Bewältigungsmodi dominierte bei Frau B. zu Beginn der Therapie ein vermeidender Modus, wobei auch anorektisches Verhalten zur Vermeidung von Emotionen eingesetzt wurde, da Hungern das emotionale Erleben wirksam reduziert. Daher kann in manchen Situationen das anorektische Verhalten auch dem vermeidenden Modus zugeordnet werden. Zudem geht Frau B. immer wieder in die Unterwerfung, insbesondere wenn sie versucht, z. B. bei der Vorbereitung auf Prüfungen den Anforderungen und Wünschen der Mutter gerecht zu werden. Dies wird als erduldender Bewältigungsmodus konzipiert.

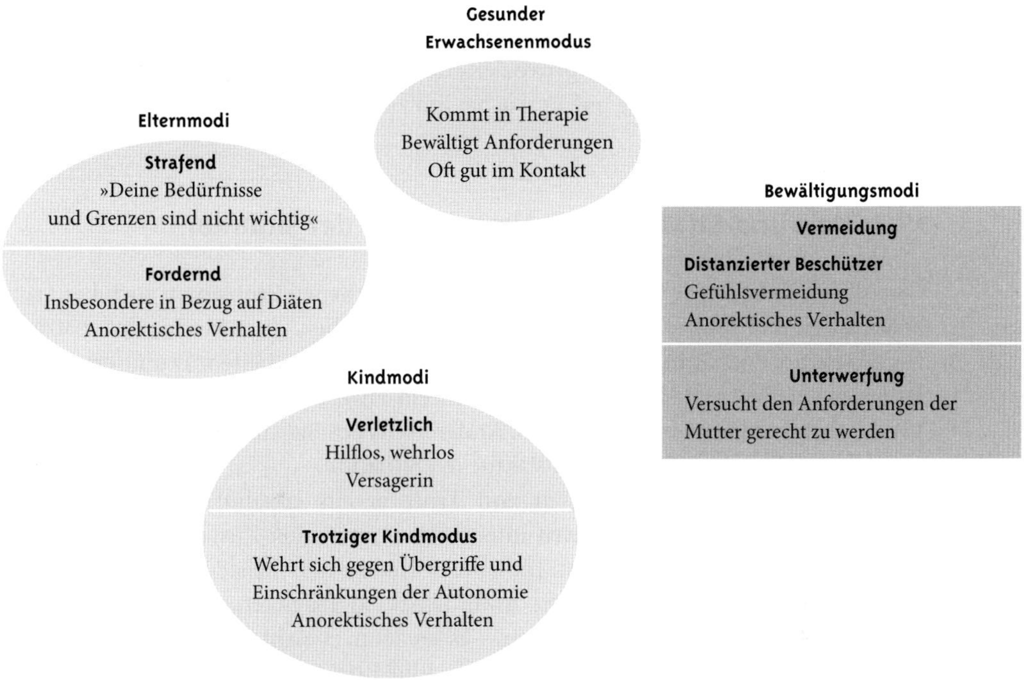

Abbildung 19.1 Modusmodell von Vicky B.

Wie lässt sich der richtige Modus zuordnen?

Ein *trotziger Kindmodus* liegt vor, wenn die Patientin sich in ihrer Autonomie bedroht fühlt und dieser Bedrohung »trotzt«, indem sie sich gegenüber (vermeintlicher) Einflussnahme verschließt. Dieser Modus wird in der Regel nicht von Patienten direkt benannt und muss über Beobachtung der Patientin und der eigenen Gegenübertragung festgestellt werden. In der Gegenübertragung fühlen sich Therapeuten von einem trotzigen Kindmodus häufig provoziert oder haben das Gefühl, dass der Patient sie »auflaufen lässt«.

Im Vergleich dazu äußert ein Patient in einem *verwöhnten Kindmodus* Bedürfnisse, die inhaltlich unangemessen (verwöhnt) sind (s. Kap. 20), während etwa ein *ärgerlicher Kindmodus* Ärger deutlich direkter ausdrückt, als dies mit Trotz geschieht (s. Kap. 16).

Trotz kann an Vermeidung erinnern, da trotzige Personen sich vielen Aktivitäten oder Themen verweigern und daher primär Sachen nicht tun (z. B. keine funktionalen Strategien einsetzen, keine eigenen Themen in die Therapie einbringen). Der Unterschied liegt jedoch in der Funktionalität des Verhaltens, die sich insbesondere auch in der Gegenübertragung erleben lässt. Während Vermeidung i. S. von *vermeidenden Bewältigungsmodi* die Funktion hat, keine negativen Emotionen zu erleben (s. Kap. 2), dient Trotz eher der Sicherung der Autonomie und Selb- ▶

ständigkeit des Patienten. Das Gegenüber fühlt sich beim Trotz (weniger jedoch bei der Vermeidung) in der Regel provoziert, der Patient »lässt einen auflaufen« und reagiert bockig oder trotzig auf Versuche, ihn zu erreichen.

19.2 Ziele und Strategien im Umgang mit der Situation

Grundsätzlich ist es wie bei den meisten hier besprochenen Problemen auch bei Trotz zunächst einmal zentral, dieses Phänomen anzusprechen, dem Modus des trotzigen Kindes zuzuordnen, und mit dem Modusmodell weiterzuarbeiten. Damit erlangt die Patientin einerseits eine Distanzierung von ihrem Trotz und kann ihn im Kontext ihres psychischen Funktionierens verstehen. Andererseits ermöglicht das einen alternativen, gesünderen Umgang mit der jeweils aktuellen Situation.

Dabei wurde eine Besonderheit von Trotz bereits erwähnt. Wie bei anderen Gefühlen handelt es sich um einen intensiven emotionalen Zustand, der dem Ausdruck wichtiger Bedürfnisse dient. Im Unterschied zu den meisten anderen Gefühlen kann ein Gegenüber jedoch nicht unmittelbar so reagieren, dass das Bedürfnis zumindest teilweise erfüllt werden kann – es sei denn, er zieht sich vollständig zurück, da trotzige Personen Abweisung ausdrücken. Eine Rückzugsreaktion des Therapeuten ist in der Therapiesituation jedoch in aller Regel nicht zielführend. Daher muss als erstes der Trotz thematisiert werden und der Patient eine eigene Motivation entwickeln, den Trotz zu reduzieren, bevor wieder in einer positiv getönten Therapiebeziehung weitergearbeitet werden kann.

Kognitive Strategie. Auf der kognitiven Ebene sollte der Trotz sowohl mit Bezug zur aktuellen Situation als auch zur biografischen Entstehung exploriert werden. Die Vor- und Nachteile von Trotz können abgebildet werden; anhand von Psychoedukation kann die Therapeutin der Patientin erläutern, welche Funktion Trotz in der Entwicklung von Kindern hat, und wie übermäßiger Trotz entstehen kann. Der Fokus liegt dabei auf dem Bedürfnis nach Autonomie, dessen Verletzung durch Trotz angezeigt wird. Zudem kann kognitiv erarbeitet werden, in welchen Situationen das (trotzige) Verteidigen der eigenen Autonomie unerlässlich ist, und in welchen Situationen (z. B. in der Therapie) dies wenig zielführend ist. Funktionale Alternativen können besprochen werden, etwa wenn sich herausstellt, dass die Patientin in der Therapie dann trotzig reagiert, wenn die Therapeutin eine für die Patientin wichtige Äußerung achtlos übergangen hat. Statt einer trotzigen Reaktion wäre es hier wichtig, dass die Patientin offen anspricht, dass sie möchte, dass die Therapeutin diesem Thema mehr Beachtung schenkt.

Therapiebeziehung. Auf der Beziehungsebene ist es zunächst unumgänglich, den Patienten empathisch mit seinen trotzigen Mustern zu konfrontieren (s. Erläuterung in Abschn. 11.2). Anders als bei anderen Gefühlen kann der Patient schwer »abgeholt werden«, wenn er im Trotz steckt. Erst wenn der Patient bereit ist, die trotzige Haltung zu verlassen, kann die Beziehung wieder gezielt so gestaltet werden, dass der Patient darin die Erfüllung wichtiger Bedürfnisse erfährt. Da hinter Trotz ein hohes Bedürfnis nach Autonomie steckt, ist es in der Therapiebeziehung dann ganz besonders wichtig, die Autonomie des Patienten zu wahren. Das bezieht sich einerseits auf die inhaltliche Ebene – grundsätzlich sollte der Therapeut die Anliegen des Patienten an die Therapie beachten und nicht »seine eigene Agenda« auf die Tagesordnung setzen; bei Patienten mit einem starken Trotzanteil gilt dies umso mehr. Zusätzlich sollte die Therapeutin immer wieder betonen, dass ihr die Autonomie der Patientin am Herz liegt, dass sie ihre Wünsche an die Therapie gerne erfahren möchte und dass sie ihr keinesfalls etwas »überstülpen« möchte. Zudem kann es sinnvoll sein, die Therapiebeziehung als Diskriminierungsmöglichkeit zu nutzen: Welche impliziten Erwartungen hat der Patient in seinen verschiedenen Modi gegenüber dem Therapeuten (in der Regel erwartet der Patient, dass sich der Therapeut genauso übergriffig verhält, wie dies bspw. die Eltern tun oder getan haben), und was macht der Therapeut tatsächlich (die Autonomie des Patienten beachten und keine Grenzen verletzen)?

Anteile des Therapeuten

Wie auch bei anderen in diesem Buch besprochenen Themen ist eine sehr klare und manchmal als hart wahrgenommene Konfrontation, hier mit dem Trotz der Patientin, für viele Therapeuten ungewohnt (s. Kap. 25). Zusätzlich werden Therapeuten oft durch die mit dem Trotz verbundene bockige, provokative oder gezielt »abschreckende« Haltung der Patientin verunsichert. Ein trotziger Modus kann sich insofern für Therapeuten ähnlich anfühlen wie ein *aggressiver Bully-and-Attack-Bewältigungsmodus* (s. Kap. 9, 10).

Es ist daher in dieser Situation für Therapeuten ganz besonders wichtig, sich zu verdeutlichen, dass es ihre professionelle Pflicht ist, auch gezielt unangenehme interaktionelle Situationen zu initiieren. Patienten mit starkem Trotz in der Therapiesituation reagieren in der Regel auch in anderen Situationen in ihrem Leben mit diesem dysfunktionalen Verhalten. Dort steht ihnen vermutlich niemand zur Verfügung, der ihnen hilft, den Trotz zu identifizieren und zu reduzieren.

Erfahrungsgemäß führt eine sensible Konfrontation mit dem Trotz allerdings zu einer sehr raschen und profunden Verbesserung der aktuellen Situation. Das heißt, wenn ein Therapeut sich diesem Schritt stellt, kann er mit positiver Verstärkung rechnen, was ihm ähnliche Interventionen in der Zukunft wesentlich erleichtern wird.

Emotionsorientierte Strategie. Hinsichtlich emotionsfokussierender Strategien sind Stuhldialoge häufig sehr hilfreich. Diese sollten dazu eingesetzt werden, um dem Patienten zunächst die trotzige Haltung zu verdeutlichen (evtl. indem die Therapeutin diese vorspielt) und im Folgenden zu reflektieren, auf welchem biografischen Hintergrund sie beruht und warum sie aktuell ausgelöst wurde. Zudem sollte im Stuhldialog der gesunde Erwachsenenmodus des Patienten erreicht werden und der Patient sollte sich dafür entscheiden, Abstand zu der trotzigen Haltung zu gewinnen. Erst wenn diese

Schritte gegangen wurden, können auch andere emotionsfokussierende Techniken, insbesondere imaginatives Überschreiben durchgeführt werden. Der Fokus in diesen Übungen sind dann die jeweiligen vulnerablen Gefühle, die mit dem Trotz in Verbindung stehen (z. B. Hilflosigkeit und Scham bei Vicky B.; hier sollte in imaginativen Übungen die übergriffige Mutter begrenzt werden). Zentrale Bedürfnisse wie auch das der Autonomie können so direkt angesteuert und befriedigt werden.

Behaviorale Strategie. Auf der behavioralen Ebene sind insbesondere Übungen zur sozialen Kompetenz hilfreich. Damit können Patienten lernen, ihre eigenen Anliegen ohne unangemessenen Trotz auszudrücken, sich auf gesunde Art gegen Übergriffe abzugrenzen und ihre eigene Autonomie in angemessener Weise zu verteidigen. In Abhängigkeit von den Präferenzen des Patienten können auch verschiedenste andere behaviorale Techniken eingesetzt werden, z. B. Karten mit Selbstinstruktionen oder Symbole, die den Patienten daran erinnern, in bestimmten Situationen nicht trotzig zu reagieren.

19.3 Konkrete Lösungsvorschläge

Da es sich beim Auftreten von Trotz immer anbietet, diesen zunächst anzusprechen und dann in einem Stuhldialog seinen aktuellen und biografischen Hintergrund zu erarbeiten, wird hier nur die Lösung für Fallbeispiel 2 dargestellt. Im ersten Fall könnte die Therapeutin jedoch ganz ähnlich vorgehen.

Fallbeispiel 2. Vicky B. kommt nach einem Wochenendbesuch bei ihren Eltern wieder im beschriebenen trotzigen Modus in die Sitzung. Schon auf die Frage der Therapeutin, wie das Wochenende gelaufen sei, reagiert sie abweisend und mit bockigem Tonfall. Dies steigert sich etwas, als die Therapeutin zusätzlich nachfragt, wie es daheim mit dem Essen geklappt habe.

T: Wie ist es denn daheim gelaufen, mit dem Essen, das ist ja wahrscheinlich ein besonders schwieriges Thema, wenn Ihre Mutter in der Nähe ist, die Sie früher immer so zu Diäten gedrängt hat?

P: Ach, wie soll das schon gelaufen sein!

T: Ja, wie denn, wollen Sie dazu was sagen?

P: *(Abweisend.)* Nö, eigentlich nicht.

T: Okay, welches Thema möchten Sie heute gerne besprechen?

P: *(Sehr abweisend.)* Eigentlich gibt es nichts Besonderes.

T: Wie geht es Ihnen gerade, in welchen Modus sind Sie gerade geswitcht?

P: *(Genervt.)* Was soll das jetzt schon wieder …

T: Frau B., ich habe den Eindruck, dass irgendwas passiert ist, was dazu geführt hat, dass Sie jetzt ganz trotzig reagieren. Vielleicht ist das etwas in unserer Sitzung, vielleicht schon früher. Kann das sein?

P: *(Immer noch genervt.)* Kann schon sein … aber können Sie mich damit in Ruhe lassen und über was anderes sprechen?!

T: Ich würde sehr gerne mit Ihnen über ein Thema sprechen, das Sie relevant finden, aber im Moment habe ich den Eindruck, dass wir dazu gerade einfach keinen Zugang finden, und ich habe auch den Eindruck, dass das an dem Trotz liegt, den ich angesprochen habe. Übrigens passt es total dazu, wenn Sie sagen, dass ich Sie in Ruhe lassen soll damit, denn genau das ist der Appell von Trotz an andere: Lass mich in Ruhe, misch' dich nicht in meinen Kram ein!

P: Ja, das Gefühl habe ich gerade!

T: Das freut mich, dass unsere Wahrnehmung da übereinstimmt! Wie kommt es, dass Sie das Gefühl jetzt gerade haben.

P: *(Allmählich etwas ruhiger.)* Ich weiß auch nicht, das war schon von Anfang an so.

T: Tatsächlich hatte ich auch das Gefühl. Haben Sie eine Ahnung, warum?

P: Nein, keine Ahnung.

T: Darf ich Ihnen meine Hypothese dazu erläutern?

P: Ja, wenn Sie das wichtig finden.

T: Ja, ich finde es sehr wichtig! Grundsätzlich ist es so, dass wir immer dann trotzig reagieren, wenn wir das Gefühl haben, dass andere uns in unserer Autonomie beschneiden. Meine Vermutung ist, dass Ihre Mutter genau das mit Ihnen tut oder dass ein Aufenthalt bei ihr Sie zumindest daran erinnert, dass sie das in Ihrer Jugend stark getan hat.

P: *(Wieder in normalem Tonfall.)* Naja, sie harkt jetzt schon auch die ganze Zeit an mir herum, was ich in der Therapie mache und wie es mit irgendwelchen Prüfungen aussieht und so weiter. Damit gibt sie dann auch keine Ruhe, wenn ich versuche, sie abzuschütteln.

T: Ja, sehen Sie, genau das meine ich! Wenn Sie das erleben, ist es normal, trotzig zu werden. Und wenn diese trotzige Reaktion stark ist, dann kann sie auch noch ein paar Tage anhalten. Oder ich habe vielleicht grade etwas gemacht, das Sie an Ihre Mutter erinnert hat, ohne dass ich das wollte.

P: Naja, als Sie eben mit dem Essen nachgebohrt haben, das hat mich schon daran erinnert.

T: Dann ist doch jetzt klar, warum Sie so trotzig reagiert haben! Ich wollte wirklich nicht übergriffig sein, aber – vielleicht auch, weil Sie grade daheim waren – es kam bei Ihnen so an!

P: Okay, und was machen wir jetzt damit?

T: Das ist eine gute Frage! Mein Vorschlag wäre, dass wir die Gelegenheit nutzen, mal zu schauen, ob solche trotzigen Reaktionen bei Ihnen häufiger vorkommen, wann sie entstehen, und was Sie damit versuchen zu erreichen. Und ob es sein kann, dass Sie dadurch auch manchmal Probleme haben, denn mit Trotz kann man sich manchmal ganz schön selbst im Weg stehen. Halten Sie das für sinnvoll?

P: *(Wieder leicht genervt.)* Naja, wenn Sie meinen …

T: Ich halte es für sinnvoll, aber ich möchte Ihnen erst noch ein bisschen was zu Trotz erklären, ist das okay?

P: Ja.

T: Wir haben ja schon öfter drüber gesprochen, dass Emotionen ein Maßstab dafür sind, ob unsere Bedürfnisse erfüllt sind, und dass ein negatives Gefühl oft anzeigt, dass ein wichtiges Bedürfnis nicht erfüllt ist. Bei Trotz ist das genauso. Wir werden in der Regel trotzig, wenn wir das Gefühl haben, dass andere unsere Autonomie nicht würdigen. Dann dient der Trotz der Zurückweisung der anderen Person, um die eigene Autonomie zu schützen.

P: Das macht Sinn.

T: Das freut mich, dass das für Sie Sinn macht! Aus dieser Funktion von Trotz folgt eine Besonderheit von Trotz in Beziehungen. Bei fast jeder anderen negativen Emotion sind Bedürfnisse verletzt, die im Kontakt erfüllt werden können. Wenn Sie Angst haben, kann ich versuchen, Ihnen im Kontakt Sicherheit zu vermitteln, und das wird Ihnen einfach erstmal ganz gut tun. Wenn Sie traurig sind, kann ich Sie trösten und so weiter. Verstehen Sie, was ich meine?

P: Ja

T: Gut. Bei Trotz ist es anders: Da Trotz in erster Linie die Wahrung der Autonomie verfolgt, weisen Sie mich zurück, wenn ich auf Sie zugehe. Ich kann eigentlich erst mal machen, was ich will, Sie werden trotzig darauf reagieren. Leuchtet Ihnen das ein?

P: *(Muss lachen.)* Ja, das stimmt

T: Gut, dass Sie das nachvollziehen können! Daraus folgt, dass im Fall von Trotz sich erst mal die Person im trotzigen Modus entschließen muss, diesen Modus ein wenig zu überwinden und wieder mit dem Gegenüber ins Gespräch zu kommen. Das ist oftmals ein recht harter Schritt, denn wenn man im Trotzanteil ist, fällt einem das schwer. Ohne diesen Schritt ist es aber gar nicht möglich, weiter zu machen.

P: Sie meinen, ich soll mich jetzt entscheiden, nicht mehr trotzig zu sein?

T: *(Lacht.)* Ja, genau das meine ich! Erst dann können wir konstruktiv darüber reden, warum Sie überhaupt trotzig wurden und was da genau dahinter steckt!

P: Na okay, vielleicht haben Sie Recht. Wie sollen wir das herausfinden?

T: Ich würde vorschlagen, wir machen einen Stuhldialog zu Ihrem Besuch bei Ihren Eltern, wo ja der Trotz offensichtlich wichtig war. Dann setzen wir den Trotz auf einen Stuhl, die gesunde Erwachsene auf einen anderen Stuhl und schauen mal, welche Modi noch beteiligt waren, okay?

P: Da muss meine Mutter aber auch einen Stuhl bekommen!

T: Großartige Idee! *(Steht auf und beginnt Stühle aufzustellen.)*

In der Folge wird im Stuhldialog erarbeitet, dass verschiedene Fragen der Mutter von der Patientin als übergriffig erlebt wurden und gleichermaßen den fordernden Elternmodus wie den trotzigen Kindmodus auslösten. Dabei vermischt sich im Stuhldialog der Stuhl der realen Mutter mit dem fordernden Muttermodus. Dies zeigt sich daran, dass die Patientin beginnt, diesen Stuhl mit »Mama« anzusprechen, und frühere Konflikte mit ihrer Mutter thematisiert, bei denen die Mutter sie übergriffig behandelt hat. Dies ist durchaus gewünscht, weil es den biografischen Hintergrund der Problematik noch besser verdeutlicht und der Patientin hilft, sich vom fordernden Muttermodus zu distanzieren. Vom Stuhl der gesunden Erwachsenen aus validiert die Patientin mit dem Modell der Therapeutin den Trotz und gesteht sich zu, dass sie sich gegen ihre Mutter (und gegen ihren inneren fordernden Muttermodus) auflehnen kann und sollte. Gleichzeitig wird erarbeitet, dass es nicht sinnvoll ist, diese Haltung auch auf andere Beziehungen zu übertragen. Im Anschluss wird außerhalb des Stuhldialoges reflektiert, in welchen Beziehungen der Patientin gelegentlich Trotz auftritt (dies ist in fast allen Beziehungen der Fall) und als Hausaufgabe vereinbart, dass die Patientin diese Dynamik zunächst etwas genauer beobachten soll, um sie noch genauer zu verstehen und in ihrem Alltag zu durchschauen. Die Therapeutin gibt ihr als Symbol dafür eine kleine Pumuckl-Figur mit.

Dos	Don'ts
▶ Unterbrechen und benennen Sie den Trotzanteil. ▶ Machen Sie Psychoedukation zu Trotz. ▶ Explorieren Sie den Hintergrund mit Fokus auf der Angst vor Verletzung der Autonomie. ▶ Erklären Sie dem Patienten, dass er sich selbst für die Aufgabe seiner trotzigen Haltung entscheiden muss. ▶ Klären Sie, ob und warum Faktoren in der Therapie Trotz auslösen. ▶ Führen Sie Stuhldialoge mit dem Trotzanteil, dem gesunden Erwachsenen sowie ergänzenden Anteilen durch. ▶ Würdigen Sie dabei stark die Autonomie des Patienten. ▶ Loben Sie den Patienten dafür, dass er sich mit diesem sehr komplizierten Thema auseinandersetzt.	▶ Lassen Sie sich nicht provozieren. ▶ Insistieren Sie nicht weiter, wenn der Patient in der trotzigen Haltung Ihr Reparenting ablehnt, sondern arbeiten Sie zunächst an der Unterbrechung des Trotzanteils. ▶ Akzeptieren Sie nicht, dass der Patient länger in der trotzigen Haltung bleibt. ▶ Nehmen Sie den Trotz nicht persönlich, fragen Sie sich allerdings, welche Faktoren in der Therapie zu diesem beitragen. ▶ Lassen Sie sich nicht verunsichern.

20 Der Patient macht keine Fortschritte, weil ihm vieles zu anstrengend ist

Fallbeispiel 1
Bastian G., 35 Jahre alt, leidet unter Depressionen und neigt seit Jahren zu missbräuchlichem Alkoholkonsum, wenn er sich schlecht fühlt. Seit der Kindheit fühlt er sich traurig und einsam, seine Eltern hätten sich nie wirklich um ihn gekümmert. Derzeit jobbt Bastian G. als Kurierfahrer, allerdings verschläft er relativ häufig und meldet sich dann krank. Obwohl er im Kontakt freundlich und aufgeschlossen ist und bezüglich der Therapieziele primär motiviert wirkt, zeigt er ein ähnliches Verhalten auch in der Therapie. Innerhalb der Stunde ist er sehr engagiert, zeigt sich schnell begeistert und profitiert von den durchgeführten Interventionen. Wichtige Hausaufgaben wie Selbstbeobachtung oder die Anwendung der erarbeiteten Strategien werden jedoch regelmäßig »vergessen«, auch »verschläft« er gelegentlich Termine. Die Therapeutin reagiert zunächst verunsichert und wartet ab, wird jedoch zunehmend ärgerlich auf den Patienten. Als sie ihn schließlich auf sein Verhalten anspricht, reagiert Bastian G. mit den Worten: »Ja, das stimmt natürlich, es tut mir leid, ich sollte nicht immer so unzuverlässig sein, es ist einfach alles so mühsam!«, und verspricht, er würde seine Aufgaben in Zukunft ernster nehmen. Dennoch ändert sich sein Verhalten nur kurzfristig.

Fallbeispiel 2
Sina F., 19 Jahre alt, leidet unter sozialen Ängsten und emotional-instabilen Tendenzen. Sie ist die einzige Tochter einer alleinerziehenden, alkoholkranken Lehrerin, die sie häufig abwertet, und eines im Ausland lebenden Unternehmers, der seiner Tochter aus jeder akuten Notlage hilft, im Alltag jedoch nicht als Ansprechpartner zur Verfügung steht. Aktuell hat sie bereits zweimal ihren Ausbildungsplatz, den sie jeweils als anstrengend empfunden habe, aufgrund von Unzuverlässigkeit in der Probezeit verloren. Sina F. berichtet, sie habe die Schule nach der mittleren Reife beendet. Sie habe eigentlich nie Lust zum Lernen gehabt und daher auch keine guten Noten bekommen. Zum Glück habe sie nie wirklich etwas tun müssen, habe auch ziemlich viel geschwänzt und sich so »durchlaviert«. Mit ihren Freundinnen bekomme sie Streit, da sie häufig Verabredungen absage oder zu spät komme, insbesondere wenn es um Dinge gehe, die sie nicht so sehr interessieren würden. In der Therapie macht Sina F. nach Überwinden ihrer anfänglichen Unsicherheit gut mit. Sie profitiert sehr von der therapeutischen Beziehung, fühlt sich aufgehoben und angenommen, was sie so auch zurückmeldet. Sie kann ihren anfänglich im Vordergrund stehenden Vermeidungsmodus relativ schnell überwinden und gelangt mit Hilfe der imaginativen Umstrukturierung, in der sie durch die Thera- ►

peutin gegenüber ihrer Mutter geschützt und versorgt wird, Schritt für Schritt zu mehr Stabilität und Selbstsicherheit. Umso mehr irritiert es die Therapeutin, als die Patientin anfängt, Therapiestunden einfach ausfallen zu lassen und sich nicht mehr an Absprachen zu halten. Darauf angesprochen reagiert Sina F. verwundert mit der Aussage, sie sei doch Privatpatientin und ihr Vater würde ja das Ausfallhonorar ohnehin zahlen.

Hier geht es um Situationen oder Prozesse, die von der Unzuverlässigkeit und von fehlendem Durchhaltevermögen eines Patienten geprägt sind. Das Thema ist, wie im zweiten Fallbeispiel beschrieben, zudem oft verwoben mit dem Aspekt der Verwöhnung. Meist ist hier der Modus des undiszipliniert-verwöhnten und/oder impulsiven Kindes relevant, oft verbunden mit Vermeidung.

Der Patient kann seine Ziele im Leben so nicht erreichen oder er schädigt sich selbst oder auch andere mit seinem Verhalten. Beispielsweise werden wichtige Termine mit Behörden oder bei Ärzten versäumt oder Vereinbarungen nicht eingehalten. Innerhalb der Therapie kann dies dazu führen, dass z. B. Absprachen nicht eingehalten oder Hausaufgaben vergessen werden. Die notwendigen Übungen zur Übertragung der neuen Impulse und Strategien auf den Alltag des Patienten finden auf diese Weise nicht statt. Häufig kommt es dazu, dass ein Patient immer mehr Probleme mit seinem Umfeld bekommt, bis hin zum Verlust von Freunden oder der Ausbildungs- bzw. Arbeitsstelle. In Bezug auf die Therapie kommt es so zu einem Verlust an Stabilität und Zielorientierung. Die therapeutische Arbeit kann nicht mehr effektiv fortgesetzt werden. Patienten in diesem Modus orientieren sich an ihren unmittelbaren Bedürfnissen und übersehen dabei eventuelle langfristige negative Konsequenzen ihres Verhaltens. Langfristige Ziele, die perspektivisch wesentlich im Sinne der Bedürfnisse des Patienten sind, wie z. B. der Erhalt von Freundschaften und Freizeitaktivitäten oder der Erwerb einer beruflichen Grundlage, können dann nicht erreicht werden.

20.1 Welcher Modus ist in diesen Situationen zentral?

Handelt es sich um ein relativ stabiles Verhaltensmuster, so sollten die biografischen Bezüge möglichst frühzeitig herausgearbeitet werden, idealerweise bei der Erstellung des ersten Fallkonzepts. Oft kommt es jedoch vor, dass sich das Verhalten erst im Verlauf der Therapie in seinem dysfunktionalen Ausmaß zeigt. Neben anamnestischen Gesprächen dienen dann vor allem diagnostische Stuhldialoge zur Klärung der relevanten Modi. Kann das dysfunktionale Verhalten erst einmal klar umrissen und anhand von Alltags- oder Therapiesituationen beschrieben werden, so stellen Patienten meist schon im Verlauf dieser Stuhlarbeit Bezüge zu Kindheitssituationen her.

Für die genaue Konzeptualisierung dieses Modus und den Umgang damit ist es zudem wichtig, den bestimmenden Affekt zu erfassen. Dabei können Gegenübertragungsreaktionen hilfreiche Informationen liefern: Finden Sie das Verhalten des

Patienten lästig und unpassend, haben Sie das Gefühl, mit einem »ungezogenen, verwöhnten Kind« oder einem »bockigen Kind« zu tun zu haben? Wirkt es irgendwie »unorganisiert«? Davon abzugrenzen sind eventuelle eigene Modusaktivierungen (s. Kasten »Anteile des Therapeuten« in Abschn. 20.2).

Neben biografisch bedingten Ursachen kann undiszipliniert erscheinendes Verhalten auch im Rahmen anderer Erkrankungen wie z. B. ADHS oder Sucht auftreten. In diesem Fall muss die Indikation für ein schematherapeutisches Vorgehen überdacht werden. Dabei kann es gut sein, dass auch diese Krankheiten durch die Frustration von Kernbedürfnissen in der Kindheit mit verursacht oder zumindest davon begleitet waren. So bringt z. B. ADHS in der Kindheit oft auch die Erfahrung von Ablehnung oder sogar Bestrafung mit sich, was zusätzlich die Entstehung maladaptiver Schemata gefördert haben kann. In jedem Fall wäre vor einer weiteren schematherapeutischen Arbeit das aktuelle Ausmaß der Beeinträchtigung festzustellen und diese therapeutisch bzw. pharmakologisch auf ein Maß zu reduzieren, das dem Patienten eine ausreichende Mitarbeit ermöglicht.

Eine weitere häufige Ursache von mangelnder Compliance oder Unzuverlässigkeit kann in einer Veränderung der Ziele des Patienten liegen. Diese sollten daher insbesondere bei einem plötzlichen Auftreten dieses Verhaltens überprüft und mit den Zielen des Therapeuten abgeglichen werden.

Fallbeispiele

Bei beiden Fallbeispielen spielt Undiszipliniertheit eine zentrale Rolle, jedoch zeigt sich diese in unterschiedlichen Nuancen.

Fallbeispiel 1. Bastian G. ist motiviert, an seinen Zielen zu arbeiten, was auch sein Engagement in den Therapiestunden erkennen lässt (gesunder Erwachsener). Er wuchs in einer vernachlässigenden Umgebung auf (strafender Elternmodus), in der er keine angemessene Grenzsetzung erleben konnte. Er neigt u. a. zu depressiven Symptomen sowie zu missbräuchlichem Alkoholkonsum, was als Vermeidungsmodus konzeptualisiert wird. Letzteres dient vor allem dazu, Herrn G. vor negativen Gefühlen (verletzbarer Kindmodus) zu schützen bzw. diese abzumildern. Herr G. zeigt jedoch unabhängig davon ein stabiles Muster von mangelndem Durchhaltevermögen, was zu Problemen an der Arbeitsstelle und in der Therapie führt. Er verschläft Termine und vergisst Therapieaufgaben, die er als anstrengend empfindet. Gleichzeitig ist er in Bezug auf seine »Unzuverlässigkeit« grundsätzlich einsichtig, jedoch führt dies nicht zu einer Änderung. Herr G. orientiert sich dabei an der kurzfristigen Entlastung, statt die langfristigen positiven Folgen zu fokussieren. Dieser Anteil lässt sich als undisziplinierter Kindmodus (»der lockere Bastian«) konzeptualisieren.

Fallbeispiel 2. Sina F. wurde biografisch geprägt durch Instabilität und emotionale Misshandlung auf der einen Seite und Vernachlässigung und Verwöhnung auf der anderen Seite (strafender Elternmodus; s. Abb. 20.1). Schon früh entwickelte sie einen ausgeprägten Vermeidungsmodus (u. a. Vermeidung angstauslösender Situationen, Rationalisierung, dissoziative Tendenzen), um sich in ihrer Unsicherheit, Angst und Traurigkeit (verletzbarer Kindmodus) zu schützen. Frau F. hat ebenfalls große

Probleme, sich zu disziplinieren. Sie hat keine Sicherheit erlebt, jedoch auf der anderen Seite auch keine angemessenen Grenzen erfahren. Stattdessen wurde ihr durch den Vater das Gefühl vermittelt, er würde alles für sie richten. Frau F. strengt sich nicht an, fühlt sich schnell gelangweilt und gefährdet so ihre berufliche Zukunft. Hinzu kommt die Tendenz, dass sie sich sehr bewusst für die eigenen Interessen einsetzt und eher verwundert bis abwehrend auf entsprechende Kritik reagiert. Frau F. orientiert sich dabei an der kurzfristigen Belohnung durch Entlastung von langweiligen Aufgaben und Verfolgung ihrer Interessen, ohne sich für die langfristigen Folgen oder die Auswirkung auf andere zu interessieren. Dieser Anteil lässt sich als undiszipliniert-verwöhnter Kindmodus (»Prinzessin Sina«) konzeptualisieren.

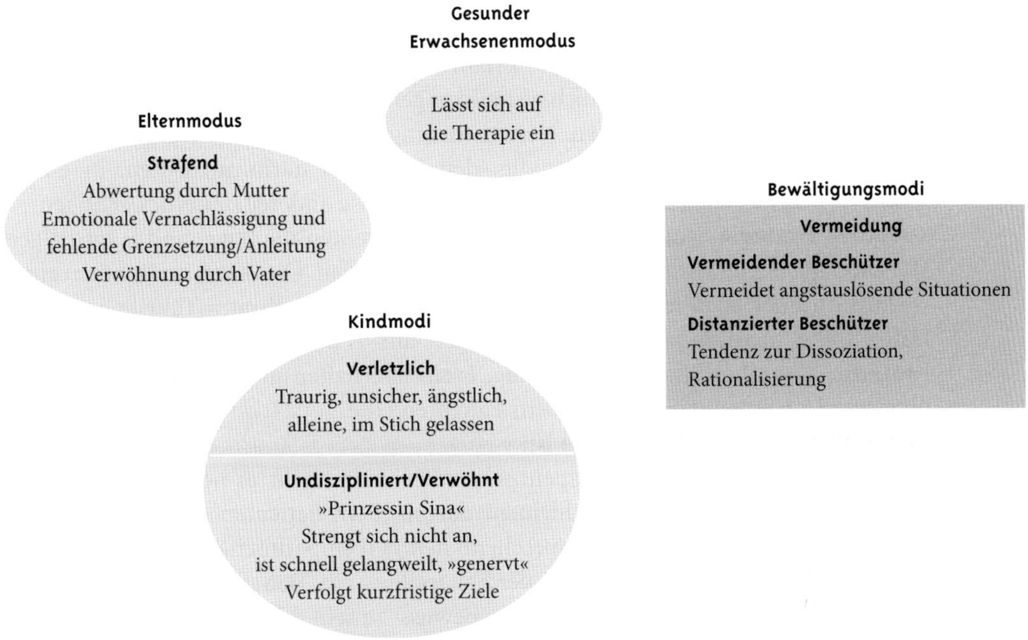

Abbildung 20.1 Modusmodell von Sina F.

Wie lässt sich der richtige Modus zuordnen?

Steht das *impulsive Kind* mehr im Vordergrund, so geht es in der Regel um kurzfristige spontane Reaktionen, da ein Patient sich in diesem Moment nicht »bremsen« kann und will. Patienten erkennen die negativen Konsequenzen im Nachhinein oft sehr schnell und ärgern sich dann darüber.

Mangelndes Durchhaltevermögen in Bezug auf die gesetzten Ziele tritt auch im Zusammenhang mit *Vermeidungsmodi* auf (s. Kap. 1). Dabei geht es jedoch darum, das *verletzbare Kind* vor negativen Gefühlen zu schützen. Im Gegensatz dazu wird beim *undisziplinierten Kindmodus* das Zielverhalten als zu mühsam oder langweilig empfunden.

Verwöhnung in der Biografie kann auch zur Ausbildung eines *Überkompensationsmodus* beitragen, z. B. in Form eines *narzisstischen Selbstüberhöhungsmodus* (s. Kap. 9). Ein Kind hat sich oftmals in einer besonderen Rolle mit vielen Privilegien erlebt und erwartet diese Bevorzugung auch später von seiner Umgebung. Oft lässt sich dann im Modusmodell des Patienten sowohl ein *undiszipliniert-verwöhnter Kindmodus* als auch ein *Überkompensationsmodus* konzeptualisieren.

20.2 Ziele und Strategien im Umgang mit der Situation

Generelles Ziel im Umgang mit undisziplinierten bzw. undiszipliniert-verwöhnten Kindmodi ist es, dem Patienten die Erfahrung zu ermöglichen, dass es sich lohnt, langfristige Ziele zu verfolgen, auch wenn man gelegentlich auf kurzfristige Belohnung verzichten muss. Er muss lernen, Verantwortung für sein eigenes Handeln zu übernehmen. Es ist zudem oft notwendig, den Patienten darin anzuleiten, in einem größeren Ausmaß die Perspektive und die Bedürfnisse anderer zu berücksichtigen.

Kognitive Strategie. Zunächst sollten mit dem Patienten die kurz- und langfristigen Vor- und Nachteile seines Verhaltens abgewogen werden. Dies kann im Rahmen einer Diskussion oder auch mit der Erarbeitung einer Pro-und-Kontra-Tabelle passieren. Dabei sollte deutlich auf die Auswirkungen auf z. B. Familie und Partnerschaft, Freundschaften, berufliche Entwicklung, Freizeitverhalten und Selbstverwirklichung hingewiesen werden. So wird mit dem Patienten eine Verstärkerbilanz erarbeitet, die die Grundlage der weiteren Arbeit ist.

Therapiebeziehung. In der therapeutischen Beziehung geht es neben dem fürsorglichen und sicherheitsgebenden Element darum, dem Patienten die Erfahrung von Grenzen zu ermöglichen. Dementsprechend nehmen empathische Konfrontation und Begrenzung eine zentrale Position in der Behandlung ein. Dabei ist es wichtig, sich der Grenzen des in einer Therapie Machbaren bewusst zu sein. Nicht immer ist es möglich, den Patienten zur Einsicht und insbesondere Verhaltensänderung zu bewegen.

Therapeuten erleben diese Situation oft als sehr anstrengend. Umso mehr ist darauf zu achten, das Patientenverhalten immer auch als Anteil bzw. Modus zu bezeichnen und den biografischen Bezug zu betonen. Ansonsten kann es zur Aktivierung von dysfunktionalen Bewältigungsstrategien oder auch fordernden bzw. strafenden Elternmodi kommen. Gleichzeitig ist nicht jede negative Äußerung des Patienten in Bezug auf sein undiszipliniertes Verhalten als dysfunktional im Sinne eines strafenden oder fordernden Elternmodus zu bewerten, sondern kann auch als Basis für die Entwicklung von mehr Verantwortung im gesunden Erwachsenenmodus betrachtet werden. Auch positive Gefühle, z. B. Stolz aufgrund der Bereitschaft, den undisziplinierten Anteil anzuerkennen und diesen zu bearbeiten, sind dann möglich. Der Therapeut unterstützt seinen Patienten bei der adäquaten Äußerung gesunder selbstkritischer Gedanken und begrenzt bzw. bekämpft gleichzeitig eventuelle schädliche fordernde oder strafende Anteile.

Anteile des Therapeuten

Therapeuten müssen im Sinne ihres Patienten bereit sein, ihm Grenzen aufzuzeigen und Forderungen zu stellen. Dies bedeutet sozusagen »nicht nett zu sein«. Diese therapeutische Aufgabe kann Therapeuten überfordern, denen eine solche Rolle ungewohnt erscheint. Dabei stellen sie sich die Frage nach der Angemessenheit ihres Verhaltens: »Darf ich diese Forderungen stellen? Darf ich meinen Patienten derart mit seinem Verhalten konfrontieren oder ist dies etwa schon übergriffig? Schade ich meinem Patienten damit sogar?« Hier zeigen sich oft eigene fordernde oder gar strafende Modi, die den Therapeuten hemmen. Dann ist es hilfreich, sich die Ziele bei der Bearbeitung dieses Verhaltens vor Augen zu führen. Die Konfrontation und Begrenzung ist sinnvoll und notwendig, um dem Patienten die Erfüllung längerfristiger Bedürfnisse bzw. eine gute soziale Integration zu ermöglichen.

Eine weitere Problematik im Zusammenhang mit undisziplinierten Anteilen des Patienten ist die Entstehung von heftigem Ärger und Zorn. Möglichweise fühlt sich ein Therapeut missachtet und nicht respektiert. Er kann nicht mehr sehen, dass es sich um einen einzelnen Anteil des Patienten handelt, der seinen biografischen Ursprung in der Nichterfüllung von Kernbedürfnissen hat, und fühlt sich möglichweise persönlich betroffen. Hier ist es wichtig, sich erneut auf das Modusmodell des Patienten zu besinnen und wieder ausreichend Distanz herzustellen.

Emotionsorientierte Strategie. Die primäre Technik zur Bearbeitung dieser Situation sind Stuhldialoge. Dabei stehen verschiedene Optionen zur Auswahl, insbesondere sind Zwei-Stuhl-Dialoge zwischen dem undisziplinierten Kindmodus und dem gesunden Erwachsenenmodus sinnvoll. Gegebenenfalls greift der Therapeut modellierend ein und stärkt so die gesunde, erwachsene Seite, die für die Übernahme von Pflichten sowie Verantwortung steht und sich auch an langfristigen Bedürfnissen orientiert. Bei einem besonders hartnäckigen undisziplinierten Kindmodus besteht die Möglichkeit, den Patienten zu spiegeln, um ihm so die Auswirkung seines Verhaltens auf seine Umwelt zu verdeutlichen. Desweiteren können imaginative Übungen hilfreich sein, um nicht frustrierte Kernbedürfnisse wie z. B. fehlende Anleitung, Fürsorge oder Grenzsetzung zu erfüllen. Dies bietet sich insbesondere an, wenn eine starke Kopplung mit Vernachlässigung besteht.

Gerät der Patient in einen Konflikt zwischen gesunden und schädlichen fordernden Anteilen, so können Stuhldialoge zwischen dem gesunden Erwachsenmodus und dem fordernden Elternmodus, der zu begrenzen wäre, eingesetzt werden. Diese können helfen, Verantwortung und langfristige Bedürfnisorientierung im gesunden Erwachsenenmodus zu integrieren.

Behaviorale Strategie. Der Patient soll die Möglichkeit erhalten, Verantwortung und Durchhaltevermögen mit Hilfe von Hausaufgaben zu üben. Diese lassen sich gut an kognitive oder emotionsorientierte Techniken anschließen. So kann er lernen, diszipliniertes Verhalten im Alltag zu integrieren und erhält die Möglichkeit, positive Erfahrungen bei der Orientierung an langfristigen Bedürfnissen zu sammeln.

Übernimmt ein Patient trotz des Einsatzes dieser Techniken und wiederholter empathischer Konfrontation keine Verantwortung für den Therapiefortschritt, so müssen gegebenenfalls weitere Schritte wie größere Abstände zwischen Therapiestunden, die an die Übernahme von Verantwortung geknüpft sind (Kontingenzmanagement), eingeleitet werden. Es kann manchmal notwendig werden, die Therapie zu unterbrechen. Dabei sollte mit dem Patienten die Möglichkeit einer Fortführung besprochen werden, sobald er bereit ist, sich mit dem problematischen Muster weiter auseinanderzusetzen.

20.3 Konkrete Lösungsvorschläge

Fallbeispiel 1. Das Verhalten von Bastian G. verändert sich trotz seiner Einsicht und dem Versprechen einer Änderung nicht langfristig. In der nächsten Stunde konfrontiert die Therapeutin ihn empathisch mit seinem Verhalten und führt anschließend einen Zwei-Stuhl-Dialog durch, wobei sie den Patienten in seinem undisziplinierten Verhalten zunächst spiegelt.

T: Herr G., ich möchte heute gerne noch einmal über Ihr unzuverlässiges Verhalten in der Therapie sprechen, wobei diese Muster ja auch außerhalb unserer Sitzungen eine große Rolle in Ihrem Leben spielen.

P: Ja, ich weiß, das ist schon blöd.

T: Ich weiß, dass Sie in Ihrer Kindheit kaum die Chance hatten, sich an normale Abläufe im Alltag zu gewöhnen und es Ihnen daher heute extrem schwer fällt, sich an Regeln zu halten und Pflichten zu übernehmen.

P: Naja. Zuhause war es eigentlich immer eher chaotisch.

T: Es kann zudem auch bequem sein, wenn man Dinge aufschiebt oder einfach nicht macht.

P: *(Grinst ein wenig.)* Stimmt, die sind auch oft sehr anstrengend.

T: Andererseits hat es doch auch deutliche Nachteile, wenn Sie sich in dieser Art verhalten. Wir haben ja schon besprochen, wie wichtig es ist, dass Sie Ihre Therapieaufgaben machen, damit es Ihnen dauerhaft besser gehen kann. Und bezüglich Ihres Jobs gibt es auch oft Probleme.

P: *(Etwas abwehrend.)* Ach … naja, wir arbeiten doch aber auch in der Therapiestunde mit diesen Dingen … *(zögert)* und ich habe oft auch andere Dinge im Kopf und vergesse das dann einfach darüber. Ich soll ja eher viele positive Dinge tun, haben Sie gesagt.

T: Das stimmt. Es ist wichtig, dass Sie positive Aktivitäten und sogenannte Verstärker im Alltag integrieren, damit Ihre Stimmung besser wird. Gerade dann ist aber auch wichtig, einen genaueren Blick auf die Art dieser Verstärker zu werfen.

P: *(Zögernd.)* Inwiefern?

T: Herr G., ich würde ganz gerne einen Stuhldialog mit Ihnen zu diesem Thema machen. Vielleicht können Sie mich dann noch besser verstehen. Ich möchte Sie bitten, sich einmal auf diesen Stuhl dort zu setzen und den Anteil des »großen Bastians« *(gesunder Erwachsenenmodus)* zu übernehmen. Ich werde mich Ihnen gegenüber setzen und einmal den Anteil des »lockeren Bastians« *(undisziplinierter Kindmodus)* anspielen. Ist das in Ordnung für Sie?

P: Ja, okay.

T: *(Als lockerer Bastian:)* Hm. Eigentlich geht es mir doch ganz gut damit. Ich habe gar keine Lust, mich ständig mit solchen Sachen abzumühen, die sind mir viel zu anstrengend. Ich möchte

mich dann lieber mit anderen Dingen beschäftigen, das tut mir dann auch sofort gut. Und darauf soll ich schließlich achten.
(Geht zurück in den Therapeutenstuhl.) Versuchen Sie bitte jetzt einmal, als großer Bastian darauf zu reagieren.

P: *(Als großer Bastian:)* Naja, das mag zwar einerseits stimmen. Aber dann gibt es immer wieder Probleme, vor allem beim Job … Ich will schließlich nicht rausfliegen. Und außerdem muss ich ständig Lügen erzählen und Krankheiten erfinden, das glaubt da ohnehin keiner mehr.

T: Sie machen das sehr gut. Fallen Ihnen noch weitere Nachteile ein?

P: *(Als großer Bastian:)* Naja, in der Therapie führt das jetzt auch schon zu Nachteilen. Die Therapeutin meint, dass es wichtig für den Erfolg ist, dass ich die Therapieaufgaben erledige. Und mir ist das doch auch sehr wichtig.

T: Gibt es da Ähnlichkeiten zwischen den Bereichen? Was meinen Sie?

P: *(Als großer Bastian:)* Naja, die Dinge locker zu nehmen hat vielleicht nicht nur Vorteile. Irgendwie hängt da ein ganz schön langer Rattenschwanz dran, ich bekomme dadurch auch häufig genug Probleme.

T: Ganz genau, es geht nicht nur um kurzfristige Verstärker, sondern man muss auch die langfristigen Konsequenzen beachten. Was würden Sie als großer Bastian dem lockeren Bastian jetzt gerne für eine Handlungsanweisung mitgeben?

P: *(Als großer Bastian, etwas zögerlich:)* Also … wenn ich wirklich etwas erreichen möchte, dann muss ich mich auch mal selbst anfeuern und etwas machen, obwohl ich vielleicht grad keine Lust dazu habe oder es mir zu anstrengend erscheint. Auch das tut mir gut.

T: Großartig. Fallen Ihnen noch weitere Gründe ein, die dafür sprechen, sich öfter mal nicht so »locker« zu verhalten?

P: *(Als großer Bastian:)* Naja, dann läuft es bestimmt auch in Beziehungen wieder besser …

T: Prima. *(Beendet die Stuhlarbeit.)* Ich glaube, Sie konnten gerade richtig gut sehen, dass die Unzuverlässigkeit noch mehr Nachteile mit sich bringt als gedacht und dass es für Bastian wichtig ist, auch die längerfristigen Konsequenzen mit einzubeziehen.
Bitte machen Sie doch zum nächsten Mal die Hausaufgabe, die wir heute besprechen wollten, und sehen Sie das gleichzeitig als Übung an, den »lockeren Bastian« in diesem Sinne ein wenig zu kontrollieren, okay?

Fallbeispiel 2. Die Therapeutin konfrontiert Sina F. mit dem undiszipliniert-verwöhnten Verhalten, stellt dabei die Bezüge zu ihrer Vergangenheit her und konzeptualisiert es zusammen mit der Patientin als Modus. Dann bittet sie Sina F. einmal gemeinsam mit ihr einen genauen Blick auf dieses Verhalten zu werfen. Zögernd lässt diese sich darauf ein. Dabei werden die kurz- und vor allem die langfristigen Konsequenzen besprochen. Nachdem die Patientin weiterhin auf ihrem Standpunkt besteht, geht die Therapeutin verstärkt zur Begrenzung des Verhaltens über.

T: Frau F., bevor wir weitermachen, möchte ich mich gerne mit dieser Aussage etwas näher beschäftigen. Ich möchte Ihnen sagen, dass mich diese gerade ziemlich irritiert hat.

P: *(Zieht eine etwas verwunderte Grimasse.)* Okay?

T: Ich weiß, dass Sie es gewohnt waren und sind, dass Ihr Vater Ihre Probleme löst, zumindest wenn es um materielle Dinge geht. Wir haben schon einmal über diesen Anteil gesprochen und Sie hatten ihn »Prinzessin Sina« getauft, da Ihr Vater Sie ja dann auch oft »seine kleine Prinzessin« nennt. Daher kommt es Ihnen vermutlich auch ganz normal vor, wenn dieser Anteil – so wie hier – plötzlich auftaucht.

P: Stimmt, ist ja auch nichts dabei.

T: Ich möchte Ihnen hier widersprechen. Vielleicht können wir uns Vor- und Nachteile dieses Verhaltens einmal genauer ansehen.

P: *(Zögerlich.)* Wenn Sie wollen.

T: Okay. *(Tritt an das Flip-Chart, um mitzuschreiben.)* Dann nennen Sie mir doch einmal alle Vorteile, die Sie im »Prinzessin Sina«-Modus von Ihrem Verhalten haben.

P: Naja, ich denke dann, mir kann ohnehin nichts passieren. Weil er ja alles wieder richtet. Das ist natürlich gut.

T: Wozu könnte das noch gut sein, wie ist das dann mit Aufgaben und Pflichten? Mit Schule und Ausbildung?

P: *(Lacht leise.)* Da ist es natürlich auch gut. Wenn ich zu etwas keine Lust habe, muss ich es auch nicht tun.

T: Das sind wichtige Punkte, die das Leben ja auch sehr angenehm machen können. So muss man keine lästigen Dinge tun und auch keine Verantwortung übernehmen.

P: Genau.

T: Andererseits hat das Verhalten ja auch deutliche Nachteile, wenn wir uns mal ansehen, was in Ihrem Umfeld passiert. Wie läuft es denn gerade mit der Ausbildung? Wie ist es mit Ihren Freundinnen?

P: *(Zögerlich.)* Naja. Klar habe ich den Ausbildungsplatz verloren, aber der machte mir eh keinen Spaß. Da musste ich immer so früh aufstehen.

T: Und der Zweite?

P: Naja, der Zweite machte schon Spaß, aber irgendwie hat es auch nicht geklappt.

T: Und wie ist das mit Ihren Freundinnen?

P: Naja, die sind schon oft genervt von mir, es gibt auch oft Streit. Einige wollen auch gar nichts mehr mit mir zu tun haben.

T: Warum? Was sagen die denn dann?

P: *(Leise.)* Dass ich immer nur an mich denken würde und dass man sich nicht auf mich verlassen könne. Naja, aber irgendwie denke ich da auch gar nicht drüber nach.

T: Ich finde, Sie habe grad was ganz Wichtiges gesagt, nämlich dass Sie gar nicht bewusst darüber nachdenken. Für den Anteil »Prinzessin Sina« ist das alles ganz normal, sie ist das so gewohnt, daher wurde es auch nie so richtig in Frage gestellt. Und außerdem ist es ja auch sehr angenehm, wenn man das bekommt, was man will, und man keine Verantwortung hat. Das ist ein Riesenvorteil.

P: Hm.

T: Aber Sie haben gerade auch schon aufgezählt, welche Nachteile dieser Anteil mit sich bringen kann. Nämlich dass es Stress mit Freundinnen gibt, bis hin zum Verlust von Freundschaften. Und dass Sie große berufliche Probleme bekommen.

P: Ja, aber letztlich können die mich dann auch mal. Und was den Job angeht, so hat mein Vater gesagt, dass es was anderes für mich gibt und ich mich da nicht reinhängen muss.

T: Ich möchte Sie noch auf einen anderen Aspekt hinweisen. Vorhin habe ich Ihnen gesagt, dass ich das Verhalten irritierend fand und dass ich glaube, dass »Prinzessin Sina« gerade aktiv war. Was denken Sie darüber?

P: *(Genervt.)* Hm. Tut mir ja echt leid. Aber ich verstehe Sie nicht. Schließlich bekommen Sie doch Ihr Geld, damit ist doch alles in Ordnung.

T: *(Freundlich, aber klar.)* Nein, das ist nicht in Ordnung für mich. Ich werde nicht für das Warten bezahlt, sondern ich möchte mit Ihnen therapeutisch arbeiten. Und ich werde es nicht als Selbstverständlichkeit hinnehmen, wenn Sie einfach nicht kommen. Ich finde es wichtig, dass

Sie Verantwortung in der Therapie übernehmen und sich an die Absprachen halten, damit wir die Therapie auch im Sinne Ihrer Ziele weiterführen können. Ich möchte Sie also bitten, Termine nicht mehr einfach »ausfallen« zu lassen und Ihre Hausaufgaben wieder regelmäßig zu erledigen. Ist das für Sie vorstellbar?

P: *(Nachdenklich.)* So habe ich das noch gar nicht gesehen. Tut mir wirklich leid. Ich werde da in Zukunft versuchen dran zu denken.

T: Das finde ich wirklich gut. Auch wenn es vielleicht manchmal anstrengend ist oder nicht das, wozu Sie gerade am meisten Lust haben, wird es sich langfristig für Sie lohnen. Sie werden in der Therapie vorankommen. Und auch im Alltag kann es Vorteile haben.
Bitte achten Sie in der nächsten Woche einmal darauf, wann »Prinzessin Sina« wieder im Vordergrund ist. Dann versuchen Sie dieses Verhalten zu begrenzen, indem Sie sich die langfristigen Konsequenzen bewusst machen und sich ein wenig in die Lage der anderen hineinversetzen, bevor Sie handeln. Dazu machen Sie ein paar Notizen und bringen Sie nächste Woche mit. In Ordnung?

P: Ja, okay.

Zusammenfassung

In beiden Fallbeispielen wurde das undisziplinierte bzw. verwöhnte Verhalten klar benannt und die Vor- und Nachteile diskutiert bzw. mit Hilfe von Stuhldialogen weiter verdeutlicht. Während Bastian G. sehr schnell zu einer Verhaltensänderung bereit ist, bleibt Sina F. weiter in der Modusaktivierung. Daher wird dieser Anteil schließlich klar begrenzt. Beide Patienten werden für den Wechsel in den gesunden Anteil, der sich durch Verständnis und Übernahme von Pflichten bzw. Verantwortung auszeichnet, verstärkt und erhalten eine passende Hausaufgabe.

Dos	Don'ts
▶ Klären Sie eventuelle Komorbiditäten und überprüfen Sie die Therapieziele. ▶ Konfrontieren Sie den Patienten empathisch mit dem Problemverhalten und begrenzen Sie dieses, wenn es nötig sein sollte (»Limit Setting«). ▶ Analysieren Sie die aktivierten Modi und ordnen Sie das Verhalten in das individuelle Fallkonzept ein. Stellen Sie dabei biografische Bezüge her. ▶ Bezeichnen Sie das Problemverhalten als Anteil des Patienten. ▶ Führen Sie Psychoedukation zu relevanten Kernbedürfnissen wie Grenz-	▶ Nehmen Sie das Verhalten des Patienten nicht persönlich. ▶ Vermeiden Sie unnötige Diskussionen. ▶ Werden Sie nicht inkonsequent. Sonst wird der Patient ein weiteres Mal darin bestätigt, dass es keine klaren Grenzen gibt. ▶ Blenden Sie das Verhalten des Patienten nicht aus. Es ist wichtig für ihn, dass das Verhalten in der Therapie bearbeitet wird. ▶ Vermeiden Sie Vorwürfe und Anklagen. ▶ Fühlen Sie sich nicht für alles verantwortlich.

▶

Dos	Don'ts
setzung, Anleitung und Fürsorge durch. ► Erstellen Sie eine Verstärkerbilanz (Pro und Kontra zu kurz- und langfristiger Belohnung). ► Nutzen Sie Stuhldialoge. ► Üben Sie mit dem Patienten, die Bedürfnisse anderer wahrzunehmen und eigene Pflichten und Verantwortung zu erkennen. ► Übergeben Sie die Verantwortung für den Therapiefortschritt dem Patienten. ► Geben Sie Hausaufgaben.	

Teil VII
Schwierige Situationen mit dysfunktionalen Elternmodi

21 Basics für die Bearbeitung von strafenden und fordernden Elternmodi

Erscheinungsform und Auftreten. Die dysfunktionalen Elternmodi zeigen sich daran, dass Patienten sich selbst massiv abwerten, strafen oder kritisieren. In anderen Fällen setzen sich Patienten selbst extrem unter Druck, wobei sie sich keine Fehler oder Schwächen erlauben. Weitere Patienten fühlen sich in unangemessener Weise für das Wohlergehen anderer verantwortlich und schnell schuldig, wenn sie dieses Ziel nicht erreichen. Daraus resultiert eine fragile und problematische Selbstbewertung, die sich an der Erfüllung von unerbittlichen Ansprüchen orientiert oder einen Selbstwert nahezu vollständig negiert. Eine differenzierte Selbstbetrachtung ist Patienten in einem starken dysfunktionalen Elternmodus nicht möglich. Sie können grundlegende Bedürfnisse dann nicht erfüllen und sind nicht in der Lage, konstruktiv mit eigenen Fehlern oder Schwächen umzugehen. So ist eine flexible Anpassung an sich verändernde Umgebungsbedingungen kaum realisierbar und die Integration korrigierender Erfahrungen ist erheblich erschwert.

Ist der *strafende Elternmodus* aktiviert, so erleben Patienten Selbsthass, Selbstekel, extreme Selbstkritik und Selbstverachtung. Sie strafen sich für normale Bedürfnisse. Die Botschaften können in Form internalisierter »Stimmen« von wichtigen Bezugspersonen oder Vorbildern auftreten. Dabei ist der Tonfall hart, kritisch und kompromisslos. In diesem Modus demütigen, verhöhnen, quälen und kritisieren sich Patienten in absoluter und generalisierter Weise, auch durch exzessive Schuldvorwürfe. Es können Selbstverletzungen oder suizidale Handlungen, aber auch subtilere Formen der Selbstbestrafung auftreten (z. B. sich selbst Freude und Genuss versagen, Erfolgserlebnisse verhindern etc.). Gefühle und berechtigte Bedürfnisse von Patienten sind in diesem Modus nicht von Interesse.

In einem *leistungsfordernden Elternmodus* fokussieren sich Patienten auf das Einhalten hoher Standards. Diese können sowohl Leistungen in Schule, Beruf und Sport betreffen als auch das Erfüllen hoher Anforderungen an Aussehen, Status oder moralische Vorstellungen. Patienten in diesem Modus möchten perfekt sein und alles richtig machen. Fehler und Schwächen sind nicht erlaubt, Teilerfolge werden als ungültig betrachtet. Oftmals bezeichnen sich Patienten dann als »Versager« oder entwerten sich in anderer Form. So entsteht ein extremer innerer Druck. Bedürfnisse nach Entspannung, Freizeit und Ausgleich werden in diesem Modus weit hinter den perfektionistischen Anforderungen eingeordnet beziehungsweise vollkommen abgelehnt. Eventuelle »Verfehlungen« und mangelnde Disziplin führen vor dem Hintergrund einer überkritischen Haltung zur Selbstabwertung und müssen umgehend wieder korrigiert werden.

Ein *emotional fordernder Elternmodus* ist dadurch gekennzeichnet, dass Patienten primär das Gefühl haben, in Beziehungen etwas leisten müssen. Sie passen sich dann den Vorstellungen anderer Personen an, opfern sich auf und kümmern sich vorrangig um das Wohlbefinden anderer. Eigene Bedürfnisse werden zugunsten fremder Bedürfnisse vernachlässigt. Versuchen sich Patienten mit einem emotional fordernden Elternmodus gegenüber entsprechenden Anforderungen abzugrenzen und für ihre Rechte einzutreten, bekommen sie Schuldgefühle und fühlen sich egoistisch.

Viele Patienten haben sowohl fordernde als auch strafende Elternmodi. Auch können die für fordernde Elternmodi typischen Schuldgefühle, Versagensgefühle oder die überkritische Haltung ein derart extremes Ausmaß annehmen, dass sie sich als strafender Elternmodus auswirken.

Ursachen. Die dysfunktionalen Elternmodi von Patienten entstehen durch externe schädliche Einflüsse, insbesondere emotionalen, physischen oder sexuellen Missbrauch oder Vernachlässigung in Kindheit und Jugend, wobei diese keineswegs allein auf die leiblichen Eltern bezogen sind. Der Begriff »Elternmodus« umfasst genauso die Einwirkung anderer wichtiger Personen wie z. B. Lehrer, Mitschüler, Peers, Geschwister, andere nahestehende Familienangehörige oder auch den (teils subtileren) Einfluss von Institutionen wie Kirche, Staat oder Medien sowie die Auswirkung traumatisierender Ereignisse und Mobbing. Der externe schädliche Einfluss ist durch die Frustration zentraler kindlicher Grundbedürfnisse (s. Kap. 13) gekennzeichnet, z. B. das Aufwachsen unter instabilen Bedingungen oder das Erleben extremen Drucks in Bezug auf Leistung oder emotionale Anforderungen. Einige Patienten mit dysfunktionalen Elternmodi hatten zudem entsprechende Modelle, z. B. wenn die Mutter sich für den alkoholkranken Vater aufopferte. In der Folge lernen Kinder keine gesunden und selbstfürsorglichen Konzepte zum Umgang mit eigenen Bedürfnissen, Wünschen, Grenzen oder zur Beziehungsgestaltung; die negativen Botschaften und Regeln prägen sich ein und bestehen weiter fort. Zu beachten ist, dass die Internalisierung von Erfahrungen und Modellen selektiv geschieht. Beispielsweise können die strengen Regeln eines Elternteils sehr prägend gewesen sein, wobei durchaus eine fürsorgliche Seite existierte. Diese wurde jedoch vom Patienten eventuell weniger wahrgenommen oder war weniger eindrücklich, sodass es zur Internalisierung der Regeln und damit zur Entwicklung eines dysfunktionalen Elternmodus kam. Dieser Aspekt ist für die Arbeit mit den dysfunktionalen Elternmodi zentral, um unnötige Solidaritätskonflikte zu vermeiden. Begrenzt oder bekämpft werden die schädlichen Elternanteile, die ein Patient als Modus internalisiert hat, nicht (zwangsläufig) die Eltern oder Einflüsse in ihrer Gesamtheit.

Therapiebeziehung. Die Therapeutin begrenzt oder bekämpft die dysfunktionalen Elternmodi, wann immer sie in der Therapie auftreten. Im Rahmen der begrenzten elterlichen Fürsorge werden Entwertungen, Bestrafung bzw. überzogene Forderungen entkräftet. An deren Stelle treten fürsorgliche und wertschätzende Botschaften der Therapeutin, die eine differenzierte Selbstbewertung und die Beachtung aller wesentlichen Grundbedürfnisse ermöglichen. So wird die Therapeutin zu einem Modell für den gesunden Erwachsenenmodus. Damit zusammenhängende Modi wie z. B. verletzbare oder ärgerliche Anteile werden dabei modusspezifisch in die Behandlung integriert.

Bei Patienten mit einem starken, generalisierten strafenden Elternmodus besteht die Gefahr, dass viele Äußerungen der Therapeutin fehlinterpretiert werden und dadurch der strafende Anteil innerhalb der Therapiebeziehung oft aktiviert wird. Neben der Notwendigkeit, besonders achtsam mit dem Patienten umzugehen, bietet dies auch eine Chance, den strafenden Modus immer wieder zu benennen, zu hinterfragen und zu reduzieren und so eine Korrektur herbeizuführen Auch das notwendige Ansprechen kritischer Verhaltensaspekte des Patienten, z. B. bei einer empathischen Konfrontation, kann zu einer Aktivierung dysfunktionaler Elternmodi beitragen. Diese sollten in der Arbeit umgehend begrenzt und »herausgenommen« werden, z. B. indem der Stuhl des Elternmodus pragmatisch »vor die Tür« gestellt wird.

Modusidentifikation. Sobald ein dysfunktionaler Elternmodus aktiviert ist, kann man diese Anteile häufig in Form innerer »Botschaften« wahrnehmen. Patienten kommunizieren dann in einem unerbittlichen oder harschen Tonfall mit sich selbst. Die Übersetzung von »Ich-Botschaften« oder allgemeinen Formulierungen (z. B. »Geht nicht, gibt's nicht!« oder »Im Leben wird einem nichts geschenkt!«) in »Du-Botschaften« fällt meist leicht und kann zudem mit Hilfe von Stuhldialogen gut verdeutlicht werden. Dieser Aspekt ist zentral, um der Patientin frühzeitig zu vermitteln, dass diese Anteile durch externe Einflüsse entstanden sind und in dieser Form nicht zu ihr gehören. Kein Mensch hasst sich von Geburt an oder setzt sich in einer solch unangemessenen Weise selbst unter Druck.

Manchmal nehmen Patienten auch nur Verhaltensimpulse oder körperliche Phänomene wahr, die sie dann oftmals nicht zuordnen können. Sie geben an, keine »Botschaften« formulieren zu können. Dann ist es ein zentrales therapeutisches Ziel, gemeinsam mit dem Patienten zunächst eine Vorstellung von seinen dysfunktionalen Elternmodi zu entwickeln und dem biografischen Ursprung zuzuordnen. Dabei sind insbesondere diagnostische Imaginationen oder Stuhldialoge hilfreich.

Es gilt zudem, passende Kriterien für die Selbstbeobachtung der dysfunktionalen Elternmodi zu erarbeiten, z. B. was sind individuelle Auslöser, welche Gefühle, Körperempfindungen und Gedanken treten dabei auf und welche Erinnerungen sind beteiligt. An dieser Stelle lassen sich entsprechende Arbeitsmaterialien integrieren (z. B. Faßbinder et al., 2011; Jacob et al., 2011).

Zusammenhang mit anderen Modi. Die Arbeit mit dysfunktionalen Elternmodi ist sehr belastend für Patienten und löst daher häufig starke Gefühle aus. Da die dysfunktionalen Elternmodi die Verletzung von Grundbedürfnissen in Kindheit und Jugend abbilden, sind demnach fast immer *dysfunktionale Kindmodi* (s. Kap. 13, 16, 18) beteiligt. Um den negativen Gefühlen zu entgehen, werden in der Folge häufig *dysfunktionale Bewältigungsmodi* aktiviert (s. Kap. 1, 6, 8).

Modusbenennung. Meist können Patienten den jeweiligen Elternmodi sehr gut einen Namen zuordnen. Zum Beispiel werden leistungsfordernde Anteile häufig als »Antreiber« oder »Druckmacher« bezeichnet. Emotional fordernde Anteile werden beispielsweise als »Kümmertante« oder Ähnliches benannt, der strafende Modus z. B. als

»Schwarzer Mann« bezeichnet. Häufig benennen Patienten ihre Elternmodi auch ganz selbstverständlich nach den Personen, mit deren Botschaften sie biografisch in Verbindung gebracht werden können (»die Stimme meines Vaters«). Grundsätzlich kann mit dem Modusnamen gearbeitet werden, den Patienten auswählen. Es ist lediglich darauf zu achten, dass sich bei der Namensgebung kein Bewältigungsmodus durchsetzt und es z. B. zu einer Bagatellisierung oder sogar Idealisierung des dysfunktionalen Elternmodus kommt.

Fallkonzept und Psychoedukation. Sind zentrale Botschaften und biografisch relevante Ereignisse erst einmal identifiziert, wird das Fallkonzept erstellt und die Behandlung entsprechend der jeweiligen Modi abgeleitet. Bei der individuellen Fallkonzeption sollte auch notiert werden, inwieweit ein dysfunktionaler Elternmodus situativ oder aber generalisiert auftritt. Die Psychoedukation zu den Elternmodi umfasst neben Informationen zur Entstehungsgeschichte und Auswirkung auch Informationen zu Grundbedürfnissen sowie Pflichten von Eltern.

Nicht jede selbstkritische Äußerung oder selbstgestellte Anforderung sollte als dysfunktionaler Elternmodus betrachtet werden. Das Verfolgen von z. T. auch ehrgeizigen Zielen und die Fähigkeit, sich selbst zu hinterfragen, gehören zum gesunden Erwachsenenmodus. In diesem Modus werden jedoch andere Bedürfnisse nicht langfristig vernachlässigt oder sogar körperliche und psychische Beschwerden in Kauf genommen. Die angestrebten Ziele sind realistisch beziehungsweise können an die Rahmenbedingungen flexibel angepasst werden. Auch Selbstkritik kann situativ durchaus angemessen sein, sofern sich ein Mensch dabei nicht absolut in Frage stellt.

Begrenzen und Bekämpfen im Fokus. Das Ziel der Arbeit mit den dysfunktionalen Elternmodi ist deren Reduktion durch Begrenzung bzw. Bekämpfung sowie der Aufbau einer differenzierten und grundsätzlich positiv getönten Selbstbewertung. Fordernde Anteile werden hinterfragt und »aufgelockert«, gegebenenfalls auch klar begrenzt. So können Patienten allmählich ihre eigenen, flexiblen leistungs- und beziehungsorientierten Normen und Werte entwickeln und übermäßige Verantwortung für andere oder perfektionistische Ansprüche zurückweisen. Strafende Anteile hingegen werden bekämpft, eine Diskussion ist hier kontraindiziert. Patienten mit einem starken strafenden Modus benötigen sehr viel Hilfe dabei, die inneren negativen Botschaften zum Schweigen zu bringen. Oftmals wird durch den Elternmodus die Wahrnehmung des Patienten in Frage gestellt oder ihm werden exzessive Vorwürfe gemacht, sodass heilsame Erfahrungen nicht wirksam werden können. Hier ist eindeutiges und klares Auftreten von Therapeuten gefordert, um hilfreiche Werte und Ziele entsprechend der Grundbedürfnisse anzuleiten und dem Patienten korrigierende Erfahrungen in den emotionsorientierten Übungen zu ermöglichen.

Zentrale Interventionen für die Arbeit mit strafenden oder fordernden Elternmodi

- Identifizieren der dysfunktionalen Elternmodi und Analyse der lebensgeschichtlichen Einbindung, gegebenenfalls auch mit Hilfe diagnostischer Stuhldialoge und Imaginationsübungen

▶

- Psychoedukation zu Grundbedürfnissen von Kindern und Pflichten von Eltern
- Identifikation und kognitive Umstrukturierung dysfunktionaler »Botschaften«
- Begrenzen bzw. Bekämpfen der Elternmodi im Rahmen des »Limited Reparenting«, sobald sich diese in der Therapiesituation zeigen
- Begrenzen bzw. Bekämpfen in Imaginationsübungen
- Begrenzen bzw. Bekämpfen in Stuhldialogen mit zwei oder mehreren Stühlen
- Erstellen von unterstützenden Tonbandaufnahmen und Einsatz von Symbolen, vor allem in Anlehnung an Ergebnisse emotionsfokussierter Übungen
- Anleitung der Differenzierung zwischen Elternmodi und gesundem Erwachsenenmodus
- Durchführung von Rollenspielen und weiterer behavioraler Übungen zum Erlernen »erwachsener« Verhaltensweisen, z. B. im sozialen Kompetenztraining
- Hausaufgaben zur Verstärkung angemessener Kognitionen und Verhaltensweisen, z. B. Führen eines Positiv-Tagebuchs, Sammlung positiven Feedbacks, positive Selbstinstruktionskarten oder Anfertigung von Modus-Memos sowie Aufbau verstärkender und entspannender Aktivitäten

22 Die Patientin fordert sich extrem und kann sich davon nicht distanzieren

Miriam K., 30 Jahre alt, arbeitet als Juristin in einer großen Anwaltskanzlei und hat dort einen 12-Stunden-Tag. Sie hat schnell Karriere gemacht, ist mittlerweile die rechte Hand der Chefin. Seit circa zwei Jahren ist sie chronisch erschöpft, hat zunehmend Schlafstörungen und leidet unter wechselhaften somatischen Beschwerden wie Verspannungen, Rückenschmerzen, Kopfschmerzen, Magen-Darm-Problemen und einer Neigung zu Infekten. Aufgrund dessen kann sie nun nicht mehr regelmäßig Sport treiben (tägliches Joggen vor der Arbeit), was sie nach ihren Angaben aber dringend zum Ausgleich brauche. Sie habe große Angst, dass sie »ihr Leistungslevel« nicht mehr halten könne. Ihr Hausarzt hat Frau K. nach langer Zeit zu einer Therapie überreden können; sie ist jedoch nicht davon überzeugt ein psychisches Problem zu haben. Eigentlich betrachte sie ihr Leben als perfekt. Allerdings würde auch ihr Lebensgefährte sich Sorgen um sie machen, obwohl er andererseits auch sehr stolz auf ihren Erfolg wäre.

Frau K. stammt aus einem gutsituierten Elternhaus, das sie als sehr fürsorglich bezeichnet. Der Vater, mittlerweile pensioniert, war Richter am Landessozialgericht. Er leide schon lange unter Depressionen, wobei er sich für diese Schwäche schämen würde. Die Familie habe aber zusammengehalten und die Krankheit des Vaters nach außen hin »vertuscht«. Die Mutter ist als anerkannte Fachärztin in eigener Praxis tätig und publiziert Artikel in internationalen Zeitschriften. Alle drei Kinder haben die Juristenlaufbahn eingeschlagen und machen Karriere. Frau K. gibt an, dass Leistung, Disziplin und Durchhaltevermögen wichtige Ziele in ihrer Familie seien. Dafür habe es immer Anerkennung und auch materielle Belohnung gegeben. Ihre Eltern, vor allem die Mutter, hätten sie jederzeit darin unterstützt und ihr z. B. bei den Hausaufgaben geholfen. Sie berichtet, dass ihre Mutter ein eigenes Belohnungssystem für ihre Kinder entwickelt und am Monatsende einen Preis für das Kind vergeben habe, welches am fleißigsten war und die besten Noten hatte. Dieses Kind habe dann einen ganzen Sonntag lang im Mittelpunkt gestanden, was toll gewesen sei. Auf Nachfragen der Therapeutin, wie sie sich als Kind mit diesem System insgesamt gefühlt habe, reagiert Frau K. verwundert und auch ein wenig verärgert. Für sie sei dies alles vollkommen in Ordnung gewesen, zudem habe jedes Kind immer wieder einmal gewonnen und so sei eine gesunde Konkurrenz entstanden. Und auch heute fühle sie sich gut so, diese Orientierung sei in der heutigen Welt nur hilfreich. Zudem würde ihr der Erfolg damals wie heute sehr viel Spaß machen. Von der Therapie erwarte sie Hilfe dabei, ihre Erschöpfung in den Griff zu bekommen. Sie wolle noch einige Weiterbildungen machen und könne dann vermutlich nächstes Jahr als Teilhaberin in die Kanzlei mit einsteigen. Die ▶

Therapeutin erkennt zwar die Problematik der Patientin, fühlt sich aber von ihren Ansichten ziemlich eingeschüchtert. Zudem bekommt sie selbst das Gefühl, der Patientin schnell und effizient helfen zu müssen, damit diese bald wieder funktionieren kann.

Die Schwierigkeit in dieser häufig auftretenden Therapiesituation besteht darin, dass sich eine Patientin nicht von ihren extremen Leistungsansprüchen distanzieren möchte, sondern diese als richtig und hilfreich erlebt. Ihr Verhalten wird zudem von ihrem Umfeld überwiegend bestätigt und belohnt, erfährt also dauerhaft positive Verstärkung. In solchen Situationen spielt der leistungsfordernde Elternmodus eine vorrangige Rolle.

22.1 Welcher Modus ist in dieser Situation zentral?

In dieser Situation ist vor allem der leistungsfordernde Elternmodus stark aktiviert. Dabei hat die Patienten noch kein Problembewusstsein im Hinblick auf diesen Anteil gewonnen und stellt ihr Verhalten nicht in Frage. Die diesbezüglichen Normen und Werte der Eltern wurden vollständig übernommen, es findet keine ausreichende Selbstfürsorge statt. Sie bekommt zudem viel Anerkennung und Förderung für diesen Anteil, was im Hinblick auf die Änderungsmotivation problematisch ist. So erlebt sie sich z. B. auch nicht als Person, die ein psychisches Problem hat. Den kurz- und mittelfristigen verstärkenden Anteilen stehen erhebliche langfristige Nachteile entgegen. Neben einer erhöhten Anfälligkeit für psychische und physische Erkrankungen kann die Patientin wichtige Bedürfnisse nicht erfüllt bekommen. Spontanität, Spaß und Erholung werden zugunsten leistungsfordernder Aspekte vollkommen vernachlässigt.

Ein ausgeprägter leistungsfordernder Elternmodus entsteht, wenn ein Kind primär für sehr gute Leistungen gelobt wurde, z. B. in den Bereichen Schule, Sport, Hobby, Status oder Aussehen. Die Eltern bzw. andere wichtige Bezugspersonen, z. B. Lehrer, Trainer u. a., mussten dabei nicht zwangsläufig nur negative Anteile auf sich vereinen, es fehlte jedoch an einer ausreichenden Balance zwischen Anerkennung und Anforderung. Patienten mussten zudem häufig erfahren, dass auf das Nichterreichen eines hochgesteckten Ziels mit Enttäuschung oder sogar Liebesentzug reagiert wurde. Auch entsprechende Modelle, beispielsweise in Form ehrgeiziger Elternteile, können bei der Entwicklung perfektionistischer Ansprüche an sich selbst eine wesentliche Rolle spielen. Dabei wurde der Erfolg im Verlauf der Entwicklung immer mehr zur Selbstverständlichkeit. So geraten Patienten zunehmend in eine Art »Hamsterrad« und geben den perfektionistischen Anforderungen dauerhaft nach. Sie verfügen nicht über ausreichende Distanz, um zu erkennen, dass die Anstrengungen vermutlich niemals ausreichen und die Leistung nie gut genug sein wird, um dem inneren (und zum Teil auch äußeren) Druck zu entgehen.

In Folge der internalisierten unerbittlichen Ansprüche lernen diese Patienten, ihren eigenen Wert über Leistung und hohe Standards zu definieren und versuchen diese unbedingt zu erfüllen. Wird ein Ziel nicht erreicht, so fühlen sie sich als Versager (Aktivierung kindlicher Modi) und versuchen schließlich erneut und mit noch mehr Anstrengung, den hochgesteckten Anforderungen zu genügen. Sobald ein Ziel erreicht werden konnte, werden neue und stärker fordernde Ziele festgesetzt und angestrebt. Dieses Leistungsstreben wird zusätzlich dadurch unterstützt, dass es dem vorliegenden gesellschaftlichen System entspricht, in dem ein Kind immer wieder neue und anspruchsvollere Ziele gesetzt bekommt, sobald es die alten Ziele erreicht hat (z. B. Begabtenförderung, Leistungssport, Wettkämpfe auf verschiedenen Ebenen etc.).

Das leistungsfordernde Verhalten kann anhand von Patientenberichten und der vorliegenden Symptome gut erfasst und in ein individuelles Modusmodell eingeordnet werden. Dabei ist es wichtig, zu berücksichtigen, dass Patienten den leistungsfordernden Modus, wie im Fallbeispiel beschrieben, möglichweise als hilfreich und positiv betrachten. Wird dieser zu extrem oder ausschließlich in Frage gestellt, droht ein Loyalitätskonflikt und die Therapeutin kann sich plötzlich in einer Auseinandersetzung mit dem Patienten befinden, der den leistungsfordernden Anteil verteidigt.

Fallbeispiel. Der leistungsfordernde Elternmodus von Miriam K. ist zum einen durch die Eltern modelliert worden, zum anderen wurden sie und ihre Geschwister systematisch für Leistung belohnt. Zudem musste sie erleben, dass Leistungsabfall (depressive Episoden des Vaters) als Schwäche erlebt wurde, was sie in ihr Wertesystem übernahm. Bis heute ist ein ähnliches Belohnungssystem aktiv – so ist ihr Partner stolz auf ihren Erfolg und die Kanzlei stellt ihr die Partnerschaft als Belohnung für ihre Leistung in Aussicht. Sie hat diese Werte für sich übernommen und stellt sie nicht in Frage, was als Unterwerfungsmodus konzipiert wird (s. Abb. 22.1). Die somatischen Symptome und die Schlafstörungen können als distanzierter Beschützermodus, die leicht ärgerliche Reaktion auf das Infragestellen der Leistungsbereitschaft durch die Therapeutin als ärgerlicher Beschützermodus eingeordnet werden. Eventuell liegen weitere überkompensatorische Tendenzen vor. Die Ängste, Überforderung und Anspannung werden dem verletzbaren Kindmodus zugeordnet. Gesunde erwachsene Anteile zeigen sich in dem Versuch, sich Ausgleich zu verschaffen (Joggen) und sich Hilfe zu holen (Arztbesuche, Therapieaufnahme).

Besonders problematisch sind die real existierenden Vorteile, die sich die Patientin mit ihrem Verhalten sichert. Sie ist erfolgreich im Beruf und wird in der Partnerschaft und von ihren Kollegen anerkannt und geschätzt. Solange dieses System und sie selbst funktionierten, erlebte sie keinerlei Nachteile. Im Gegenteil machten ihr Karriere und Beruf neben der Anerkennung durch das Umfeld auch selbst große Freude. Das Abrücken von diesen Zielen bedeutet für sie auch einen Verstärkerverlust, wobei sie aufgrund fehlender Erfahrungen und Modelle in ihrer Lebensgeschichte keine Vorstellung von den Vorteilen oder Alternativen hat. Sie hat gelernt, ihren Selbstwert vorrangig über Leistung zu definieren.

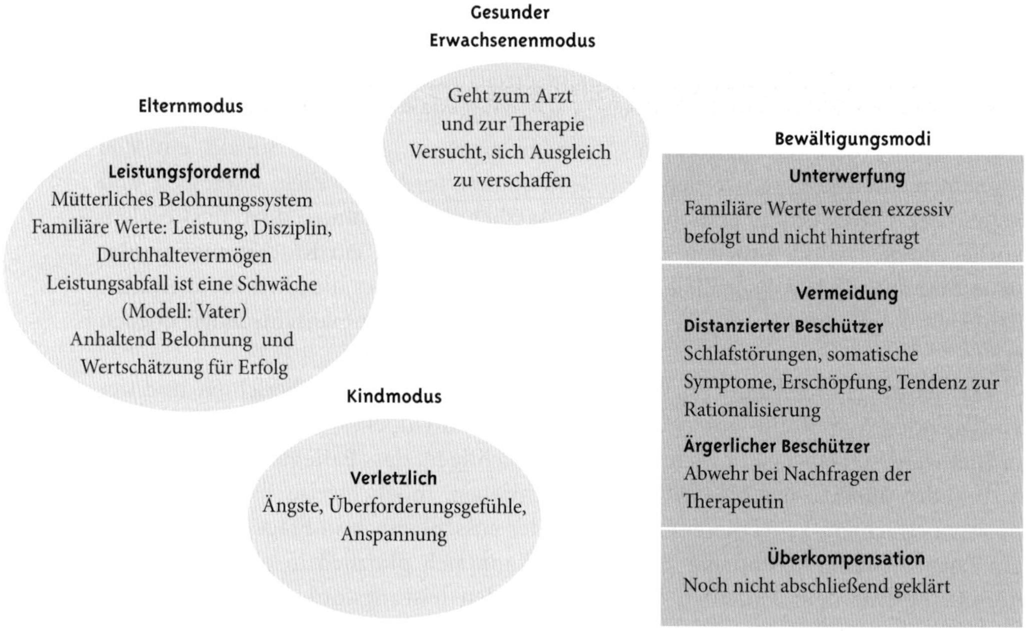

Abbildung 22.1 Modusmodell von Miriam K.

Wie lässt sich der richtige Modus zuordnen?

Der *leistungsfordernde Elternmodus* ist erkennbar durch hohe Anforderungen an sich selbst. Daher haben Patienten den Anspruch, diesen Anforderungen perfekt zu genügen und gestehen sich keine Abweichungen bzw. Fehler zu. In der Folge entsteht sehr großer innerer Druck. Leistungsanforderungen können sowohl den schulischen oder beruflichen Bereich betreffen als auch andere Bereiche im Fokus haben, z. B. das Streben nach Status, einem perfekten Aussehen oder extremer Effizienz. Scheitern Patienten in ihren Anstrengungen, diese (unerbittlichen) Standards zu halten und die Ziele »perfekt« zu erreichen, so gehen sie sehr hart mit sich um und empfinden sich schnell als »Versager«.

Der *leistungsfordernde Elternmodus* tritt oftmals im Zusammenhang mit weiteren Modi auf. So sind fast immer auch *verletzbare oder ärgerliche Kindmodi* (s. Kap. 13, 16) beteiligt, z. B. in Form von Angst vor Fehlern und Misserfolg oder von Ärger über den verspürten Druck. Um diesen Gefühlen im Kindmodus zu entgehen, kommt es dann häufig zur Aktivierung *dysfunktionaler Bewältigungsmodi*. Die Tendenz, den Anforderungen vollkommen und besonders gut gerecht zu werden, kann als *Unterwerfungsmodus* (s. Kap. 6) betrachtet werden. Im *Modus der übermäßigen perfektionistischen Kontrolle* (s. Kap. 11) versuchen Patienten, Fehler durch Strategien wie detailliertes Überprüfen, Planen und Vorbereiten zu verhindern. Ist der Druck zu hoch, kann es auch zu einer Aktivierung von *Vermeidungsmodi*

(s. Kap. 13) kommen, vor allem in Form des *distanzierten Beschützermodus* (z. B. Black-Out) oder des *vermeidenden Beschützermodus* (z. B. Krankmelden). Wird der leistungsfordernde Anteil in Frage gestellt, können auch abwehrende Aspekte wie der *ärgerliche Beschützermodus* auftreten.

Ein *emotional fordernder Elternmodus* ist ebenfalls erkennbar durch hohe Anforderungen an sich selbst, jedoch betreffen diese eher die Anpassung an die Vorstellung anderer Personen. Patienten fühlen sich dann verpflichtet, sich um andere zu kümmern, sich aufzuopfern und eigene Bedürfnisse nicht so wichtig zu nehmen. Entsprechend schwer fällt es diesen Patienten, eigene Wünsche auszusprechen und für ihre Rechte einzutreten. Sofern Patienten den Anforderungen des emotional fordernden Elternmodus nicht gerecht werden, empfinden sie typischerweise intensive Schuld- oder Schamgefühle.

Der *strafende Elternmodus* zeigt sich durch massive Selbstbeschimpfungen, Selbstabwertungen und Selbsthass. Die Botschaften sind absoluter und lassen dem Patienten keine Chance. Es bestehen fließende Übergänge zwischen starken fordernden und strafenden Modi; so können Versagensgefühle und Schuldgefühle so extrem werden, dass sie ein strafendes Ausmaß erreichen.

Wichtig ist, dass nicht jede Anforderung an sich selbst als dysfunktionaler Elternmodus konzipiert werden sollte. Auch im *gesunden Erwachsenenmodus* stellen Menschen Anforderungen an sich selbst, setzen sich Ziele und stellen sich Herausforderungen. Im Unterschied zum fordernden Elternmodus sind diese im gesunden Erwachsenen jedoch angemessen und realistisch erreichbar ohne Überlastungszeichen wie psychische oder körperliche Symptome.

22.2 Ziele und Strategien im Umgang mit der Situation

Die zentrale Strategie zur Lösung dieser Situation liegt darin, die Patientin zunächst für die Nachteile ihres Leistungsverhaltens zu sensibilisieren und so die Möglichkeit zu erhalten, den leistungsfordernden Elternteil zu begrenzen und zu reduzieren und allmählich einen gesunden, erwachsenen Umgang mit Anforderungen zu etablieren. Dafür muss zunächst einmal eine ausreichende Veränderungsmotivation geschaffen werden.

Kognitive Strategie. Vorrangiges Ziel für die Lösung dieser Situation auf der kognitiven Ebene ist eine Sensibilisierung für die Nachteile, die ein Patient durch das übermäßig leistungsorientierte Verhalten erleidet. Oft besteht hier kein Problembewusstsein, zumal Patienten häufig auch weiterhin für ihr Verhalten verstärkt werden. So ist es unbedingt notwendig, Vor- und Nachteile sorgfältig herauszuarbeiten, um schließlich eine realistische Bilanz von Kosten und Nutzen erstellen zu können. Als Nachteile der einseitigen und extremen Leistungsorientierung können unter anderem übermäßiger Druck, Neigung zur Selbstabwertung bei Fehlern oder Unvollkommenheit, keine Akzeptanz eigener Schwächen, die ausschließliche Orientierung an einem abschließenden Ergebnis (ohne dies in Frage zu stellen oder Teilerfolge anzuerkennen), Vernachlässigung anderer Bedürfnisse, fehlende Spontanität, Spaß, Entspannung oder Freizeit genannt werden. Daraus resultieren häufig Probleme wie z. B. sorgenvolles Grübeln, Anspannung, Schlafstörungen, psychosomatische Symptome, Auswirkungen auf den sozialen Bereich sowie Mangel an Freude.

Dabei sollte die Therapeutin deutlich machen, dass die Realität akzeptiert werden muss, auch wenn die Patientin dies ungerecht finden mag. Möglicherweise hadert die Patientin damit, dass sie Grenzen hat, die andere offensichtlich nicht haben (z. B. 8 Stunden Nachtschlaf benötigen, während andere mit 6 Stunden auskommen). Die Frustration darüber ist verständlich, die Situation an sich aber nicht änderbar. Diese Botschaft sollte die Therapeutin klar vermitteln.

Ein weiteres Ziel ist es, grundlegende Informationen zu angemessenen leistungsbezogenen Forderungen und zentralen Bedürfnissen zu vermitteln. Damit können Patienten allmählich lernen, Distanz zu ihrem leistungsfordernden Elternmodus aufzubauen, dessen »Botschaften« zu hinterfragen und andere persönliche Interessen in die Lebensplanung einzubeziehen. Zudem können sie eine Vorstellung von gesunden leistungsbezogenen Ansprüchen entwickeln. Dazu gehören z. B. die Akzeptanz eigener Schwächen, die Beachtung von Teilzielen und anderer, nicht leistungsbezogener Interessen, die Balance zwischen Arbeit und Entspannung und daraus resultierend ein ausgewogener Lebensstil mit ausreichend Schlaf, Freizeit und sozialen Kontakten.

Es ist dabei immer wieder wichtig zu betonen, dass es um verinnerlichte Anteile der Eltern und anderer Einflüsse aus dem engeren Bezugssystem geht, nicht aber um reale Personen. Diese internalisierten Anteile, die als leistungsfordernder Elternmodus im Patienten abgebildet sind, sollen begrenzt und verändert werden und durch ein persönliches und ausreichend selbstfürsorgliches Wertesystem des Patienten ersetzt werden.

Patienten, die sich in einem »Hamsterrad« befinden, haben oftmals nur wenig Vorstellung davon, wie sie ihren Selbstwert alternativ definieren können. Neben der Psychoedukation zur Selbstwertentstehung unter Berücksichtigung der biografischen Zusammenhänge sollten weitere Stärken und Interessen des Patienten herausgearbeitet werden, auch um festzustellen, welche alternativen Verstärker es für sie geben könnte. Weitere hilfreiche kognitive Strategien sind z. B. der Einsatz von Positiv-Tagebüchern, Modus-Memos sowie das Festhalten schriftlicher Gegenargumente für die Botschaften des fordernden Elternmodus.

Therapiebeziehung. Das wichtigste Ziel im Kontext der therapeutischen Beziehungsarbeit ist es, dem fordernden Elternmodus Grenzen zu setzen, ihn zu reduzieren und dabei im Sinne des »Limited Reparenting« fürsorglich mit vernachlässigten und verdrängten Bedürfnissen und Wünschen des Patienten umzugehen. Entsprechende Veränderungsmöglichkeiten im Hinblick auf eine differenziertere Selbstwertbetrachtung sollen mit Hilfe konkreter Anleitung und am Modell aufgezeigt werden. Wann immer sich der fordernde Elternmodus zeigt, wird dieser benannt und begrenzt. Begleitende dysfunktionale Modi, z. B. ein undisziplinierter Kindmodus (s. Kap. 20), werden in die Beziehungsgestaltung und in die Arbeit mit dem fordernden Elternmodus einbezogen, indem sie beispielsweise empathisch konfrontiert werden.

Dabei kann es, gerade wenn ein Patient große Vorteile durch seinen fordernden Modus hat, auch zu starken Widerständen kommen. Während die Therapeutin bezüglich des eventuellen Verstärkerverlusts Verständnis und Mitgefühl zeigt, wird sie weiterhin jedoch die Notwendigkeit von ausgleichenden und entspannenden Aktivitäten für den Erhalt körperlicher und seelischer Gesundheit klar betonen. An dieser Stelle ist es oft auch hilfreich, den Patienten vorsichtig mit dem Fehlen alternativer Erfahrungen zu konfrontieren und dafür Bedauern auszudrücken, damit dieser am Modell Mitgefühl mit seinen verletzbaren Anteilen und den vernachlässigten Bedürfnissen erwerben kann.

Anteile des Therapeuten

Insbesondere Therapeuten, die sich selbst im Sinne eines eigenen fordernden Elternmodus häufig unter Druck setzen, haben Schwierigkeiten, ausreichend Distanz zum leistungsfordernden Anteil des Patienten zu wahren. Sie identifizieren sich möglicherweise mit den Anforderungen, betrachten diese als normal und versäumen es dann, die vordergründigen Ziele (also in der Regel die Wiederherstellung der Funktionsfähigkeit, um wieder leisten zu können) des Patienten zu hinterfragen. Sie möchten den Patienten möglichst effizient und »fehlerfrei« behandeln. Oder aber eine Therapeutin erkennt die Problematik, hat aber aufgrund ihrer eigenen Biografie Schwierigkeiten, klar für eine Veränderung einzutreten und den leistungsfordernden Elternmodus des Patienten zu begrenzen (im Sinne eines eigenen Unterwerfungsanteils). Auch andere dysfunktionale Bewältigungsstrategien können bei einer solchen Konstellation auftreten, insbesondere wenn die Botschaften aus dem Elternmodus des Patienten als gesundes Therapieziel missverstanden werden.

Es ist oftmals schwierig für Therapeuten, sich von den eigenen inneren Anforderungen zu lösen – umso mehr, als gesellschaftliche und insbesondere auch berufliche Normen und Werte von Leistung, Erfolg und Effizienz geprägt sind; dies gilt auch in der therapeutischen Aus- und Weiterbildung. Es ist daher von zentraler Bedeutung, seine eigenen Anteile frühzeitig zu hinterfragen, um sich in ausreichendem Maße distanzieren zu können, wobei Selbsterfahrung und Supervision hilfreiche Elemente sind (s. a. Kap. 24 u. 25).

Emotionsorientierte Strategie. Bei der Bearbeitung dieser Situation können insbesondere imaginative Übungen und Stuhltechniken genutzt werden. Zwei-Stuhl-Dialoge zwischen dem gesunden Erwachsenenmodus und dem fordernden Elternmodus oder Mehr-Stuhl-Dialoge, in denen weiteren Anteile wie z. B. das verletzbare oder ärgerliche Kind oder auch Bewältigungsmodi in die Stuhlarbeit integriert werden können, dienen zur Modellierung und Stärkung des Erwachsenenmodus. Dabei wird mit dem fordernden Elternmodus zum Zwecke der Reduktion und Veränderung diskutiert, wobei dieser gegebenenfalls auch deutlich begrenzt werden muss.

In Stuhldialogen kann die Therapeutin verschiedene Positionen modellieren, um die jeweiligen Botschaften zu verdeutlichen, oder selbst einzelne Modi des Patienten »anspielen«, um ihm die Möglichkeit zu geben, auf seine Anteile vom »Erwachsenenstuhl« aus zu reagieren.

Mit Hilfe imaginativer Übungen können biografisch relevante Bilder überschrieben werden (s. dazu auch Kap. 23). Nur bei einem sehr ausgeprägten leistungsfordernden Elternmodus wie in der Fallvignette, wo es zudem an alternativen Modellen und Vorstellungen mangelt, ist es notwendig, das Überschreiben zunächst mit der Person der Therapeutin oder einer passenden Hilfsperson durchzuführen. Sobald mit dem Patienten alternative Botschaften entwickelt werden konnten, kann dieser selbst als Erwachsener das Überschreiben übernehmen, gegebenenfalls mit Hilfe von therapeutischer Anleitung. Es ist empfehlenswert, von diesen Übungen Audioaufnahmen zu erstellen bzw. die zentralen Ergebnisse zusammengefasst als Botschaft für den fordernden Elternmodus als Audio (z. B. auf dem Handy) festzuhalten oder auf Karten aufzuschreiben, damit der Patient sich diese bei Bedarf oder geplant anhören bzw. durchlesen kann. Ein Patient kann auch gebeten werden, als Hausaufgabe einen Brief an den Elternmodus (»Brief an die Eltern«) zu verfassen.

Behaviorale Strategie. Das zentrale Ziel auf der behavioralen Ebene ist der Erwerb selbstfürsorglichen Verhaltens unter ausreichender Berücksichtigung aller Grundbedürfnisse. Dazu muss ein Patient lernen, zwischen gesundem Ehrgeiz und dem leistungsfordernden Modus zu differenzieren. Neben der Unterstützung und Festigung der kognitiven und emotionsfokussierten Arbeit mit Hilfe der genannten Hausaufgaben können weitere Symbole (Stoppschild, Pausenzeichen) und positive Vorstellungsbilder (z. B. Fürsorge und Unterstützung durch den Erwachsenenmodus oder eine andere hilfreiche Person) eingesetzt werden, um dem leistungsfordernden Anteil Grenzen zu setzen. Auch Selbstinstruktionskarten in Form von »Darf-Scheinen« (z. B. »Ich darf mir Pausen gönnen!«), worauf positive, fürsorgliche Botschaften zur Stärkung des Erwachsenenmodus festgehalten werden, können zum Aufbau selbstfürsorglichen Verhaltens und einer weniger leistungsbezogenen Selbstwertdefinition eingesetzt werden. Besonders hilfreich sind diese Botschaften, wenn sie von nahestehenden, fürsorglichen Personen für den Patienten gesammelt wurden, weshalb sich diese Übung ebenfalls für den Gruppenkontext eignet. Weitere Übungen finden sich auch in der Literatur zum Selbstwertaufbau (z. B. bei Potreck-Rose & Jacob, 2012).

Um sich darin zu trainieren, Dinge auf eine »nicht perfekte« und gelassenere Art zu erledigen, auch um mehr Toleranz in Bezug auf Fehler und Misserfolge zu erwerben, werden entsprechende Übungen geplant und als Verhaltensexperiment im Alltag durchgeführt. Der Patient soll zudem lernen, sich Teilziele zu setzen und sich für Teilerfolge wertzuschätzen und selbst zu verstärken. Auch sollten alternative verstärkende Verhaltensweisen im Alltag ausprobiert werden. Die Bereiche Freizeit, Entspannung und soziale Kontakte sollen einen ausreichenden Anteil im Leben des Patienten haben und in einem ausgewogenen Verhältnis zu leistungsfordernden Aspekten stehen. Dies muss häufig erst einmal z. B. mit Hilfe von Tages- und Wochenplänen trainiert werden.

22.3 Konkrete Lösungsvorschläge

Fallbeispiel. Nach der Fallkonzeptualisierung wurde zunächst eine grundlegende Psychoedukation zu den Grundbedürfnissen von Kindern durchgeführt. Miriam K. konnte zwar erkennen, dass viele Bedürfnisse in ihrer Lebensgeschichte nur eine untergeordnete Rolle spielten, konnte und wollte sich jedoch noch nicht von ihrem leistungsfordernden Elternmodus distanzieren. Daher wurden die Vor- und Nachteile des Leistungsverhaltens gesammelt und eine entsprechende Bilanz gezogen. Zwar konnte Frau K. allmählich auch die negativen Auswirkungen erkennen und mehr Selbstfürsorge für sich als Ziel formulieren, jedoch war die Verstärkerbilanz immer noch relativ ausgeglichen und die Änderungsmotivation entsprechend gering. In den folgenden Stunden wird verstärkt emotionsfokussiert gearbeitet. Als die Patientin davon berichtet, dass sie ihr Wochenende ausschließlich mit dem Lesen von Fachliteratur für kommende Weiterbildungen verbracht hat, »damit sie die Zeit zumindest für die Vorbereitung nutzen kann«, schlägt die Therapeutin einen Stuhldialog vor.

T: *(Stellt zwei Stühle auf.)* Frau K., ich möchte heute gerne einen Stuhldialog mit Ihnen machen, einverstanden? *(Patientin nickt.)* Und zwar würde ich gerne zwei Teile von Ihnen gegenübersetzen, auf der einen Seite Ihren »fordernden Anteil« und auf der anderen Seite die »selbstfürsorgliche Miriam«.

P: Hm, okay.

T: Setzen Sie sich doch bitte einmal auf den fordernden Stuhl und sprechen Sie einmal ganz aus diesem Anteil heraus.

P: Ja ... also du darfst dich jetzt nicht so hängen lassen. Nur noch ein bisschen Anstrengung, dann bist du Teilhaberin in der Kanzlei. Lies wenigsten schon einmal die Fachliteratur und vergeude nicht deine Zeit. Das wenigstens wird doch wohl zu schaffen sein ...

T: *(Unterbricht freundlich.)* Okay, das reicht schon, ich glaube, das sind ziemlich klare Botschaften. Setzen Sie sich doch bitte einmal hier auf diesen Stuhl neben mir. *(Zeigt auf den leeren Stuhl neben sich.)* Jetzt versetzen Sie sich bitte ganz den Anteil der »selbstfürsorglichen Miriam«, was könnte die darauf antworten?

P: *(Zögerlich.)* Tja, weiß nicht. Vielleicht dass es ja auch schädliche Auswirkungen haben kann. Aber es stimmt doch, was da gesagt wird ... nur deshalb bin ich soweit gekommen. Und ...

T: *(Unterbricht die Patientin.)* Halt. Das ist jetzt wieder der fordernde Anteil, der auf dem Stuhl dort drüben sitzt. *(Patientin nickt.)* Versetzen Sie sich bitte noch einmal ganz in die Perspektive der »selbstfürsorglichen Miriam« und nur aus dieser Perspektive antworten Sie dem fordernden Anteil, okay?

P: *(Stockend.)* Hm. Also, wenn ich so weitermache, dann werde ich niemals wieder gesund. Ich konnte ja auch wieder nur ganz schlecht schlafen. Und habe mich nicht an die Vereinbarung gehalten, dass ich spazieren gehe etc. *(Zögert wieder.)*

T: Das machen Sie ganz prima. Sprechen Sie weiter aus dieser Perspektive und versuchen Sie, den fordernden Anteil direkt anzusehen und anzusprechen.

P: Also ... du tust mir nicht nur gut. *(Klarer.)* Und du sorgst dafür, dass meine ganzen Symptome wieder verstärkt auftreten. Das kann es irgendwie auch nicht sein, so werde ich mein Ziel jedenfalls auch nicht erreichen.

T: Klasse. Was sagt der andere Teil dazu?

P: *(Wechselt den Stuhl und spricht aus dem fordernden Anteil heraus.)* Jetzt nimm dir mal ein Beispiel an deinen Geschwistern. Die strengen sich auch an. Wir alle strengen uns an. Du willst doch im Leben was erreichen. »Ohne Fleiß kein Preis!« Außerdem hat dir dein Beruf doch auch immer Spaß gemacht.

T: Wechseln Sie jetzt bitte wieder.

P: *(Wechselt den Stuhl, atmet tief durch.)* Ja, stimmt, und es macht mir auch Spaß. Das ist doch auch gar kein Widerspruch. Aber ich will nicht dabei krank werden, dann erreiche ich meine Ziele nämlich ganz bestimmt nicht. Selbst wenn ich nicht immer und überall da bin, bin ich immer noch gut genug. Meine Chefin hat schon mehrfach gesagt, dass ich runterfahren soll und mehr delegieren kann, es müsse auch nicht alles perfekt sein.

T: Gut. Was sagt der fordernde Anteil jetzt dazu?

P: *(Wechselt auf den fordernden Stuhl.)* Hm, dann dauert es aber auf jeden Fall länger, bis du die Weiterbildungen absolviert hast und du Teilhaberin wirst. Das ist doch ziemlich schade, oder? *(Pause.) (Wechselt den Stuhl auf einen Wink der Therapeutin und spricht aus der Perspektive der »selbstfürsorglichen Miriam« weiter.)* Ja, das ist wirklich schade. Aber weißt du, was auch schade ist? *(Klingt gereizt)* Das ich die ganze Zeit eigentlich nie was anderes tue als arbeiten.

T: *(Stellt einen weiteren Stuhl neben dem Erwachsenenstuhl auf.)* Bitte wechseln Sie einmal auf diesen ärgerlichen Stuhl und sprechen Sie weiter aus diesem Anteil. Was sagt der?

P: *(Wütend.)* Ich fühl mich verdammt nochmal betrogen. Wenn ich es mir genau überlege, habe ich nie lange Freunde gehabt. Nie hatte ich Zeit, nie konnte ich irgendwas mitmachen. Weil ich ja immer arbeiten musste. *(Zu dem fordernden Anteil gewandt:)* Lass mich doch einfach mal in Ruhe, ich mach das schon. Ich will auch mal was von meinem Leben haben und mich endlich mal wieder wohlfühlen können. Schau doch mal Papa an, dem geht es damit doch auch nicht gut. *(Ruhiger, wechselt von sich aus wieder auf den Erwachsenenstuhl.)* Ich will jetzt erstmal wieder ganz gesund werden und etwas für mich tun. Und ich denke, dass meine Chefin schon auch weiß, was ich kann und was ich wert bin, und dass die Kanzlei mir auch Zeit lässt. Ich muss das nicht alles sofort schaffen, dafür gibt es überhaupt keinen vernünftigen Grund. Auch dann macht es Spaß, vielleicht sogar noch mehr.

T: Das ist fantastisch. Was sagt die andere Seite dazu?

P: *(Wechselt den Stuhl, spricht eher nachdenklich.)* Ich habe das noch nie so gesehen. Ich habe immer gedacht, dass du es genauso willst und dass es so sein muss. Aber ich möchte auf keinen Fall, dass es dir schlecht geht. Ja, vielleicht geht es wirklich auch anders. *(Wechselt wieder auf den Erwachsenenstuhl.)*

T: Okay, wie geht es Ihnen jetzt.

P: Ziemlich gut. Ja eigentlich habe ich das erste Mal das Gefühl, dass ich auch wirklich was anders machen kann und ich deshalb nicht alle Ziele aufgeben muss.

T: Genau. Selbstfürsorglich zu sein bedeutet überhaupt nicht, dass Sie alle Ziele aufgeben müssen. Sie müssen aber die Strategien überdenken und zum Teil das Tempo drosseln, wie Sie das eben im Dialog mit dem fordernden Anteil auch wunderbar selbst gesagt haben. Und Sie gewinnen etwas dabei, nämlich dass andere wichtige Bereiche im Leben wie Gesundheit und soziale Kontakte davon profitieren.
Ich denke, als ersten Schritt könnten Sie die besprochenen entspannenden Aktivitäten wieder aufnehmen und aufschreiben, wie es Ihnen damit ging. Das sehen wir uns dann nächste Woche an.

P: *(Nachdenklich.)* Ja, das mache ich.

Miriam K. konnte zunehmend selbstbewusster den Anteil der »selbstfürsorglichen Miriam« übernehmen. Schließlich konnte sie sich auch gegenüber dem fordernden Anteil gut abgrenzen, wenn dieser von der Therapeutin angespielt wurde.

Zusammenfassung

Im Fallbeispiel ging es zunächst darum, etwas Distanz zu dem fordernden Anteil zu schaffen und eine Verstärkerbilanz in Bezug auf das leistungsfordernde Verhalten zu erstellen. Durch die emotionsfokussierte Arbeit, insbesondere mit Hilfe von Stuhldialogen, kann die Patientin zunehmend Abstand zu ihrem leistungsfordernden Anteil herstellen und neue Ziele formulieren. Dabei ist es für die Änderungsmotivation von zentraler Bedeutung, dass sie den Unterschied zwischen gesundem Ehrgeiz und dem (krank machenden) fordernden Anteil erkennen kann und schließlich sogar wütend wird.

Dos	Don'ts
▶ Führen Sie Psychoedukation zu den Grundbedürfnissen, Emotionen und Rechten von Menschen durch. ▶ Erklären Sie dem Patienten, warum es vermutlich niemals ein »Gut genug« geben wird, solange er sich im leistungsfordernden Teufelskreislauf befindet. ▶ Erarbeiten Sie mit dem Patienten, worüber er seinen Selbstwert definiert und welche Alternativen es geben kann. ▶ Erarbeiten Sie Unterschiede zwischen dem leistungsfordernden Elternmodus und gesundem ehrgeizigen Verhalten. ▶ Führen Sie Imaginationsübungen durch. ▶ Nutzen Sie Stuhldialoge mit zwei oder mehreren Stühlen. ▶ Sensibilisieren Sie den Patienten für die Nachteile des leistungsfordernden Verhaltens. ▶ Hinterfragen Sie Alles-oder-Nichts-Denken.	▶ Achten Sie auf Loyalitätskonflikte, wenn Sie den Elternmodus reduzieren wollen. ▶ Sprechen Sie nicht »ärgerlich« mit dem fordernden Elternmodus, sondern reden Sie mit ihm in einer klaren, aber emotional nicht aufgeladenen Weise. ▶ Werden Sie nicht ungeduldig, wenn es um die Übernahme der Erwachsenenrolle durch den Patienten geht. Passen Sie die Übung an die Bedürfnisse des Patienten an. ▶ Lassen Sie sich nicht in das leistungsfordernde Verhalten verstricken, indem Sie sich die vordergründigen Ziele des Patienten zu schnell zu eigen machen. Hinterfragen Sie leistungsbezogene Ziele und erarbeiten Sie gegebenenfalls neue Ziele. ▶ Erwarten Sie nicht zu schnell eine Verbesserung. Die Botschaften des fordernden Elternmodus werden oftmals noch in der Gegenwart ver-

▶

Dos	Don'ts
▶ Achten Sie auf mehr Ausgleich für den Patienten in den Bereichen Sport, Freizeit, Entspannung, soziale Kontakte. Ziel ist eine ausgewogene Lebensführung ohne einseitige Betonung. ▶ Erarbeiten Sie mit dem Patienten alternative Verstärker. ▶ Lassen Sie Verhaltensexperimente zum Umgang mit Fehlern und Schwächen durchführen.	stärkt. Dies muss bei der Arbeit mit einbezogen werden.

23 Der Patient reagiert panisch auf emotionsorientierte Übungen oder »Der Elternmodus schlägt zurück«

Fallbeispiel 1

Mirco J. ist ein 24-jähriger Patient mit multitoxem Substanzmissbrauch und emotionaler Instabilität mit Wutanfällen und einer unbeständigen Lebenssituation (mehrere Ausbildungen abgebrochen, aktuell Job als Türsteher, wohnt abwechselnd bei seiner Mutter und wechselnden Freundinnen). Kürzlich hat er eine Suchtberatungsstelle aufgesucht, weil sich »in meinem Leben etwas ändern muss«. Diese hat ihn zusätzlich zu ihrem Gruppenangebot in eine ambulante Schematherapie vermittelt. Herr J. ist vom schematherapeutischen Vorgehen rasch überzeugt, da das Moduskonzept seine Probleme für ihn gut nachvollziehbar erklärt. Er ist in einer gewalttätigen Familie aufgewachsen. In Erinnerungen, Träumen und Flashbacks erlebt er immer wieder, wie der betrunkene Vater seine Mutter schlägt und ihm selbst droht, ihn auch zu verprügeln, wenn er jemandem davon erzählt, und ihn als »mickrigen Wurm« beschimpft. Herr J. fühlt sich heute von anderen Menschen leicht bedroht und reagiert dann entweder mit großer Angst oder mit Wutanfällen. Drogen nimmt er, um zu funktionieren und insbesondere um starke Emotionen zu unterbinden. Herr J. ist sehr offen für das schematherapeutische Modell und kann auch das warmherzige Beziehungsangebot der Therapeutin rasch gut annehmen. Dadurch motiviert führt die Therapeutin bereits nach wenigen Wochen mit ihm einen Stuhldialog zur Bekämpfung des strafenden Elternmodus durch, als Herr J. in die Sitzung ein Thema einbringt, bei dem der strafende Elternmodus eine große Rolle spielt. Herr J. lässt sich auf den Stuhldialog ein und versucht auf dem Stuhl des gesunden Erwachsenen die »Stimme seines Vaters« zu bekämpfen. Dabei bricht er jedoch völlig ein, fühlt sich von Selbstbestrafung überwältigt und ist in der Sitzung kaum aus diesem Zustand herauszubringen. Eine Woche später ist er wesentlich distanzierter als zuvor. Er berichtet, dass es ihm nach der letzten Sitzung schrecklich gegangen sei, er habe sich »absolut gehasst« und sich als Bestrafung am selben Tag schwer selbst verletzen müssen. Den Rest der Woche habe er nur »völlig bekifft« ertragen. Die Therapeutin ist geschockt und bekommt Angst davor, den strafenden Elternmodus wieder zu thematisieren.

Fallbeispiel 2

Karin P., 22 Jahre alt, leidet unter eine Borderline-Persönlichkeitsstörung mit Phasen von schwerer Anorexie. Sie hat bereits mehrere längere stationäre Psychotherapien zur Behandlung der BPS und auch der Anorexie absolviert, die sie jeweils ▶

nur kleine Schritte weitergebracht haben, wobei Erfolge eher von kurzer Dauer waren. Aktuell ist sie in einer ambulanten Schematherapie, die an der Ambulanz der Klinik angeboten wird, die Frau P. auch stationär behandelt. Wegen der stets drohenden anorektischen Dekompensation steht die Gewichtsstabilisierung zunächst im Vordergrund. Mit dem anorektischen Verhalten verfolgt Frau P. weniger das Ziel, dünn zu sein. Hingegen kann sie durch Hungern »ihre Gefühle abschalten«. Davon abgesehen bekommt sie ein entsetzlich schlechtes Gewissen, wenn sie sich etwas Gutes zu Essen gönnt. Sie hat dann das Gefühl, nichts Gutes verdient zu haben und ein schlechter Mensch zu sein. Dies hängt zusammen mit ihren Kindheitserfahrungen. Frau P. ist bei offensichtlich sadistischen Eltern aufgewachsen, die ihr vorwarfen, ein schlechter Mensch zu sein, der Strafe verdiene. Immer wieder wurde ihr ungerechtfertigt vorgeworfen, Essen geklaut zu haben; dafür wurde sie durch Essensentzug und Einsperren in einen dunklen Keller bestraft. Diese Tortur hielt bis zum Alter von 17 Jahren an; über eine Klinik wurde sie damals in ein betreutes Wohnen für Jugendliche vermittelt, zu den Eltern besteht heute kein Kontakt mehr. Um überhaupt in die Nähe einer Gewichtsstabilisierung zu kommen, erscheint es der Therapeutin notwendig, gegen diesen starken strafenden Elternmodus anzukämpfen. Sie erläutert dies der Patientin und stellt ihr im Gespräch die dafür möglichen Interventionen – imaginatives Überschreiben, Stuhldialoge – vor. Schon bei der Erwähnung eines Stuhles, auf dem die strafende Mutter sitzt, erblasst die Patientin und verfällt in Panik. Es erscheint ihr maximal bedrohlich, solche Übungen durchzuführen. Sie bekommt Panik und hat das Gefühl, das nicht zu dürfen, und dann von ihren Eltern womöglich sogar umgebracht zu werden.

Fallbeispiel 3

Anja F., 37 Jahre, hat eine Borderline- und eine Dependente Persönlichkeitsstörung. Symptomatisch steht neben schweren Selbstverletzungen, Medikamentenmissbrauch (Diazepine, Neuroleptika) und Beziehungsabbrüchen insbesondere dissoziatives Erleben im Vordergrund. Sie hat bereits viele stationäre und ambulante Therapien durchlaufen, im Grunde ist sie seit ca. 15 Jahren durchgängig in Therapie. Frau F. lebt mit ihrem Partner zusammen, der sie immer wieder betrügt, verlässt, schlägt und vergewaltigt. Dieses Muster kennt Frau F. seit ihrer Kindheit, da sie auch in ihrem Elternhaus seitens Vater und Großvater physische und sexuelle Gewalt erfahren hat. Mit den in der Nähe wohnenden Eltern hat Frau F. noch regelmäßig Kontakt, u. a. da ihre achtjährige Tochter, die psychisch ebenfalls hochauffällig ist, wegen der häufigen stationären Aufenthalte von Frau F. größtenteils dort lebt. Nach wie vor vergreift sich ihr Vater an Frau F., wenn er mit ihr alleine daheim ist. Es ist dringend zu befürchten, dass er auch die Tochter missbraucht; Frau F. dissoziiert jedoch immer, wenn dieses Thema zur Sprache kommt. Frau F. ist seit einigen Monaten in schematherapeutischer Behandlung, ihre junge Therapeutin ist sehr motiviert und engagiert. Es ist möglich, die Problematik von Frau F. in ►

einem Modusmodell abzubilden und mit ihr zu besprechen. Die Therapeutin schlägt daher als nächsten Schritt imaginative Übungen vor, in denen die Erinnerungen an Missbrauch in der Kindheit bearbeitet werden. Frau F. gerät jedoch in dissoziierte oder panische Zustände, wenn eine solche Übung begonnen werden soll. Sie beginnt sich dabei manchmal sogar selbst zu schlagen. Die Therapeutin weiß nicht, wie sie mit ihr weiterarbeiten kann.

Hier geht es um Situationen, in denen es sich als sehr schwierig erweist, in der Behandlung den strafenden Elternmodus zu bekämpfen. Betroffen sind fast ausschließlich Patientinnen mit schwereren Störungen. Diese Patienten haben häufig große Angst vor der Bekämpfung des strafenden Elternmodus, weil sie fürchten, er könne »zurückschlagen«. Sie erleben u. U. nach Interventionen gegen diesen Modus eine starke Neigung zur Selbstbestrafung und das schlechte Gewissen darüber, etwas »Verbotenes« getan zu haben. Die kognitiven Verzerrungen im Zusammenhang mit Selbstabwertung können dabei fast wahnhafte Züge annehmen. Bei diesen Patienten muss der Kampf gegen den strafenden Elternmodus daher mit sensibler Therapieplanung und in kleinen Schritten geführt werden.

Bei dieser Art von Problemen ist das Wichtigste eine gute Vorbereitung der Interventionen. In aller Regel ist es dann sehr gut möglich, Übungen gegen den strafenden Elternmodus durchzuführen. Sie dürfen lediglich in der Therapie nicht zu früh kommen, müssen richtig durchgeführt werden, und sollten gegebenenfalls in kleinen Schritten, die mit der Patientin individuell geplant werden, eingeführt werden. Der Therapeut hat dabei die Aufgabe, Reparenting anzubieten, den verletzten Kindmodus zu schützen und ein starkes Modell für den gesunden Erwachsenenmodus zum Internalisieren anzubieten. Imaginative Übungen müssen immer einen Sieg über den strafenden Elternmodus beinhalten.

Bei diesem Thema können auch motivationale Aspekte eine Rolle spielen. Patienten müssen selbst das Ziel haben, den strafenden Elternmodus zu bekämpfen. In manchen Situationen, z. B. wenn traumatisierte Patientinnen noch Täterkontakt haben, oder wenn sich Patientinnen aufgrund dependenter Muster nicht von früher strafenden Personen trennen wollen, kann diese Motivation nicht ausreichend vorhanden sein. Dann ist motivationale Arbeit wichtig. In diesem Zusammenhang ist auch zumindest in gewissem Umfang eine Auseinandersetzung mit dem biografischen Hintergrund des strafenden Modus geboten. Mit Patienten, die diese abwehren, kann noch nicht an der Bekämpfung dieses Modus gearbeitet werden.

Grundsätzlich gilt bei schwer gestörten Patienten, dass nach Herstellung von Sicherheit in der Therapiebeziehung und in Bezug auf die Rahmenbedingungen, im ersten Schritt die Bewältigungsmodi in der Therapie überwunden werden müssen. Solange z. B. eine Patientin immer wieder in der Therapie dissoziiert, d. h. sich im distanzierten Beschützermodus befindet, kann nicht an anderen Modi gearbeitet werden. Stattdessen muss intensiv am distanzierten Beschützermodus gearbeitet werden, beispielsweise durch die Erarbeitung von Vor- und Nachteilen dieses Modus und einen Plan für dessen Reduktion in der Therapie (s. auch Kap. 2 u. 3). Sobald die Bewältigung in der Therapie ausreichend stabil reduziert ist (bei Fall 1 und Fall 2), sollte zunächst primär mit Techniken gearbeitet werden, die den verletzten Kindmodus stärken und versorgen. Imaginative Techniken sind hier besonders gut geeignet. Erst im dritten Schritt ist die aktivere Bekämpfung des strafenden Elternmodus möglich. Wenn es auch gelegentlich in der früheren therapeutischen Arbeit dazu kommen kann, dass der strafende Elternmodus durch die Therapeutin begrenzt wird, z. B. indem er symbolisch vor die Tür gestellt wird, so beginnt doch das Bekämpfen durch die Patientin selbst erst zu einem deutlich späteren Zeitpunkt der Therapie.

23.1 Welcher Modus ist in diesen Situationen zentral?

In den hier beschriebenen Situationen ist der strafende Elternmodus stark aktiviert und der Patient hat noch keinen ausreichend starken gesunden Erwachsenenmodus, um sich dagegen zur Wehr zu setzen. Da starke strafende Elternmodi in aller Regel auch andere Modi auslösen, können weitere Modi auftreten wie z. B. der distanzierte Beschützer (wie bei dissoziativem Erleben) oder ein dependenter Kindmodus, der Angst davor hat, sich von traumatisierenden Bezugspersonen zu lösen.

Fallbeispiele

Fallbeispiel 1. Der strafende Elternmodus von Mirco J. ist durch den schwer gewalttätigen Vater entstanden. Im verletzten Kindmodus fühlt Herr J. sich verängstigt und wertlos, diesem Modus werden auch Flashbacks und Alpträume zugeordnet (s. Abb. 23.1). Der wütende Kindmodus ist assoziiert mit Wutanfällen, insbesondere wenn er sich bedroht fühlt. Der Substanzgebrauch sowie das Rückzugsverhalten

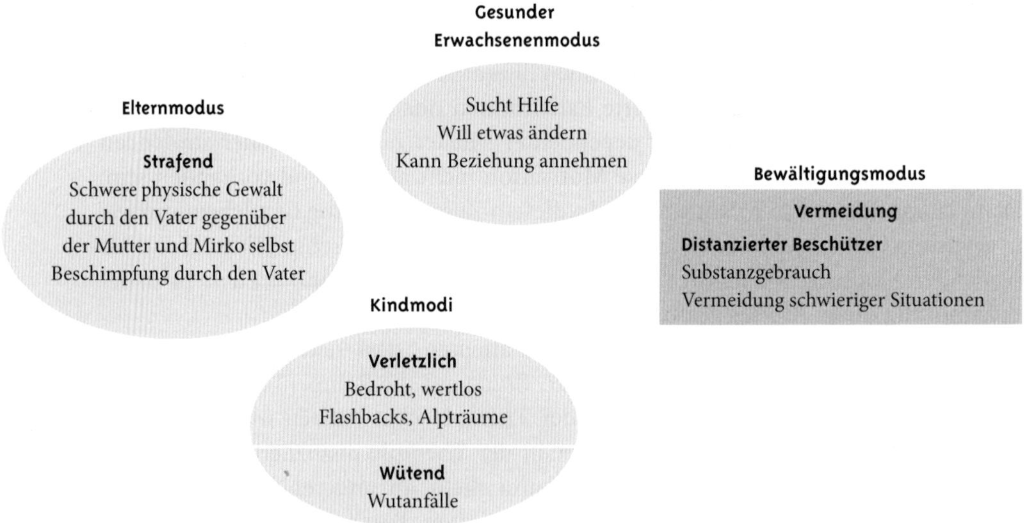

Abbildung 23.1 Modusmodell von Mirco J.

werden dem distanzierten, das Meiden schwieriger Situationen dem vermeidenden Beschützermodus zugeordnet. Im gesunden Erwachsenenmodus sieht er, dass er etwas ändern muss, unternimmt Schritte in die richtige Richtung und kann sich gut auf das therapeutische Angebot einlassen.

Fallbeispiel 2. Bei Karin P. entstand der strafende Elternmodus insbesondere durch die sehr stark strafenden und misshandelnden Eltern. Selbsthass, schlechtes Gewissen und Anorexie im Sinne eines Essensverbotes lassen sich diesem Modus zuordnen. Sofern anorektisches Verhalten der Emotionsvermeidung dient, wird es dem distanzierten Beschützermodus zugeordnet. Auch bei Karin P. liegt ein mit dem strafenden Modus korrespondierender verletzlicher Kindmodus vor mit großer Angst und Panik. Weitere Symptome, die das Modusmodell komplettieren, sind vermutlich vorhanden, aber in der Fallvignette nicht erwähnt.

Fallbeispiel 3. Auch der strafende Elternmodus von Anja F. ist in Folge der Behandlung durch ihre Eltern entstanden. Im verletzten Kindmodus fühlt sie sich panisch und bedroht. Sie hat einen dependenten Kindmodus, der sich einerseits durch die intensive Kontaktsuche zu Psychotherapeuten zeigt, andererseits durch das Verbleiben in missbräuchlichen Beziehungen, ohne die sie sich völlig hilflos fühlen würde. Auf der Seite der Bewältigungsmodi zeigt sie Unterwerfung, insbesondere wenn sie sich vom Vater und dem Partner weiter missbrauchen lässt und sogar ihrer Tochter dies zumutet. Zusätzlich hat sie einen starken distanzierten Beschützermodus mit dissoziativem Erleben und dem Missbrauch sedierender Medikamente.

Wie lässt sich der richtige Modus zuordnen?
Der *strafende Elternmodus* ist erkennbar durch Selbstabwertung, ein schlechtes Gewissen bei Übungen, die diesen Modus bekämpfen, und durch selbstbestrafende Verhaltensweisen. Andere eventuell beteiligte Modi zeigen sich jeweils durch die für sie spezifischen Eigenschaften, z. B. der *distanzierte Beschützermodus* durch Dissoziation bei der Auseinandersetzung mit dem strafenden Modus, oder der *dependente Kindmodus* dadurch, dass an schädigenden Beziehungen festgehalten wird. Wenn nach Übungen gegen den strafenden Elternmodus Verschlechterungen auftreten, können sich diese entsprechend entweder durch selbstbestrafendes Verhalten (z. B. Selbstverletzungen, Hungern »als Strafe«) oder durch die Verstärkung von Bewältigungsmodi (z. B. ausgeprägte Dissoziation, Substanzgebrauch zur Abwehr von Gefühlen) zeigen.

23.2 Ziele und Strategien im Umgang mit der Situation

In den meisten Fällen ist die wichtigste Strategie eine ausreichend gute Vorbereitung von Interventionen, mit denen der strafende Elternmodus bekämpft wird. Grundsätzlich gilt bei Patientinnen mit schweren Störungen, dass, nachdem ausreichend Sicherheit in der Therapiebeziehung und in Bezug auf die Rahmenbedingungen hergestellt werden konnte, im ersten Schritt der Bewältigungsmodus in der Therapie soweit reduziert werden muss, dass ein strukturiertes und zielorientiertes Arbeiten möglich ist. Wenn die Patientin in der Lage ist, sich emotionaleren Themen zuzuwenden, muss zunächst eine gute Fürsorge für den verletzlichen Kindmodus erfolgen. Dadurch wird die Patientin gestärkt und nachbeeltert. Auf dieser Basis ist schließlich im nächsten Schritt auch der Einsatz von Techniken möglich, in denen sich die Patientin selbst gegen ihren strafenden Elternmodus zur Wehr setzt, wie z. B. Stuhldialoge, bei denen die Patientin vom Stuhl des gesunden Erwachsenenmodus agiert.

Imaginative Übungen mit Überschreiben nehmen dabei einen zentralen Stellenwert ein, weil sie die Bekämpfung des strafenden Elternmodus mit Nachbeeltern des verletzten Kindmodus verbinden und stark vom Therapeuten gesteuert werden können. Wenn imaginative Übungen durchgeführt werden, muss der Therapeut bereit sein, darin die Führung zu übernehmen, und dafür sorgen, dass der strafende Elternmodus immer besiegt wird. Dies ist die wirksamste Maßnahme gegen das »Zurückschlagen« des Elternmodus. Hier besteht eine Diskrepanz zwischen der Schematherapie und der Ansicht vieler Traumatherapeuten, die fordern, dass die strafenden Introjekte immer integriert werden müssen, oder die Patientin als gesunde Erwachsene ihr Kind-Ich immer selbst versorgen muss. In der Schematherapie gibt es außer der Regel, dass der strafende Modus besiegt werden muss, keine Vorgaben für die Durchführung des imaginativen Überschreibens. Insbesondere bei sehr schwer gestörten Patienten, die nicht in der Lage sind, gute Objekte zu imaginieren, ist dies ein sehr pragmatischer und bedürfnisorientierter Ansatz.

Neben imaginativen Übungen kann die Therapeutin auch weitere Techniken einsetzen, um die Patientin nachzubeeltern und den gesunden Erwachsenenmodus in seinem Alltag zu implementieren. Dazu gehört z. B. der Einsatz von Übergangsobjekten (Stofftier oder anderer Gegenstand aus dem Therapiezimmer, Postkarte mit einer aufmunternden Botschaft der Therapeutin o. Ä.) oder von Audioaufnahmen mit der Stimme der Therapeutin.

Kognitive Strategie. Auf der kognitiven Ebene werden die Bedeutung des strafenden Elternmodus sowie die Idee und das Vorgehen beim emotionsfokussierten Arbeiten erläutert. Es wird besprochen, dass es bei der Bekämpfung dieses Modus nicht darum geht, reale Elternteile oder andere Personen zu bekämpfen, sondern nur deren Introjekte im Patienten. Wenn die Patientin vor emotionsfokussierenden Übungen große Angst hat, können diese auf der kognitiven Ebene auch vorbesprochen und so geplant werden, dass sie möglichst schonend durchgeführt werden können. Selbstverständlich sollen und können die Botschaften des strafenden Elternmodus auch auf der kognitiven Ebene korrigiert werden. Allerdings ist dieses Vorgehen oft deutlich weniger wirksam als emotionsfokussierte Techniken. Patienten geben nach kognitiver Arbeit an strafenden Botschaften oft die Rückmeldung, dass sie »kognitiv wissen, dass der Therapeut recht hat, aber das nicht fühlen können«.

Therapiebeziehung. In der Therapiebeziehung wird dem strafenden Elternmodus immer widersprochen, wenn er sich in Äußerungen des Patienten zeigt (»Sie haben grade gesagt, dass es lächerlich sei, wie Sie sich anstellen – das sagt Ihr strafender Elternmodus, und ich sage, dass es nicht lächerlich ist, sondern mutig und bewundernswert!«). Weiterhin ist es in der Therapiebeziehung auch wichtig, ganz selbstverständlich die Haltung einzunehmen, dass emotionsfokussierte Übungen gegen den strafenden Elternmodus helfen werden (»Sie drücken Ihre Sorge aus, dass das vielleicht nicht hilft. Ich kann das verstehen, denn bisher hat Ihnen da nicht viel geholfen. Ich versichere Ihnen aber, es ist eine sehr gute Methode, die Ihnen sehr gut helfen kann!«). Eine sokratische Haltung (»Probieren Sie es doch erst einmal aus!«) ist gerade für die hier besprochenen Fälle, deren Problem gerade darin besteht, dass sie die Auflehnung gegen den strafenden Elternmodus nicht wagen, oft äußerst verängstigend.

Auch wenn der Therapeut Zuversicht ausstrahlt und den Patienten so gewissermaßen »mitnimmt« in die Arbeit gegen den strafenden Elternmodus, sollten die entsprechenden Übungen durchaus mit dem Patienten gemeinsam geplant werden. Dabei ist es allerdings nicht sinnvoll, ganz genaue Inhalte von Überschreibungsszenen vorzubesprechen, weil diese sich in der Regel eher spontan entwickeln, wenn der Patient sich in der mental-bildhaften Erlebensebene befindet. Gut besprochen werden können jedoch Rahmenbedingungen wie z. B. die Länge der Übungen, Durchführung mit offenen Augen, für den Einstieg geeignete mentale Bilder etc. Solche gemeinsamen Überlegungen geben dem Patienten auch ein Gefühl von Kontrolle und wirken der Panik entgegen, die bei der Arbeit gegen den strafenden Elternmodus bei schwer gestörten Patienten leicht aufkommen kann.

Anteile des Therapeuten

Insbesondere Therapeuten, die noch nicht viel Erfahrung mit der Anwendung imaginativer Techniken haben, fühlen sich gegenüber den übermächtigen Gefühlen, die der Patient im strafenden Elternmodus erlebt, oft selbst hilflos. Sie haben u. U. selbst den Eindruck, dass sie diesen Modus niemals werden entmachten können. Um dem Patienten ausreichend Sicherheit vermitteln zu können, ist es in diesen Fällen wichtig, sich als Therapeut zu verdeutlichen, dass emotionsfokussierte Techniken nachgewiesenermaßen hilfreich sind (z. B. Arntz, 2012; Hackmann et al., 2012). Allerdings wirken auch diese Techniken nur Schritt für Schritt und benötigen umso mehr Zeit für die Anwendung, je schwerer die Störung eines Patienten ist. Wunderheilungen sind nicht zu erwarten!

Eine weitere Schwierigkeit für Therapeuten kann darin bestehen, dass sie es als unangenehm und »zu nah« empfinden, wenn sie beim imaginativen Überschreiben den Kindmodus des Patienten aktiv versorgen und beispielsweise mit zu sich nach Hause nehmen. Sie haben dann das Gefühl, dem Patienten zu viel anzubieten und fürchten u. U. sogar, dass der Patient tatsächlich bei ihnen zu Hause auftauchen würde. Wir möchten Sie ermutigen, sich dennoch an solche Übungen heranzuwagen. Zum einen wird diese Technik – wie jede andere therapeutische Technik auch – zur Routine, sobald man sie mehrfach angewendet hat. Zum zweiten können fast alle Patienten problemlos unterscheiden, dass das imaginative Angebot nur in der Imagination gilt, aber nicht in der Realität. Bei denjenigen Patienten, die dies nicht können, liegt praktisch immer eine schwere dependente Problematik vor. ▶

Diese zeigt sich auch, ohne dass Sie sehr persönliche Imaginationsübungen durchführen und muss in jedem Fall in der Therapie thematisiert werden (s. Kap. 15). Insofern stellt selbst dies unseres Erachtens keine Kontraindikation für Imaginationsübungen dar, in denen die Therapeutin den Kindmodus der Patientin versorgt. Letztlich trägt ein Therapeut auch eine gewisse Verantwortung für das, was er einem Patienten zumutet. Wenn Sie einen Patienten mit schwerer Borderline-Persönlichkeitsstörung mit viel Reparenting und Unterstützung dazu gebracht haben, mit Ihnen imaginative Übungen durchzuführen, dann darf der Patient zu Recht diese Unterstützung und dieses Reparenting auch während der Übung erwarten!

In manchen Fällen finden es Therapeuten schwierig, die mentalen Bilder ihrer Patienten selbst zu ertragen. Sicherlich ist es wichtig, darauf zu achten, sich auch als Therapeut nicht zu überfordern und sich nicht mehr oder schwerere Patienten mit diesen Interventionen zuzumuten, als man aushalten kann. Andererseits ist gerade das Vorgehen beim imaginativen Überschreiben in der Schematherapie, in der nicht unbedingt die Trauma-Hotspots (s. »Traumabehandlung« in Abschn. 14.2) aufgesucht werden müssen und bei dem rasch positive Bilder generiert werden, relativ schonend. In einer Studie, in der imaginatives Überschreiben mit Exposition in sensu bei der PTBS verglichen wurde, fanden sowohl Patienten als auch Therapeuten ersteres angenehmer (Grunert et al., 2007).

In schweren Fällen wie diesen ist es kaum möglich, keine Fehler zu machen! Selbst wenn Sie Ihre Behandlung sehr gut planen, können Phänomene relevant sein, von denen Sie nichts wissen. Möglicherweise verwenden Sie beim Reparenting eine Formulierung, die ein Täter auch verwendet hat, und triggern damit negative Gefühle. Auch eine Überschätzung des Patienten passiert leicht, denn es ist ja auch Ihre Aufgabe, den Prozess voranzubringen und den Patienten deshalb auch möglichst intensiv zu fordern. Nehmen Sie daher Fehler ernst, aber nehmen Sie sie sich nicht übel!

Schließlich kann es für Therapeuten auch problematisch sein, die Wünsche ihrer Patienten beim imaginativen Überschreiben zu akzeptieren, insbesondere wenn es um den Einsatz gewalttätiger Fantasien geht. Wir plädieren hier jedoch für eine möglichst tolerante und flexible Vorgehensweise.

Emotionsorientierte Strategie. Auf der Ebene der emotionsfokussierten Techniken ist imaginatives Überschreiben die Methode der Wahl. Diese Technik hat den großen Vorteil, dass der Therapeut über machtvolle Bilder die Bekämpfung des strafenden Elternmodus aktiv und stark in die Hand nehmen kann. Solange sich die Patientin selbst von ihrem strafenden Modus noch sehr überwältigt und ihm gegenüber hilflos fühlt, muss sie die Vorstellung seiner Bekämpfung nicht selbst entwickeln. Imaginative Übungen sind damit praktisch für jeden Patienten geeignet – eine Ausnahme von dieser Regel besteht für Patienten, die noch Täterkontakt haben oder nicht motiviert sind, daran zu arbeiten, sich aus stark schädigenden Beziehungen zu lösen. Erst wenn Patienten sich auf die Bekämpfung des strafenden Modus in imaginativen Übungen gut einlassen können, sind auch Stuhldialoge angezeigt, in denen Patienten aktiver in die Bekämpfung des Elternmodus einsteigen (s. Kap. 22).

> **!** **Täterkontakt**
> Wenn Patientinnen noch Täterkontakt haben und nicht bereit sind, an dessen Reduktion zu arbeiten, ist die Bekämpfung des strafenden Elternmodus in der Regel nicht möglich. In solchen Fällen (Beispiel 3) steht für die Patientin oft die Suche nach Stabilisierung im Vordergrund. Wenn Therapeuten viel Stabilisierung anbieten, vereinfacht das der Patientin gegebenenfalls den Verbleib in der Täterbeziehung. Daher sollte in solchen Fällen kritisch geprüft werden, ob Motivation zum Beenden der Beziehung aufgebaut werden kann, und welche Art von Behandlung überhaupt angeboten werden sollte, falls dies nicht der Fall ist.

Patienten mit einem sehr starken strafenden Elternmodus haben allerdings auch vor diesen Vorstellungsübungen oft große Angst. Daher ist es wichtig, gemeinsam Vorgehensweisen zu finden, in denen Imagination schrittweise und für den Patienten sicher eingeführt wird. Dies bezieht sich einerseits auf das formale Vorgehen, z. B. Beginn mit kurzen Übungen und mit »leichteren« Bildern (d. h. keine Trauma-Hotspots, sondern damit assoziierte, aber weniger bedrohliche Bilder) oder Durchführung der Übung mit offenen Augen. Ein großer Teil der Zeit beim imaginativen Überschreiben kann – nach einer kurzen Phase zum traumatischen Bild – auf das Imaginieren von Sicherheit und positiven Gefühlen verwendet werden. Die Übungen sollten mit diesen positiven Bildern enden, d. h. bei den ersten Übungen sollte die Patientin **nicht** aufgefordert werden, eine in der Imagination gefundene Lösung selbst noch einmal auf eine Alltagssituation anzuwenden – davon sind diese Patienten am Anfang überfordert! Als Helferfigur sollte dann am Anfang auf jeden Fall der Therapeut auftreten, erst mit der Zeit wird es möglich, auch andere Personen und schließlich die Patientin selbst als gesunde Erwachsene einzubeziehen.

Auch die Inhalte des imaginativen Überschreibens sollten mit dem Patienten diskutiert und gegebenenfalls spielerisch und experimentell variiert werden. Nicht für jeden Patienten und in jeder Situation ist die gleiche Art von Bild geeignet. Tabelle 23.1 gibt einige Hinweise, welche Überschreibungs-Bilder bei welchen Situationen hilfreich sein können. Das Bild muss so gewählt werden, dass sich beim Patienten das Gefühl einstellt, dass die im traumatischen Bild verletzten Bedürfnisse erfüllt werden, und dass negative Emotionen durch positive ersetzt werden. Die emotionale Reaktion des Patienten ist die wichtigste Richtlinie für die Auswahl der Bilder!

Diese Patienten schlagen nicht selten auch den Einsatz von (in manchen Fällen sogar exzessiver) Gewalt beim imaginativen Überschreiben vor. Therapeuten sind jedoch häufig der Meinung, dass »unangemessene« Mittel in der Imagination vermieden werden sollten und imaginierte Gewalt gegebenenfalls gefährlich, da gewaltinduzierend sein könnte. Die Schematherapie hat hier eine pragmatische und undogmatische Haltung. Wenn der Einsatz von Gewalt in Vorstellungsbildern zu dem

Tabelle 23.1 Typische hilfreiche Bilder beim imaginativen Überschreiben

Situation	Geeignetes Bild
Weinende, überforderte oder kranke Mutter, die das Kind nicht schützt und es parentifiziert	Übergabe der Verantwortung für die Mutter an eine Institution, z. B. Klinik, Frauenhaus, Arzt; danach Versorgung des Kindes
Gewalttätiger, übermächtiger oder sadistischer Täter, sexuelle oder physische Gewalt	Gegengewalt, Hinzuziehen von starken Figuren wie Polizisten, Filmhelden, »Supermänner«
Erniedrigung des Kindes	Öffentlich machen der Erniedrigung, z. B. Täter an den Pranger stellen, öffentlich anklagen, Rache ausüben
Ambivalente Täter, die einerseits schädigend waren, andererseits Bindung geboten haben	Thematisieren der Ambivalenz; Betrauern, dass Bindungsfigur nicht sicher war oder ist

gewünschten emotionalen Erleben führt (Sicherheit, Befriedigung primärer Bedürfnisse, Wiederherstellen von Gerechtigkeit etc.), sollte davor nicht zurückgeschreckt werden. »Angemessene« Bilder werden in der Schematherapie nicht definiert, da alleine die emotionale Reaktion des Patienten als Maß für die Angemessenheit betrachtet wird. Wenn in einem individuellen Fall berechtigte Sorge besteht, dass imaginierte Gewalt zu tatsächlicher Fremdaggression führen könnte (z. B. bei Patienten mit Fremdaggression in der Vorgeschichte), muss dies sorgfältig mit dem Patienten thematisiert, evtl. kleinere Übungen ausprobiert und der dadurch ausgelöste emotionale Prozess genau beobachtet werden. Die klinische Erfahrung zeigt, dass Patienten, die Gewalt in der Imagination vorschlagen, häufig in ihrem Alltag starke Gewaltfantasien haben, sodass keine Bilder induziert werden, die nicht ohnehin vorhanden sind. In manchen Fällen scheint jedoch das »Durchexerzieren« dieser Bilder im therapeutischen Kontext sehr gute Wirkung zu haben. In einer experimentellen Studie fand sich kein Hinweis darauf, dass gewalttätige im Vergleich zu nicht gewalttätigen Bildern beim imaginativen Überschreiben einer traumatischen Situation mehr Ärger oder aggressive Gefühle verursachten (Seebauer et al., 2013).

Imaginative Techniken können je nach Notwendigkeit kombiniert werden mit anderen therapeutischen Techniken. Beispielsweise kann eine Patientin, die stark zur Dissoziation neigt, in einer imaginativen Übung antidissoziative Techniken anwenden (z. B. Blick nach oben wenden), um im Erleben zu bleiben. Der Therapeut sollte in diesem Fall kontinuierlich die aktuelle Dissoziation erfragen, um gegebenenfalls gegenzusteuern. Imaginationsübungen können aufgenommen werden, damit die Patientin daheim die Möglichkeit hat, die Übung zur Wiederholung anzuhören. Alternativ kann die Therapeutin eine Zusammenfassung der Übung aufnehmen (z. B.

auf das Handy der Patientin). Dies wird von Patienten häufig vorgezogen, da solche Aufnahmen kürzer und fokussierter sind, gegebenenfalls problematische Passagen oder unnötige Längen vermieden werden können, und zudem gerade Patienten mit sehr starkem strafenden Elternmodus das Anhören der eigenen Stimme häufig als so aversiv erleben, dass sie die »Originalübung« daheim nicht anhören würden.

Behaviorale Strategie. Auf der Verhaltensebene stellt die beschriebene Unterstützung von imaginativen Techniken durch antidissoziative Techniken oder Audios zum Anhören die wichtigste Komponente zur Bewältigung dieser schwierigen Situation dar. Patienten sollten zudem unterstützt werden, selbstfürsorgliche Aktivitäten durchzuführen und sich im Alltag weniger der Selbstbestrafung zu unterwerfen. Allerdings lassen sich diese Veränderungen in der Regel nur langsam aufbauen. Techniken zur Ablenkung bei hoher Strafneigung und Übergangsobjekte können ebenfalls geeignet sein (z. B. Spaziergang oder Sport zur Ablenkung oder Kontakt mit lieben Menschen suchen).

Langsamer Prozess. Bei diesen Fällen handelt es sich in der Regel um Patienten mit sehr schweren Störungen, häufig mit einer Vielzahl psychiatrischer Diagnosen, sehr geringem psychosozialen Funktionsniveau und gegebenenfalls der Notwendigkeit häufiger Hospitalisierung. Entsprechend langsam verlaufen hier therapeutische Veränderungen, auch wenn fokussiert emotionsorientiert gearbeitet wird. Metaanalytisch zeigt sich, dass die hervorragenden Effekte von Schematherapie bei Patienten mit Borderline-Persönlichkeitsstörung, die in einigen Studien gefunden wurden, maßgeblich auch ein Ergebnis langer und intensiver Behandlungen sind (optimale Ergebnisse nach drei Jahren ambulanter Therapie; Jacob & Arntz, 2013a).

23.3 Konkrete Lösungsvorschläge

Fallbeispiel 1. Bei Mirco J. ist die Therapeutin zu schnell vorgegangen. Basierend auf seinem guten Annehmen der Reparenting-Beziehung hat sie die Stärke seines gesunden Erwachsenenmodus überschätzt. Herr J. braucht mehr Reparenting und eine aktivere Bekämpfung des strafenden Modus durch die Therapeutin, bevor er sich selbst dieser Aufgabe stellen kann. Dies reflektiert die Therapeutin in der Supervision. In der nächsten Sitzung entschuldigt sie sich bei ihm für die Überforderung, die sie ihm zugemutet hat, erklärt, was ihrer Ansicht nach vorgefallen ist. Herr J. kann dies gut nachvollziehen und stimmt dieser Analyse zu. Allerdings hat er auch Angst davor, was bei weiteren Übungen passieren könnte. Die Therapeutin bespricht daher die ersten Imaginationsübungen mit ihm vor. Es wird eine Maximaldauer vereinbart (5 Minuten), wobei Herr J. rasch in der Lage ist, auch länger in der Übung zu verbleiben. Trotzdem gibt es ihm in den ersten Übungen Sicherheit, dass die Therapeutin nach 5 Minuten sagt, dass diese Zeit nun verstrichen sei, und ihn explizit fragt, ob er weitermachen wolle. Zudem übernimmt in den ersten Übungen die Therapeutin das Bekämpfen des Elternmodus. Mit Hilfe einer Gruppe starker Polizisten wird der Vater festgenommen; die Mutter wird in ein Frauenhaus gebracht, wo sie auch therapeutische Hilfe bekommt. Den kleinen Mirco nimmt die Therapeutin in mehreren Übungen mit zu sich nach Hause. Nach einigen Wochen beginnt Herr J. sich zunehmend zu stabilisieren; nach einigen Monaten ist auch die Arbeit mit Stuhldialogen möglich, in denen er seinen strafenden Elternmodus selbst bekämpft.

Fallbeispiel 2. Bei Karin P. möchte die Therapeutin keinesfalls auf die imaginative Arbeit verzichten. Daher erklärt sie der Patientin genau, warum sie solche Übungen durchführen möchte und erklärt auch die damit verfolgten Ziele (emotional gesünder auf Essen reagieren). Es wird eine Reihe kürzerer Übungen durchgeführt, die alle von ähnlichen Bildern ihren Ausgang nehmen (die Eltern bestrafen die kleine Karin für etwas, was sie nicht getan hat). Dabei konzentriert sich das Überschreiben in den ersten Übungen darauf, dass die Therapeutin die kleine Karin aus dem Bild holt, ohne dass eine intensive Konfrontation mit den Eltern stattfindet. Erst im Verlauf greift die Therapeutin die Eltern an; nach einer Weile ist es auch möglich und fühlt sich für Frau P. gut an, die Eltern öffentlich anzuklagen, da sie »immer allen suggeriert hätten, dass bei ihnen alles in Ordnung sei«. Im Verlauf kann Frau P. selbst Bilder entwickeln, in denen die Eltern auf eine märchenartig-fantastische Art entmachtet werden (z. B. ein Fantasiewesen mit Krakenarmen holt die Eltern und bringt sie auf den Mond). Die Therapeutin nimmt von fast allen Übungen kurze zusammenfassende Audios auf, in denen jeweils auch ein Bezug zum Essensverbot hergestellt wird. Nach drei Jahren intensiver Arbeit mit mehreren kurzen stationären Krisenbehandlungen hat Frau P. sich gut stabilisiert, kann normal essen und steigert allmählich ihre psychosoziale Funktionsfähigkeit.

Audio für Karin P.

»Liebe Karin, wir haben heute wieder eine Übung gemacht, die Ihnen helfen soll, sich selbst gutes Essen zu gönnen. Es ist gut, wenn Sie dieses Audio hören, bevor Sie versuchen, etwas zu essen. Denn wenn Sie anfangen, sich etwas Leckeres zuzubereiten, kommen sofort wieder Bilder aus Ihrer Kindheit. Heute kam das Bild, wie Ihre Mutter zu Ihrem Vater sagt, dass Sie den Joghurt geklaut hätten, und die beiden Sie in den Keller sperren, während sie selbst zu Abend essen. Dann haben Sie ein tolles Gegenbild entwickelt: Eine Fee kommt auf einem riesigen fliegenden Krake angeflogen. Der Krake wickelt Ihre Eltern fest ein und fliegt sie zum Mond. Die Fee befreit die kleine Karin aus dem Keller und backt mit ihr ganz herrliche leckere Pfannkuchen. Ich komme auch dazu, wir beamen uns zu mir in die Praxis und essen hier alle zusammen die wunderbaren Pfannkuchen mit ganz viel Nutella! Das fühlt sich wunderbar an und wir freuen uns, dass wir zusammen sind! Versuchen Sie sich dieses Bild gut vorzustellen und die Gefühle von Sicherheit und Verbundenheit möglichst intensiv zu erleben.«

Fallbeispiel 3. Die Therapeutin von Anja F. hat die Bedeutung des Täterkontaktes unterschätzt. Frau F. ist im Moment nicht bereit, sich von ihrer Familie zu distanzieren. Im Gegenteil ist sie mit den Eltern durch deren Versorgung für die Tochter aktuell eng verstrickt. Solange sich an dieser Situation nichts ändert, wird Frau F. keine guten Fortschritte machen können. Die Therapeutin ändert daraufhin ihre Zielsetzung in der Therapie. Zentral ist die Arbeit an der Motivation der Patientin. Dabei versucht die Therapeutin auch, die therapeutische Beziehung als Kontingenz zu verwenden – nur wenn Frau F. daran arbeitet, echte Veränderungsmotivation aufzubauen, bekommt sie weiter intensive Therapie angeboten. Es ist zu vermuten, dass dieser Prozess eine Weile dauern und eventuell nicht von Erfolg gekrönt sein wird. In jedem Fall erwägt die Therapeutin auch, andere Dienste einzubeziehen, um gegebenenfalls praktische Unterstützung bei der Versorgung der Tochter zu organisieren und insbesondere auch die Tochter zu schützen. Ein ausschließlich psychotherapeutisches Vorgehen erscheint aufgrund der Komplexität der Situation nicht zielführend.

Zusammenfassung

In den beiden ersten Fallbeispielen ging es in erster Linie darum, emotionsfokussierte Arbeit so einzuführen, dass sie für den Patienten durchführbar und hilfreich ist. Dabei ist aufgrund des höheren Schweregrades im zweiten Fallbeispiel das Interventionstempo deutlich langsamer als in Fall 1. Im dritten Fall geht es insbesondere um die Auseinandersetzung mit der Funktionalität von Täterkontakt und die Arbeit an der Therapiemotivation.

Dos	Don'ts
▶ Beachten Sie den Behandlungsplan: Behandeln Sie zuerst den Bewältigungsmodus in der Therapie, dann den verletzten Kindmodus und erst dann den strafenden Elternmodus. ▶ Achten Sie auf Sicherheit in der Therapiebeziehung und in Bezug auf die externen Rahmenbedingungen. ▶ Fokussieren Sie auf die Versorgung des verletzten Kindmodus. ▶ Führen Sie Imaginationsübungen durch. ▶ Passen Sie die Übungen so an, dass sie für die Patientin durchführbar sind. ▶ Gehen Sie als Therapeutin als Helferfigur in die Übung. ▶ Einzige Regel in der Imagination: Sie müssen gewinnen! ▶ Diskutieren Sie mögliche hilfreiche Bilder offen mit der Patientin.	▶ Überschätzen Sie nicht den gesunden Erwachsenenmodus der Patientin. ▶ Erwarten Sie nicht, dass die Patientin in dieser Phase den strafenden Elternmodus schon selbst bekämpfen kann. ▶ Verlangen Sie nicht, dass die Patientin in der Imagination alles selbst löst oder dass sie sehr lange oder komplexe Übungen durchführen kann. ▶ Verunsichern Sie die Patientin nicht, indem Sie selbst nicht ausreichend von der Wirksamkeit solcher Übungen überzeugt sind. ▶ Haben Sie keine Angst vor starken Gefühlen! ▶ Erwarten Sie keine schnelle Besserung.

▶

Dos	Don'ts
▶ Seien Sie offen für kreative und auch gewaltsame Lösungen. Es geht darum, was der Patientin hilft. ▶ Prüfen Sie, ob Täterkontakt besteht. ▶ Schützen Sie sich selbst und behandeln Sie nicht zu viele dieser schweren Fälle zur gleichen Zeit. ▶ Verzeihen Sie sich Fehler.	▶ Nehmen Sie es sich selbst nicht übel, wenn eine Übung nicht optimal läuft. ▶ Bieten Sie keine emotionsfokussierte Behandlung an, wenn noch Täterkontakt besteht.

Teil VIII
Schwierige Therapiesituationen und Anteile des Therapeuten

24 Basics für den Einsatz der Schematherapie in Selbsterfahrung und Supervision

In den bisherigen Kapiteln dieses Buches werden schwierige Situationen im Wesentlichen definiert über problematische oder herausfordernde Verhaltensweisen von Patienten, die dann im schematherapeutischen Modusmodell konzipiert werden. Dabei wird auch auf interaktionelle Aspekte Wert gelegt, und es werden insbesondere auch mögliche Anteile des Therapeuten an der jeweiligen Situation herausgearbeitet. Dennoch liegt der Schwerpunkt deutlich auf den Modi des Patienten. In diesem und im folgenden Kapitel sollen nun problematische Muster und Modi der Therapeuten im Vordergrund stehen.

> **!** **Einsatzmöglichkeiten des schematherapeutischen Modusmodells**
> Das schematherapeutische Modusmodell eignet sich nicht nur zur Darstellung der interaktionellen Auffälligkeiten und Symptome von Patienten. Es lassen sich damit auch diskretere Muster abbilden, die problematisch sein können, ohne Symptomwert zu erreichen. Dadurch ist das Modusmodell auch gut für den Einsatz in der Supervision und Selbsterfahrung geeignet.

Wie alle Menschen haben Therapeuten typische Muster des Erlebens und der Interaktion, die sich in verschiedenen Beziehungen zeigen können. Eine hohe Bewusstheit für eigene Muster ist gerade in der schematherapeutischen Arbeit, in der oft Patienten mit schweren interaktionellen Problemen und herausfordernden Verhaltensweisen behandelt werden, sehr wichtig. Therapeuten sollten ihre eigenen »typischen Knöpfe« gut kennen, um nicht unbesonnen zu reagieren und um wichtige therapeutische Aufgaben nicht zu vermeiden. Eine gute Kenntnis der eigenen Muster ist auch diagnostisch oft hilfreich. Wenn sich eine Therapeutin, die zu starker Unterwerfung neigt, den unrealistischen Wünschen eines Patienten unterwirft, gibt dies unter Umständen noch keine spezifische Information über den Patienten preis. Weiß die Therapeutin jedoch von sich, dass sie keinen starken Unterwerfungsmodus besitzt und dass diese Reaktion für sie ungewöhnlich ist, kann sie daraus besser fundierte Annahmen über den Patienten ableiten.

So wie manche Patienten in vielen Beziehungen die gleichen ungünstigen Muster zeigen, ist es auch für Therapeuten typisch, mit verschiedenen Patienten in dieselben eigenen Modi zu verfallen. Eine Auseinandersetzung damit fördert nicht nur unmittelbar die Qualität der eigenen Arbeit, sondern verbessert auch die Einsicht in die Natur von schematherapeutischen Prozessen (und von psychotherapeutischen Prozessen im Allgemeinen) und das unmittelbare Verständnis, wie schematherapeutische Techniken wirken.

Insofern ist in der Schematherapie die Auseinandersetzung mit den eigenen Mustern zentral und auch der Einbezug von Selbsterfahrungsaspekten in die Supervision wird relativ großgeschrieben. Dies erklärt sich einerseits aus dem humanistischen Menschenbild der Schematherapie; andererseits macht wie beschrieben die Behandlung von Fällen mit schwer gestörten interpersonellen Verhaltensweisen, die in der Schematherapie Standard ist, die Auseinandersetzung mit den eigenen Schemata und Modi besonders relevant.

Ziele der schematherapeutischen Arbeit in der Selbsterfahrung und Supervision

- Eigene Erfahrungen mit dem Einsatz des schematherapeutischen Ansatzes sammeln, insbesondere mit der Fall- und Problemkonzeptualisierung, der Verbindung von aktuellen Problemen mit biografischen Erfahrungen und mit der Veränderung solcher Probleme durch emotionsfokussierte Techniken
- Den Selbsterfahrungsleiter bzw. Supervisor als therapeutisches Modell erleben, an dem man auch den eigenen therapeutischen Stil reflektieren kann
- Eigene dysfunktionale Muster verstehen und so verändern, dass sie in der Therapie (und gegebenenfalls auch in anderen Beziehungen) keinen negativen Einfluss mehr haben

Grundsätzlich können in der schematherapeutischen Selbsterfahrung die gleichen Methoden eingesetzt werden wie in der Behandlung von Patienten. Allerdings stehen in der Regel weniger Symptome, sondern eher die Veränderung diskreterer Muster im Vordergrund.

Die Vorgehensweise in der Supervision entspricht meist dem folgenden Ablauf: Zunächst wird ein Problem anhand der Beschreibung des Therapeuten oder der Videoaufnahmen einer Therapiesitzung identifiziert. Gemeinsam wird entschieden, ob es sich hierbei um ein »typisches Muster« handelt, bei der die Selbsterfahrung hilfreich sein kann. Dann erfolgt eine kurze Fallkonzeptualisierung mit den situativ relevanten Modi, z. B. mit Hilfe einer diagnostischen Stuhlarbeit. Dabei wird der biografische Bezug hergestellt, der sich meist schon in der Konzeptualisierung ergibt und ansonsten auch mit Hilfe einer diagnostischen Imaginationsübung eruiert werden kann. Anschließend erfolgt die schematherapeutische Arbeit mit den relevanten Modi, wobei alle schematherapeutischen Verfahren eingesetzt werden können. Abschließend werden die neu erworbenen Kenntnisse und Fertigkeiten mit Hilfe von Rollenspielen und anderen behavioralen Techniken auf die konkrete Arbeit mit dem Patienten übertragen. Es können auch Symbole für den gesunden Erwachsenenmodus oder Metaphern eingesetzt werden, um den Transfer zu erleichtern. In der Praxis zeigt sich häufig eine hohe Überschneidung von patientenbezogenen und persönlichen Themen des Therapeuten. Das Ergebnis der hier beschriebenen Arbeit ist damit häufig auch ein Transfer in andere Lebensbereiche des Therapeuten und beschränkt sich nicht auf die Arbeit mit Patienten.

Grundsätzlich können Selbsterfahrungsaspekte in der Einzelarbeit wie auch in der Gruppenarbeit eingesetzt werden, natürlich mit unterschiedlichem Schwerpunkt. In der Gruppe müssen persönliche Grenzen gewahrt bleiben können, die Interventionen müssen auf das Setting abgestimmt werden.

Zentrale Interventionen für den Einsatz in der Selbsterfahrung

- Individuelle und situative Fallkonzeptualisierung mit dem Modusmodell
- Einsatz diagnostischer Stuhldialoge
- Imaginationsübungen zur biografischen Entstehung schwieriger Muster
- Zwei-Stuhl-Dialoge mit gesundem Erwachsenen und dem dysfunktionalen Elternmodus
- Drei-Stuhl-Dialoge mit gesundem Erwachsenen, forderndem Elternmodus und Bewältigungsmodus
- Imaginationsübungen zur Reduktion dysfunktionaler Elternmodi
- Rollenspiele und andere behaviorale Techniken zur Einübung gesünderer Muster in der Therapie (und gegebenenfalls auch in anderen Beziehungen)
- Arbeit mit Symbolen und Metaphern zur Unterstützung gesünderer Muster

25 Typische Muster von Therapeuten

Es gibt einige typische ungünstige Muster, die Therapeuten häufig zeigen, wenn sie schwierige Situationen erleben. Diese Muster lassen in vielen Fällen mit zunehmender therapeutischer Erfahrung nach. Allerdings kennen es auch sehr erfahrene Therapeuten, dass sie immer wieder in die »gleiche Falle tappen«. Solche Muster treten insbesondere auf, (1) wenn Patienten entweder nicht gut mitarbeiten, z. B. sehr verschlossen, vermeidend oder narzisstisch sind, (2) wenn sie schwere und gefährliche Symptome wie Suizidalität zeigen, oder wenn sie (3) sich übermäßig eng an den Therapeuten binden, entweder durch dependente Muster oder durch Verliebtheit (s. dazu auch Brakemeier et al., 2013). Im Folgenden werden typische Probleme beschrieben. In den Fallbeispielen wird jeweils demonstriert, wie sich solche Muster bei Therapeuten zeigen können. Anschließend werden Möglichkeiten zur Lösung dieser Probleme aufgezeigt.

25.1 Typische Schwierigkeiten von Therapeuten

Unrealistisch hohe Erwartungen

Therapeuten erwarten oft mehr von einer Therapie, als diese leisten kann. Sie überschätzen die Möglichkeiten des Patienten, Dinge zu verändern. Sie blenden unter Umständen aus, dass einem Patienten bei weitem nicht die für bestimmte Veränderungen notwendigen (intellektuellen, psychologischen, finanziellen, sozialen) Ressourcen zur Verfügung stehen. Häufig wird auch die Chronizität einer Problematik unterschätzt und z. B. die Veränderbarkeit einer seit Jahrzehnten bestehenden dysfunktionalen Partnerschaft übermäßig optimistisch eingeschätzt. Der Wunsch, etwas Gutes für die Patientin zu bewirken, ist gewissermaßen stärker als die realistische Einschätzung der Möglichkeiten dieser Patientin.

Übermäßiges Engagement

Im Zusammenhang mit unrealistisch hohen Erwartungen kommt es oft vor, dass Therapeuten sich übermäßig involvieren und eine hohe Verantwortung für Veränderungen beim Patienten übernehmen, die sie de facto gar nicht tragen können. In diesen Therapien ist der Therapeut oft aktiver als die Patientin, oder er ist in den Sitzungen »zu sehr vorgelehnt«, engagiert sich sehr und prescht mit Vorschlägen vor, denen die Patientin niemals folgen würde. Wenn die Patientin diese Veränderungen nicht umsetzt oder in ihrem Leid verharrt, fühlt sich der Therapeut häufig unter großem Druck, etwas zu erreichen. In der Folge können verschiedene Bewältigungsmechanismen beim Therapeuten auftreten.

Therapeutenbeispiel 1

Maria P. ist eine recht junge Therapeutin, die oft mit Patienten mit Borderline-Persönlichkeitsstörung und PTBS arbeitet. Dabei kommt es immer wieder vor, dass sie sich mit der Fürsorge für ihre Patienten übernimmt. Ganz besonders häufig ist dies der Fall bei weiblichen Patientinnen, die passiv und klagsam auftreten und sich sehr leicht überfordert fühlen. Dann erklärt sie sich z. B. bereit, eine Krise ambulant zu behandeln, die angesichts der Passivität der Patientin und der Schwere der Problematik eine klare Indikation für die stationäre Behandlung hätte. Sie lässt sich auch auf Wünsche ein, die eigentlich über ihre Grenzen gehen. Zum Beispiel kann eine ihrer Patientinnen sie immer wieder leicht überreden, über mehrere Wochen täglich nach 21 Uhr noch mit ihr zu telefonieren, weil die Patientin dann aufgrund ihrer abendlichen Dissoziationsneigung nicht mehr in der Lage sei, ihrem Krisenplan zu folgen. Es kommt auch vor, dass Frau P. wiederholt einer Patientin »hinterher telefoniert«, um die sie sich akut Sorgen macht, weil diese sich nicht wie abgesprochen gemeldet hat. Wenn sie die Patientin jedoch nicht erreicht, gerät sie unter großen Druck und ruft z. B. an allen verfügbaren Nummern der Patientin an. Das hat schon dazu geführt, dass Patientinnen sich regelrecht »verfolgt« fühlten und gar nicht mehr ans Telefon gingen. Maria P. bringt dieses Überengagement immer wieder an den Rand der Erschöpfungsdepression; sie kann es erst reduzieren, wenn sie selbst dem Zusammenbruch nahe ist. Solange sie noch Energie hat, fühlt sie sich schuldig, wenn sie entsprechende Ansinnen ihrer Patientinnen ablehnt. Maria P. ist mit einer Mutter aufgewachsen, die chronisch depressiv und klagsam-vermeidend war. Die Mutter hatte auch suizidale Phasen, in denen es vorkam, dass sie das Haus verließ und die kleine Maria sich große Sorgen um sie machte. Aufgrund der Depression musste die Mutter auch öfter in die Klinik, was sie aber selbst sehr ablehnte. Maria fühlte sich dafür verantwortlich, sich so gut um die Mutter zu kümmern, dass diese sich daheim stabilisieren konnte.

Therapeutenbeispiel 2

Konstanze B. findet es schlimm, wenn sie Patienten frustrieren muss. Deshalb spricht sie es z. B. nicht an, wenn ein Patient etwas plant, das sie selbst eigentlich für unrealistisch hält (z. B. einen Job finden, der weit über dem bisherigen Niveau des Patienten liegt; einen sehr attraktiven Partner finden, obwohl die Patientin ein sehr unauffälliger und schüchterner Typ ist). Stattdessen unterstützt und ermutigt sie ihre Patienten und hofft innerlich, dass es vielleicht doch etwas werden könnte. Sie findet es sehr traurig und ungerecht, dass nicht jeder Mensch im Leben alles erreichen kann, was er sich wünscht, und leidet manchmal selbst unter den Beschränkungen, die manche Patienten erleben. Wenn die Dinge sich dann (eigentlich vorhersehbar) nicht nach den Wünschen des Patienten entwickeln und dieser gewissermaßen »steckenbleibt«, wird Frau B. in den Therapiesitzungen oft unendlich müde und kämpft nur noch mit dem Schlaf. So wird es dann wieder nichts mit der Auseinandersetzung mit der Realität … Frau B. ist in einem ▶

evangelischen Pfarrershaushalt aufgewachsen. Dort gehörte es zu den höchsten Werten, dass es allen Menschen gleich gut gehen sollte und dass man Menschen mit weniger Erfolg oder Glück im Leben dies keinesfalls spüren lassen dürfe. Wenn die kleine Konstanze jemanden nicht mochte, weil er z. B. eine unsympathische Art hatte, wurde sie zurechtgewiesen, dass gerade diese Person ihre Zuneigung und Nächstenliebe verdient habe, weil sie bei anderen Menschen nicht gut ankomme. Dadurch hat sie hohe Anforderungen an sich selbst entwickelt, allen Menschen die gleiche Zuwendung zukommen zu lassen und die gleichen Chancen im Leben zu unterstellen. Gleichzeitig fühlte sie sich in ihrem Elternhaus mit ihren eigenen Grenzen und Gefühlen oft einsam und nicht gesehen, wagte jedoch nicht, diese Bedürftigkeit auszudrücken, da ja die Liebe ihrer Eltern für die Schwachen und Beladenen aufgehoben werden musste.

Versagenserleben

Nicht selten kommt es zu Therapieverläufen, die die Erwartungen der Therapeutin nicht erfüllen. Dieses Problem tritt oft im Zusammenhang mit unrealistischen Erwartungen oder übermäßigem Engagement auf. Dann kann es sein, dass sie sich als Versagerin erlebt, und sich schuldig oder beschämt fühlt, weil sie dem Patienten nicht ausreichend helfen konnte. Auch diese Gefühle können wiederum mit unterschiedlichen Mechanismen bewältigt werden.

Therapeutenbeispiel 1, Fortsetzung

Maria P. erlebt immer wieder, dass ihr hohes Engagement nicht ausreicht, um Patienten mit schweren Störungen vor Klinikeinweisungen oder einem chronischen Verlauf ohne deutliche Besserung zu bewahren. Sie fühlt sich dann als Versagerin, so wie sie es als Kind als ein persönliches Versagen erlebte, wenn ihre Mutter trotz all der Bemühungen der kleinen Maria wieder in eine Klinik musste. In solchen Situationen reagiert sie dann auch manchmal gereizt und verärgert auf die betreffenden Patienten. Zum Beispiel meldet sich eine Patientin, die Frau P. telefonisch wiederholt nicht erreicht hatte, samstags morgens aus der Klinik, in der sie sich in der vorhergehenden Nacht hat aufnehmen lassen. Frau P. fühlt sich sehr schlecht, dass sie die Klinikeinweisung nicht verhindern konnte und wird sehr ärgerlich auf die Patientin, die sich von ihr nicht hat helfen lassen. Die Patientin fühlt sich dadurch ungerecht behandelt – »schließlich müsse Frau P. doch wissen, dass sie eigentlich die ganze Zeit überfordert gewesen sei …«. Frau P. reagiert dann unter Umständen sehr abweisend oder sogar ärgerlich und strafend, weil diese Patientenreaktion ihren distanzierten Beschützer- oder ärgerlichen Kindmodus aktiviert.

Therapeutenbeispiel 3

Karsten T. gibt sich immer große Mühe, es allen Recht zu machen. Dazu gehört, dass er zu Beginn einer Therapie seinen Patienten in der Regel bestätigt, dass alle ihre ▶

Therapieziele mit der Behandlung erreichbar sind. Er selbst ist sich oft eigentlich nicht sicher, was tatsächlich realistische Ziele wären, dies traut er sich jedoch nicht zum Ausdruck zu bringen. Er hat das Gefühl, überfordert zu wirken und »dumm dazustehen«, wenn er das offenlegt. Gleichzeitig fühlt er sich schnell unzulänglich und befürchtet, dass andere Therapeuten alles viel besser machen würden. Besonders ausgeprägt ist dieses Muster bei Patienten mit narzisstischen Zügen. Diese Patienten kommen einerseits oft mit besonders hohen Erwartungen, die Herrn T. sehr stark unter Druck setzen. Im Verlauf der Therapie neigen sie andererseits dazu, Herrn T. abzuwerten und seine Kompetenz in Frage zu stellen. In solchen Situationen geht es Herrn T. sehr schlecht, er kann nicht mehr gut schlafen, weint daheim viel und fühlt sich als Versager. Karsten T. ist selbst mit einem narzisstischen Vater und zwei älteren Brüdern aufgewachsen. Der Vater und die Brüder haben sich viel über ihn lustig gemacht und ihn häufig als »Prügelknaben« benutzt. Ein beliebtes Spiel des Vaters waren gespielte Wettkämpfe unter den Brüdern, wer bestimmte Aufgaben am besten oder schnellsten lösen könne. Der kleine Karsten hat sich in diesen Wettkämpfen immer größte Mühe gegeben und ist immer wieder schlimm gescheitert.

Schwierigkeiten mit Konfrontation und dem Setzen von Grenzen

Vielen Therapeuten fällt es sehr schwer, Patienten mit offensichtlich ungünstigen Mustern zu konfrontieren, solange die Patienten diese nicht von sich aus und freiwillig zum Thema machen. Dazu gehören beispielsweise interaktionell auffällige Bewältigungsmodi wie ununterbrochenes Jammern oder Schimpfen über andere, Rückzug in Weinen als Vermeidungsstrategie oder narzisstische Muster. Auch das Setzen von Grenzen in der therapeutischen Beziehung wird von Therapeuten als schwierig erlebt, z. B. wenn ein Patient sich in seine Therapeutin verliebt oder wenn sich Patienten dependent zum Therapeuten verhalten. Häufig trauen sich Therapeuten hier nicht, »Klartext« zu reden, um die Therapiebeziehung nicht zu gefährden, den Patienten nicht zu enttäuschen oder auch selbst nicht vom Patienten verlassen zu werden. Auch hier können therapeutenseitig alle Arten von Bewältigungsformen auftreten.

Therapeutenbeispiel 4

Maximilian A. versteht sich mit narzisstischen Patienten sehr gut, vermutlich weil er selbst gewisse narzisstische Züge aufweist. Er ist von sich und seiner Kompetenz sehr überzeugt. Wenn Narzissten ihn oder seine Therapie loben, freut ihn das sehr und er gibt die Komplimente zurück. Dadurch fühlen sich beide sehr besonders und gut. Allerdings ist die Besserung, die seine Patienten zu Beginn der Therapie manchmal rasch erleben, oft nicht tragfähig und Herr A. ist immer wieder überrascht, wie rasch ein Patient »zusammenklappt«, mit dem es gerade »prima lief«. Zum Beispiel behandelt er einen Juristen mit mehrfachen erfolglosen ambulanten und stationären psychotherapeutischen Vorbehandlungen, der beruflich kürzlich gescheitert ▸

und schwer verschuldet ist; zudem droht seine Frau ernsthaft mit Trennung. Herr A. und der Patient haben beide das Gefühl, dass dieser Patient sich bei ihm wieder voll stabilisieren kann. Für Herrn A. überraschend lässt sich der Patient in eine Klinik einweisen, nachdem einer seiner Gläubiger juristische Schritte gegen ihn einleitet. Herr A. nimmt narzisstische Muster kaum als problematisch wahr, selbst wenn sie bei einem Patienten eine zentrale Rolle für die Störung spielen. Daher kommt er gar nicht auf die Idee, den Patienten mit solchen Muster zu konfrontieren. Herr A. ist in einer relativ verwöhnenden Situation aufgewachsen; seine Familie war reich, und da er sehr intelligent ist, fiel es ihm leicht, schulische und berufliche Ziele zu erreichen. Allerdings erhielt er relativ wenig Bindung und Anleitung und war viel auf sich selbst gestellt. Wenn heute etwas nicht klappt, reagiert er tendenziell beleidigt. Er sucht viel Aufmerksamkeit von anderen, also auch von Patienten, und hält sich schnell für etwas Besonderes.

Therapeutenbeispiel 2, Fortsetzung

Auch Konstanze B. hat Schwierigkeiten damit, Grenzen zu setzen. Dies zeigt sich insbesondere bei sehr dependenten Patienten, die von ihr übermäßig viel Unterstützung einfordern, ohne dass dadurch eine wesentliche Besserung erzielt werden kann. Beispielsweise kommt es immer wieder vor, dass sie abends und nachts mit Patienten telefoniert, um diese zu beruhigen, weil die Patienten angeben, dass sonst niemand ihnen helfen könne. Eigentlich müsste Konstanze B. solche dependenten Muster mit den Patienten ansprechen. Sie hat jedoch das Gefühl, dass sie unbedingt gut zu ihren Patienten sein muss, die in der Regel mit sehr viel Unglück konfrontiert waren, und verfällt in ihr übermäßiges Engagement. Manchmal hat sie auch etwas Angst vor der Konfrontation, weil sie befürchtet, dass die Patientin dann die Therapie abbrechen könnte. Wenn ein Patient beginnt, Konstanze B. eine über die Therapiebeziehung hinausgehende Zuneigung anzudeuten oder ernsthaft mit ihr zu flirten, fühlt sie sich sehr befangen. Sie versucht dann, den Themenbereich »Liebe, Erotik, Zuneigung etc.« möglichst weiträumig zu umgehen. Sie hat das Gefühl, dass sie Patienten unmöglich »brutal« zurückweisen kann, wenn diese ihr ernsthaftere Gefühle gestehen.

Therapeutenbeispiel 5

Auch Bella J. setzt ihren Patienten wenig Grenzen, wenn sie über die Therapie hinausgehende Beziehungswünsche äußern. Sie telefoniert häufiger außerhalb ihrer Bürozeiten mit ihnen, selbst wenn keine akute Krise, sondern eher ein allgemeiner Kontaktwunsch besteht. Eine Patientin, die sich von ihr intensiven Körperkontakt wünscht, nimmt sie in jeder Sitzung lange in den Arm. Dadurch entwickeln sich Therapiebeziehungen manchmal in Richtung Freundschaften. Manche Patienten genießen das sehr, während andere sich auch verunsichert fühlen, was sie nun eigentlich genau »dürfen« und was nicht. Frau J. ist selbst eine sehr einsame Frau ohne Familie oder engere Freundschaften. Sie ist in einer sehr isoliert lebenden ►

Familie aufgewachsen, die sich von anderen absonderte und Bindungen der Kinder nach außen nicht förderte. In engeren Beziehungen mit Freunden oder Partnern bekam Frau J. häufig vorgeworfen, sie verhalte sich seltsam und übergriffig. Daran sind diese Beziehungen in der Regel gescheitert. Der Kontakt mit ihren Patienten ist für sie die wichtigste Quelle zwischenmenschlicher Bindung in ihrem Leben.

Schwierigkeiten, starke Emotionen auszuhalten

Beim emotionsfokussierten Arbeiten und auch in der Therapiebeziehung können sehr starke Gefühle aktiviert werden. Für viele Therapeuten ist es unangenehm, diese Gefühle zu erleben und aktiv mit ihnen zu arbeiten, wie es die Therapiebeziehung in der Schematherapie und die emotionsfokussierten Übungen fordern. Auch hier können verschiedene Schemata, Modi und biografische Erfahrungen bei der Therapeutin vorliegen, die diese Schwierigkeiten erklären.

Therapeutenbeispiel 2, Fortsetzung

Konstanze B. steht ständig unter starkem Druck, ihren Patienten alle Beziehungswünsche zu erfüllen. Gleichzeitig fühlt sie sich oft überfordert und würde lieber etwas Abstand halten, kann dies jedoch nicht zum Ausdruck bringen. Dies führt z. B. dazu, dass sie beim imaginativen Überschreiben auf keinen Fall den Kindmodus des Patienten imaginativ zu sich nehmen möchte, obwohl ihre Supervisorin ihr das immer wieder vorschlägt. Sie hat Angst davor, eine zu starke Bindung oder gar Abhängigkeit zu fördern, dass die Patientin nach der Übung tatsächlich bei ihr einziehen möchte und dass sie es nicht schafft, dies abzulehnen. Lieber vermeidet sie das Thema gänzlich, als womöglich einen solchen Konflikt offen im Raum zu haben.

Therapeutenbeispiel 6

Marius G. erlebt bei imaginativen Übungen immer wieder, dass er die Gefühle der Patienten, die in diesen Übungen aktiviert werden, eigentlich albern und lachhaft findet. Gleichzeitig ekelt es ihn davor ein wenig. Bei sich selbst kann er verletzliche Gefühle nicht ertragen, weil er sie lächerlich und unnötig findet. Dieses Muster führt in der Therapie immer wieder dazu, dass er keine oder nur sehr kurze imaginative Übungen durchführt. Auch die Patienten machen in der Regel eher verhalten mit, weil sie seine Vorbehalte spüren. Marius' Mutter war in seiner Kindheit eine übermäßig emotionale Frau, die den Ausdruck von Gefühlen oft einsetzte, um etwas zu erreichen oder ihre Umgebung zu »erpressen«. Sein Vater ließ sich davon teilweise hinreißen; gleichzeitig machte er sich gegenüber dem kleinen Marius über seine Mutter lustig und verhöhnte sie für ihre »Gefühlsausbrüche«. Marius fand diese Gefühlsausbrüche als Kind bedrohlich und überwältigend und versuchte sie möglichst zu vermeiden.

25.2 Welche Modi des Therapeuten sind beteiligt?

In den meisten beschriebenen Fällen ist ein fordernder und/oder schuldinduzierender Elternmodus zentral für die Problematik des Therapeuten. Dieser ist biografisch oft entstanden aufgrund einer leidenden Person in der Ursprungsfamilie, z. B. einer depressiven Mutter oder einem kranken oder behinderten Geschwisterkind. Dieser Modus geht einher mit überhöhten Ansprüchen des Therapeuten an sich selbst, die sich in der Regel darum drehen, dass es anderen Personen gut gehen muss, dass sie versorgt und geschont werden müssen und nicht übermäßig gefordert werden dürfen. Wenn der Therapeut diese »Regeln« durchbricht, melden sich ein schlechtes Gewissen, Schuldgefühle oder auch Scham. Damit wird auch ein verletzlicher Kindmodus aktiviert, in dem Gefühle von Versagen oder Zurückgewiesensein auftreten.

Typische Entstehungsbedingungen für einen fordernden Elternmodus bei Therapeuten

- Eine Bezugsperson war krank.
- Eine Bezugsperson war ein Modell für Unterwerfung oder Selbstaufopferung (in Bezug auf jemand anderen).
- Eine Bezugsperson war ein Modell für den »fordernden Elternmodus«, d. h. setzte sich selbst stark unter Druck und lebte so dieses Verhalten vor.
- Eine Bezugsperson forderte viel, setzte unter Druck mit Schuldgefühlen oder Strafe.

Diese negativen Gefühle können bewältigt werden durch alle Arten von Bewältigungsmodi. Vermeidung zeigt sich dadurch, dass Therapeuten bestimmte Übungen oder Themen vermeiden oder dass sie in den Sitzungen sehr müde werden. Ein Unterwerfungsmodus ist aktiv, wenn sich Therapeuten übermäßig um die Bedürfnisse ihrer Patienten kümmern, wie es etwa Maria P. (Beispiel 1) intensiv tut. Überkompensation kann vorliegen in Form von übermäßiger Kontrolle, z. B. wenn Maria P. Patienten hinterher telefoniert, um auf jeden Fall ihre Versorgung sicherzustellen.

Manche Therapeuten weisen auch Muster auf, mit denen sie die therapeutische Situation für die Befriedigung ihrer eigenen Bedürfnisse nutzen. Der Kindmodus ist hier eher einsam oder depriviert, der Bewältigungsmodus neigt zu Überkompensation. Dazu gehört etwa Maximilian A., der narzisstische Befriedigung aus der gemeinsamen Übereinstimmung über die Besonderheit ihrer Arbeit mit dem Patienten zieht (Beispiel 4). Bella J. hingegen erhält von ihren Patienten die Aufmerksamkeit (aufmerksamkeitssuchender Modus), die sie im »echten« Leben schmerzlich vermisst (Beispiel 5). Abbildung 25.1 zeigt ein prototypisches Modusmodell, in dem die wichtigsten typischen Modi von Therapeuten abgebildet sind.

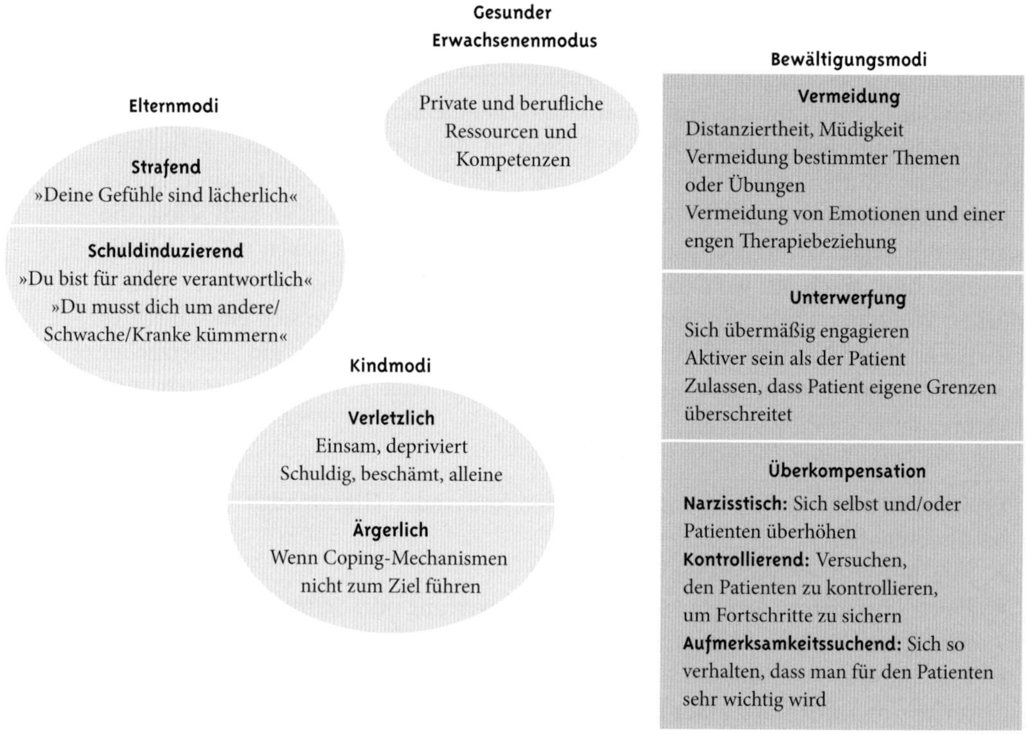

Abbildung 25.1 Prototypisches Modusmodell von Therapeuten

Wie lässt sich der richtige Modus zuordnen?

Ein *fordernder Elternmodus* bei Therapeuten zeigt sich meist dadurch, dass der Therapeut sich unter großem Druck fühlt, Verantwortung zu übernehmen und die Probleme des Patienten zu lösen. Häufig bezieht sich dieser Modus bei Therapeuten auf schwache oder kranke Menschen im Allgemeinen und hat einen biografischen Ursprung durch die frühe Verantwortung für enge Bezugspersonen (auch im Sinne von Parentifizierung). Ein *strafender Elternmodus* liegt vor, wenn sich eine Therapeutin für Fehler oder Probleme in der Therapie massiv abwertet.

Der damit korrespondierende *verletzliche Kindmodus* fühlt sich oft schuldig oder beschämt, manchmal auch einsam oder nicht liebenswert. Therapeuten in diesem Modus sind u. U. unsicher oder gehemmt. In manchen Fällen ist der Patientenkontakt auch ein wichtiges Bindungserleben für einen *einsamen Kindmodus*. Der *ärgerliche Kindmodus* kann insbesondere dann auftreten, wenn die übermäßigen Bemühungen des Therapeuten wenig fruchten.

Eine häufige Bewältigungsstrategie ist *Unterwerfung*, wobei sich der Therapeut stark anstrengt, um den Forderungen des dysfunktionalen Elternmodus gerecht zu werden. *Vermeidende Bewältigungsmodi* zeigen sich durch die Vermeidung bestimmter Themen, durch die Vermeidung von Emotionen oder auch durch ►

die Vermeidung von eigentlich notwendiger Konfrontation. Auch übermäßige Müdigkeit oder das Vergessen von Terminen kann Vermeidung zugeordnet werden. *Überkompensierende Bewältigung* liegt vor, wenn der Therapeut versucht, vom Patienten viel Aufmerksamkeit zu bekommen, Kontrolle zu übernehmen, sich oder den Patienten (gegebenenfalls gemeinsam) aufzuwerten oder im Gegenteil den Patienten abzuwerten (z. B. als undankbar, therapieunfähig etc.).

Insgesamt gehen wir davon aus, dass Therapeuten in den meisten Situationen angemessen und kompetent und damit im Modus des *gesunden Erwachsenen* reagieren. Dies soll an dieser Stelle nicht unerwähnt bleiben!

Therapeutenbeispiel 1. Maria P. hat durch ihre leidende, passive Mutter einen emotional fordernden Elternmodus erworben, der von ihr verlangt, sich um schwache und kranke Menschen zu kümmern und von diesen wenig Eigenaktivität zu erwarten. Im verletzten Kindmodus fühlt sie sich schuldig und verzweifelt, wenn sie mit ihren Bemühungen keinen Erfolg hat. Ihr Bewältigungsmodus ist meist stark unterwerfend, indem sie die Bedürfnisse ihrer Patienten in den Vordergrund stellt. Wenn sie Patienten hinterher telefoniert, weil sie sich so große Sorgen macht, liegt auch ein Überkompensationsmodus der übermäßigen Kontrolle vor. Ärger, der dann auftreten kann, wenn all ihre Bemühungen nichts fruchten, lässt sich dem ärgerlichen Kindmodus zuordnen. Wenn sie kalt reagiert auf Patienten, mit denen alle Bemühungen nichts fruchten oder mit denen sie in einen Konflikt kommt, wird zudem ein ärgerlicher Beschützer oder gar Überkompensationsmodus aktiv.

Therapeutenbeispiel 2. Konstanze B. hat einen fordernden Elternmodus, der sich aus der übermäßigen und undifferenzierten Forderung nach Nächstenliebe ergibt, die in ihrem Elternhaus gelebt wurde. Im Kindmodus fühlt sie sich daher leicht schuldig, aber auch nicht gesehen und alleine, weil ihre eigenen Bedürfnisse und Empfindungen durch diese Forderung oft keine Beachtung fanden. Ihr Bewältigungsstil ist unterwerfend, wenn sie sich übermäßig kümmert oder Patienten mit Themen begleitet, die sie für nicht zielführend hält. Zudem zeigt sie eine stark vermeidende Bewältigung, wenn sie z. B. die Themen Liebe und Erotik vermeidet, bestimmte Varianten des imaginativen Überschreibens nicht durchführt oder auch in den Sitzungen schläfrig wird.

Therapeutenbeispiel 3. Karsten T. hat einen strafenden Elternmodus, der durch das abwertende und strafende Verhalten seines Vaters ausgebildet wurde und insbesondere von solchen Patienten ausgelöst wird, die ihn aufgrund ihrer narzisstischen Muster an seinen Vater erinnern. Er hat einen ausgeprägten verletzlichen Kindmodus, in dem er sich traurig, alleine und wie ein Versager fühlt. Seine Bewältigung ist im Wesentlichen unterwerfend, wenn er versucht, es dem Gegenüber hundertprozentig recht zu machen.

Therapeutenbeispiel 4. Bei Maximilian A. liegt insbesondere ein verwöhnter und möglicherweise auch undisziplinierter Kindmodus vor, da er wenig Anleitung erhielt, ihm alles »in den Schoß fiel« und er sehr verwöhnt wurde. Dadurch hat er auch einen narzisstischen Bewältigungsmodus ausgebildet, sowie einen weiteren Überkompensationsmodus, in dem er nach Aufmerksamkeit sucht.

Therapeutenbeispiel 5. Bei Bella J. liegt insbesondere ein einsamer Kindmodus vor, der durch den Kontakt zu Patienten die Möglichkeit zu Bindungserleben und Beziehung sucht. Wenn sie sich sehr kümmert und für die Patienten besonders und wichtig ist, könnte auch ein aufmerksamkeitssuchender Bewältigungsmodus aktiviert sein.

Therapeutenbeispiel 6. Marius G. hat einen durch den Vater entstandenen strafenden Elternmodus internalisiert, der seine Gefühle als lächerlich bezeichnet. Durch die erpresserischen emotionalen Ausbrüche der Mutter hat er zudem einen schuldinduzierenden Elternmodus entwickelt. Im Kindmodus fühlt er sich durch die übermäßige Emotionalität der Mutter angeekelt und zurückgewiesen, zudem schwach und lächerlich, wenn er Gefühle zulässt. Seine Bewältigung ist meist vermeidend, was sich z. B. an der Vermeidung von emotionsfokussierenden Übungen in der Therapie zeigt. Es kann auch zu einer überkompensatorischen Reaktion kommen, wenn er Patienten innerlich abwertet für ihr emotionales Erleben.

25.3 Ziele und Änderungsstrategien

Analog zur Arbeit mit Patienten steht die Reduktion der dysfunktionalen Modi im Vordergrund, um einen substanziellen Lernerfolg für eine bessere Durchführung der Therapie zu erzielen. Dabei stehen in der Regel die Bekämpfung des dysfunktionalen Elternmodus und die Beruhigung des schuld- und verantwortungsbeladenen Kindmodus im Vordergrund. Wenn auf dieser Ebene eine Entlastung erreicht wird, ist es für die meisten Therapeuten ein recht leichter Schritt, ihre Bewältigungsmodi in der Therapie aufzugeben und mit dem Patienten stärker im Modus des gesunden Erwachsenen zu kommunizieren.

Ein weiterer Schwerpunkt liegt in der Supervision und Selbsterfahrung auf der Stärkung dieses gesunden Erwachsenenmodus. Das bedeutet z. B., dass Therapeuten in selbsterfahrungsorientierten oder supervisorischen emotionsfokussierenden Übungen von Anfang an selbst die Rolle der gesunden Erwachsenen einnehmen können. Aufgaben des gesunden Erwachsenenmodus sind dabei in diesem Kontext insbesondere die Akzeptanz der Realität und der realistischen Grenzen und Probleme von Patienten. Der gesunde Erwachsenenmodus der Therapeuten hat die Aufgabe, dem Patienten diese Grenzen und Probleme im notwendigen Ausmaß schonend, aber deutlich nahezubringen. Er muss den Patienten mit interaktionellen Problemen konfrontieren, die seine Beziehungen beschädigen; wenn der Patient über diese Konfrontation unzufrieden ist, muss der gesunde Erwachsenenmodus des Therapeuten diese Unzufriedenheit aushalten und beharrlich in der Konfrontation bleiben. Dabei soll er immer empathisch und wertschätzend bleiben und dem Patienten vermitteln, dass es ihm aufgrund von Fürsorge für den Patienten ein Anliegen ist, diese Themen zu behandeln.

Kognitive Techniken. Auf der kognitiven Ebene sollte der biografische Hintergrund der jeweiligen Muster beim Therapeuten verstanden werden. Zentral ist in der Regel die Identifikation derjenigen Figuren, auf die sich der dysfunktionale Elternmodus zurückführen lässt, sowie Modelle und Entwicklungsbedingungen für die Bewältigungsmodi.

Emotionsfokussierte Techniken. Auf der Ebene emotionaler Techniken sollten imaginatives Überschreiben und Stuhldialoge eingesetzt werden. In imaginativen Übungen geht es in der Regel darum, den schuldinduzierenden oder strafenden Elternmodus in der Kindheit der Therapeutin zu begrenzen und den verletzlichen Kindmodus zu versorgen. In Stuhldialogen wird ebenfalls der dysfunktionale, oftmals schuldinduzierende Elternmodus begrenzt, Bewältigungsmodi reduziert und der gesunde Erwachsenenmodus aufgebaut. Wir plädieren für einen konzentrierten Einsatz von emotionsfokussierenden Techniken in diesem Zusammenhang, da sie zum einen maximal hilfreich sein können und zum zweiten dem Therapeuten die Möglichkeit bieten, mit diesen Techniken eigene Erfahrungen zu sammeln. Zudem können sie im Kontext der Selbsterfahrung und Bearbeitung nicht-symptomwertiger Probleme von Therapeuten mit etwas Erfahrung mit diesen Techniken auch gut alleine durchgeführt werden (s. Kasten).

Emotionsfokussierte Techniken in der »Selbstanwendung«

Emotionsfokussierte Techniken kann ein Therapeut auch für sich alleine auf seine aktuellen Gefühle oder Probleme anwenden, sofern er etwas Erfahrung im Umgang mit dieser Technik besitzt. Im Folgenden werden einige Anwendungsvorschläge gegeben. Selbstverständlich sollten diese Techniken in der Selbstanwendung nicht eingesetzt werden, wenn damit massive traumaassoziierte Emotionen oder Symptome im Zusammenhang stehen!

- **Affektbrücke:** Wenn ein Patient Sie unerwartet stark berührt, beschäftigt oder ärgert, können Sie durch eine Affektbrücke leicht einen Zugang dazu bekommen, ob es dafür einen biografischen Hintergrund gibt. Schließen Sie die Augen, versetzen Sie sich in eine Situation, in der Ihre starke emotionale Reaktion auftrat, und lassen Sie die dazugehörigen Gefühle aufleben. Wischen Sie dann das aktuelle Bild vor Ihrem mentalen Auge weg und gehen Sie in Ihre Lebensgeschichte. Welche Kindheitsbilder tauchen auf, an wen erinnert Sie der Patient, woher kommen diese Gefühle?
- **Imaginatives Überschreiben:** Wenn Sie durch die Affektbrücke einen Zugang zum biografischen Hintergrund Ihrer Gefühle bekommen haben, können Sie damit assoziierte schwierige Erinnerungsbilder überschreiben. Welches Bedürfnis war damals verletzt, welche Gefühle haben Sie als Kind in diesen Situationen erlebt? Welche Helferperson könnte Ihren Kindmodus unterstützten? Stellen Sie sich eine entsprechende Überschreibungsszene vor.
- **Stuhldialog:** Wenn Sie merken, dass Sie bei einem Patienten eine eigentlich angebrachte Intervention nicht durchführen können, führen Sie dazu einen ▶

Stuhldialog mit zwei Stühlen durch. Auf einen Stuhl kommt der gesunde Erwachsene, der weiß, dass und warum die Intervention angebracht wäre. Auf den anderen Stuhl kommt die Seite, die sie verhindert. Spüren Sie nach, um welchen Anteil es sich dabei handelt. Falls es sich, was häufig der Fall ist, um einen Bewältigungsmodus handelt, entwickeln Sie dafür Empathie. Erklären Sie dann jedoch vom Stuhl des gesunden Erwachsenen, warum die Intervention dennoch notwendig ist. Reflektieren Sie, was der verhindernde Anteil benötigt, damit Sie die Intervention durchführen können. Wenn es sich um einen dysfunktionalen Elternmodus handelt, sollten Sie ihn entsprechend begrenzen bzw. bekämpfen und seinen Botschaften gesunde erwachsene Maßstäbe entgegensetzen.

Supervisions- oder Selbsterfahrungsbeziehung. Ein Supervisor sollte in erster Linie ein gutes Modell für den gesunden Erwachsenen anbieten. Er sollte auch ein gutes Beispiel für einen Therapeuten bieten, der keine Angst vor Emotionen hat und rasch und zielorientiert Stuhldialoge und imaginative Techniken einsetzt. Wenn auch Selbsterfahrung in der Supervision stattfindet bzw. Selbsterfahrung das Hauptanliegen der gemeinsamen Arbeit ist, können auch Elemente von Limited Reparenting hinzukommen.

Behaviorale Techniken. Auf der behavioralen Ebene sind Rollenspiele zu therapeutischen Situationen die wichtigste Technik, die mit emotionsfokussierten Techniken wie Stuhldialogen gut verbunden werden können. Beispielsweise kann ein Supervisor nach einem Stuhldialog, in dem sich der Supervisand gegen seinen schuldinduzierenden Elternmodus wehrt, auf dem Stuhl des Elternmodus Platz nehmen und von dort aus einen Patienten spielen, den der Supervisand aktuell wegen dieses Modus nicht konfrontieren kann.

25.4 Konkrete Lösungsvorschläge

Therapeutenbeispiel 1. Maria P. verzweifelt gerade wieder an einer depressiven Patientin mit passiv-aggressiven Mustern und Suizidgedanken, die große Ähnlichkeit mit ihrer Mutter aufweist. Sie fühlt sich hilflos, weil die Patientin keine konstruktiven Strategien aufgreift, die sie ihr vorschlägt, und rutscht wieder in ihr überkontrollierendes Muster, in dem sie versucht, die Patientin zu kontrollieren – mit erwartbar negativem Ausgang.

Da Frau P. stark emotional getriggert wirkt, schlägt ihr der Supervisor eine imaginative Übung vor. Frau P. startet mit einer aktuellen Situation mit ihrer Patientin und landet nach der Affektbrücke in einer Situation, in der sie sich als ca. zehnjähriges Mädchen große Sorgen um ihre Mutter macht. Die Mutter liegt seit Tagen meistens weinend auf dem Sofa und äußert auch immer wieder suizidale Andeutungen. Die kleine Maria versucht sie aufzuheitern, scheitert daran aber. Die Vorschläge des Vaters zur Klinikeinweisung weist die Mutter zurück, sodass sich die Familie in einer Sackgasse befindet. In der imaginativen Übung kommt die erwachsene Maria mit ins Bild. Sie versichert der kleinen Maria, dass sie keine Verantwortung übernehmen könne und müsse in dieser schwierigen Situation. Dann weist sie die Mutter freundlich, aber auch sehr ernst und bestimmt, darauf hin, dass sie – bei aller Nachvollziehbarkeit ihres Leidens – ihre Familie mit ihrem Verhalten überlaste und dass es wichtig für sie sei, sich in professionelle Behandlung zu begeben. Die kleine Maria ist durch diese Intervention sehr entlastet und verlässt die Situation gemeinsam mit der erwachsenen Maria. Nach der Übung ist Frau P. sehr viel ruhiger und es ist ihr klar, dass sie die aktuelle Patientin »nicht retten kann, indem sie ihr hinterher rennt«. Sie nimmt sich vor, in der nächsten Stunde klare Kriterien festzulegen, wann die Patientin in die Klinik muss.

Therapeutenbeispiel 2. Konstanze B. bringt in die Supervision wieder einen Fall mit, der ihre »typischen Knöpfe gedrückt« hat. Es handelt sich um eine etwas lispelnde Patientin mit sozialer Phobie, die sich stark an Frau B. klammert. Die soziale Phobie entstand in der Schulzeit, als sie wegen ihres Lispelns gemobbt und aufgezogen wurde. Die aktuelle Symptomatik besteht v. a. darin, dass die Patientin es vermeidet, mit Menschen zu sprechen, die ihr nicht sehr vertraut sind. Dabei ist das Lispeln heute noch hörbar, aber nicht mehr sehr auffällig. Die Patientin bindet Frau B. erfolgreich an sich, indem sie ihr vermittelt, wie froh sie ist, bei ihr über alles sprechen zu können, und wie wenig sie sich in der Therapie wegen des Lispelns stigmatisiert fühlt. Andere Übungen, insbesondere Gespräche mit verschiedenen ihr weniger bekannten Personen, möchte sie nicht durchführen – sie hofft, dass durch die Gespräche mit Frau B. »von alleine alles gut werden wird«. Frau B. hält die Expositionsübungen und Verhaltensexperimente für sehr wichtig, lässt sich aber von der Patientin immer wieder »einwickeln«, weil sie spürt, wie sehr sich diese vor den Übungen fürchtet. Frau B. möchte die Patientin beschützen und dafür sorgen, dass es ihr gut geht. In den Therapiesitzungen sind ihr fordernder Elternmodus und die unterwerfende Bewältigung aktiviert.

Die Supervisorin führt mit Frau B. einen Stuhldialog mit ihrem fordernden Elternmodus und ihrem gesunden Erwachsenenmodus durch. Auf dem Stuhl des fordernden Modus lässt sie Frau B. ausführlich darstellen, warum der Patientin keine Belastung zugemutet werden kann, warum es gut ist, wenn sich Frau B. einfach nur lieb um sie kümmert und warum sie es nicht verdient hat, durch therapeutische Hausaufgaben geplagt und gestresst zu werden. Dann wechselt Frau B. auf den Stuhl der gesunden Erwachsenen. Dort wird ihr auch emotional klar, dass diese Schonung der Patientin gar nichts nützt und im Wesentlichen ihre Vermeidung stabilisiert. Im Gegenteil ist es die Aufgabe der Therapeutin, die Patientin darin zu unterstützen, sich ihren Problemen zu stellen. Dabei kann nicht ausgeschlossen werden, dass die Patientin bei den therapeutischen Übungen auch negative Reaktionen auf ihr Lispeln erfährt. Allerdings wird ihr dies in ihrem Leben ohnehin nicht erspart bleiben, und die Aufrechterhaltung der Vermeidung ist keine gute Option mit dieser Gefahr umzugehen. Stattdessen kann die Therapie dann auch ein Ort sein, Wege zu finden, mit vermeintlicher oder tatsächlicher Zurückweisung – die im Übrigen jedem Menschen irgendwann im Leben widerfährt und für die jeder in irgendeiner Form gerüstet sein muss – umzugehen.

Frau B. kann auf diesem Stuhl eine starke Haltung gegen ihren fordernden Elternmodus entwickeln und so auch in eine sehr professionelle, nicht-unterwerfende therapeutische Haltung kommen. Um diese zu stabilisieren, spielt die Supervisorin direkt im Anschluss die aktuelle Patientin. Frau B. muss üben, mit ihr zu besprechen, dass die Vermeidung behavioraler Aufgaben nicht zielführend ist und dass sie als Therapeutin der Patientin keinen guten Dienst tut, wenn sie diese Vermeidung unterstützt und nur lieb mit der Patientin spricht. Nach dem vorangegangenen Stuhldialog meistert sie diese Aufgabe im Rollenspiel – und später auch in der realen Therapiesituation – sehr gut.

Zusammenfassung
In den beiden näher betrachteten Therapeutenbeispielen ging es darum, den schuldinduzierenden/fordernden Elternmodus zu begrenzen, damit die Therapeutin wieder ihre professionelle Handlungsfreiheit zurückgewinnt. Dabei war es jeweils möglich, nach einer emotionsorientierten Übung auch Strategien für das weitere Vorgehen in der Therapie abzuleiten.

Dos	Don'ts
► Lernen Sie Ihre eigenen Modi kennen. ► Versuchen Sie, den biografischen Hintergrund dieser Modi zu verstehen. ► Führen Sie in der Supervision oder auch für sich alleine imaginative Übungen oder Stuhldialoge durch, um dysfunktionale Modi zu begrenzen und den gesunden Erwachsenen zu stärken. ► Würdigen Sie auch die positiven Seiten dieser Modi – hohe Ansprüche an sich selbst hinsichtlich der Fürsorge für andere zu haben, ist sicher ein wichtiges Merkmal von Psychotherapeuten! Nur übertreiben Sie es nicht. ► Holen Sie sich Hilfe in der Supervision und Selbsterfahrung!	► Nehmen Sie es sich nicht übel, dass auch Sie dysfunktionale Muster haben. ► Lassen Sie dennoch nicht zu, dass dysfunktionale Modi in Ihrer Arbeit dominieren. ► Werten Sie sich nicht ab, wenn Sie Hilfe benötigen!

Literaturverzeichnis

Arntz, A. (2012). Imagery rescripting as a therapeutic technique: review of clinical trials, basic studies, and research agenda. Journal of Experimental Psychopathology, 3(2), 189–208.

Arntz, A. & van Genderen, H. (2010). Schematherapie für Borderline-Persönlichkeitsstörung. Weinheim: Beltz.

Ball, S. A. (2004). Treatment of Personality Disorders with co-occuring Substance Dependency: Dual Focus Schema Therapy. In J. J. Magnavita (Ed.), Handbook of Personality Disorder: Theory and Practice (pp. 398–425). New York: Wiley.

Ball, S. A., Maccarelli, L. M., LaPaglia, D. M. & Ostrowski, M. J. (2011). Randomized trial of dual-focused vs. single-focused individual therapy for personality disorders and substance dependence. Journal of Nervous and Mental Disease, 199(5), 319–329.

Ball, S. A. & Young, J. E. (2000). Dual focus schema therapy for personality disorders and substance dependence: Case study results. Cognitive and Behavioral Practice, 7, 270–281.

Bamelis, L. L., Renner, F., Heidkamp, D. & Arntz, A. (2011) Extended Schema Mode conceptualizations for specific personality disorders: an empirical study. Journal of Personality Disorders, 25(1), 41–58.

Beck, A. T., Freeman, A. et al. (1990). Cognitive Therapy of Personality disorders. New York: Guilford.

Behary, W. T. (2009). Der Feind an Ihrer Seite. Wie Sie im Umgang mit Egozentrikern überleben und wachsen können. Paderborn: Junfermann.

Berbalk, H. & Kempkensteffen, J. (2000). Die Bedeutung des »Momentanen Personalen Gesamtzustandes« für die Arbeit in der Depressionstherapie. Psychotherapeuten Forum: Praxis und Wissenschaft, Nr. 3.

Berbalk, H. & Young, J. E. (2009). Schematherapie. In J. Margraf & S. Schneider (Hrsg.), Lehrbuch der Verhaltenstherapie (S. 646–667). New York: Springer.

Berne, E. (1967). Spiele der Erwachsenen. Reinbek: Rowohlt.

Bernstein, D. P., Arntz, A. & de Vos, M. (2007). Schema focused therapy in forensic settings: Theoretical model and recommendations for best clinical practice. International Journal of Forensic Mental Health, 6, 169–183.

Bowlby, J. (1969). Attachment and Loss: Vol. I. Attachment. New York: Basic Books

Brakemeier, E.-L., Jäger, A.-M., Jacobi, F., Hautzinger, M. & Jacob, G. (2013). Which psychotherapy situations confront therapists with their limits? Results from a survey in 60 professionals. Poster at the EABCT Congress, 26.10.2013, Marrakesh.

Dieckmann, E. (2010). Die narzisstische Persönlichkeitsstörung mit Schematherapie behandeln. Stuttgart: Klett-Cotta.

Dorrmann, W. (2012). Suizid. Therapeutische Interventionen bei Selbsttötungsabsichten (5. Aufl.). Stuttgart: Klett-Cotta.

Edwards, D. (2007). Restructuring implicational meaning through memory-based imagery: Some historical notes. Journal of Behavior Therapy and Experimental Psychiatry, 38, 306–316.

Farrell, J. & Shaw, I. (2013). Schematherapie in Gruppen. Weinheim: Beltz.

Faßbinder, E., Schweiger, U. & Jacob, G. (2011). Therapie-Tools Schematherapie. Weinheim: Beltz.

Giesen-Bloo et al. (2006). Outpatient psychotherapy for borderline personality disorder. Randomized trial of schema-focused therapy versus transference-focused psychotherapy. Archives of General Psychiatry, 63, 649–658.

Greenberg, L. (2002). Emotion-Focused Therapy. Coaching clients work through their feelings. Washington, DC: American Psychological Association.

Grunert, B. K., Weis, J. M., Smucker, M. R. & Christianson, H. F. (2007). Imagery rescripting and reprocessing therapy after failed prolonged exposure for post-traumatic stress disorder following industrial injury. Journal of Behavior Therapy and Experimental Psychiatry, 38, 317–328.

Hackmann, A., Bennet-Levy, J. & Holmes, E. A. (2012). Imaginationstechniken in der Kognitiven Therapie. Weinheim: Beltz.

Hesse, P. U. (2009). Teilearbeit: Konzepte von Multiplizität in ausgewählten Bereichen moderner Psychotherapie. Heidelberg: Carl Auer.

Jacob, G. A. & Arntz, A. (2011). Schematherapie in der Praxis. Weinheim: Beltz.

Jacob, G. A. & Arntz, A. (2013a). Schema therapy for personality disorders – a review. International Journal of Cognitive Psychotherapy, 6, 171–185.

Jacob, G. A. & Arntz, A. (2013b). Schematherapie. Fortschritte der Psychotherapie. Göttingen: Hogrefe.

Jacob, G. A., Lieb, K. & Berger, M. (2009). Schwierige Gesprächssituationen in Psychiatrie und Psychotherapie. München: Elsevier.

Kagan, J., Reznick, J. S. & Snidman, N. (1988). Biological bases of childhood shyness. Science, 240, 167–171.

Kellogg, S. H. (2004). Dialogical encounters: Contemporary perspectives on »chairwork« in psychotherapy. Psychotherapy: Research, Theory, Practice, Training, 41, 310–320.

Lindenmeyer, J. (2010). Lieber schlau als blau: Entstehung und Behandlung von Alkohol- und Medikamentenabhängigkeit (8. Aufl.). Weinheim: Beltz.

Lobbestael, J., Vreeswijk, M. van & Arntz, A. (2007). Shedding lights on schema modes: A clarification on the mode concept and its current research status. Netherlands Journal of Psychology, 63, 76–85.

Lobbestael, J. et al. (2010). The reliability and validity of the short Schema Mode Inventory (SMI). Behavioral and Cognitive Psychotherapy, 38, 437–458.

Loose, C., Graaf, P. & Zarbock, G. (Hrsg.). (2013). Schematherapie mit Kindern und Jugendlichen. Weinheim: Beltz.

Moggi, F. & Donati, R. (2003). Psychische Störungen und Sucht: Doppeldiagnosen. Fortschritte der Psychotherapie. Göttingen: Hogrefe.

Noyon, A. & Heidenreich, T. (2013). Schwierige Situationen in Therapie und Beratung (2. Aufl.). Weinheim: Beltz.

Oei, T. P. S. & Baranoff, J. (2007). Young schema questionnaire: review of psychometric and measurement issues. Australian Journal of Psychology, 59, 78–86.

Potreck-Rose, F. & Jacob, G. (2012). Selbstzuwendung, Selbstakzeptanz, Selbstvertrauen: psychotherapeutische Interventionen zum Aufbau von Selbstwertgefühl (7. Aufl.). Stuttgart: Klett-Cotta.

Roediger, E. (2011a). Praxis der Schematherapie (2. Aufl.). Stuttgart: Schattauer.

Roediger, E. (2011b). Schematherapie bei Abhängigkeit. In E. Roediger & G. Jacob (Hrsg.), Fortschritte der Schematherapie. Konzepte und Anwendungen (S. 113–121). Göttingen: Hogrefe.

Roediger, E. & Jacob, G. A. (2011). Fortschritte der Schematherapie. Konzepte und Anwendungen. Göttingen: Hogrefe.

Rogers, C. (1961). On becoming a person: A therapist's view of psychotherapy. London: Constable.

Seebauer, L., Froß, S., Dubaschny, L., Schönberger, M. & Jacob, G. A. (2013). Is it dangerous to fantasize revenge phantasies in imagery exercises: an experimental study. Journal of Behavior Therapy and Experimental Psychiatry, published online ahead of print.

Young, J. E. (1990, 1994). Cognitive Therapy for personality disorders: A schema-focused approach. Sarasota: Practitioner's Resource Series.

Young, J. E., Klosko, J. S. & Weishaar, M. (2005, 2008). Schematherapie. Paderborn: Junfermann.

Young, J. E. & Klosko, J. S. (2006). Sein Leben neu erfinden. Paderborn: Junfermann.

Zens, C. & Hagena, S. (2013). Schematherapie beim Jungerwachsenen. In C. Loose, P. Graaf & G. Zarbock (Hrsg.), Schematherapie mit Kindern und Jugendlichen (S. 149–177). Weinheim: Beltz.

Zens, C. & Jacob, G. (2012). Schematherapie bei Persönlichkeitsstörungen. In H. H. Stavemann (Hrsg.), KVT update. Neue Entwicklungen und Behandlungsansätze in der Kognitiven Verhaltenstherapie (S. 153–178). Weinheim: Beltz.

Zens, C. & Jacob, G. A. (2013). Schematherapie bei Persönlichkeitsstörungen – Das Moduskonzept. DNP – Der Neurologe und Psychiater. 14 (1), 34–41.

Sachwortverzeichnis

Schematherapie erleben

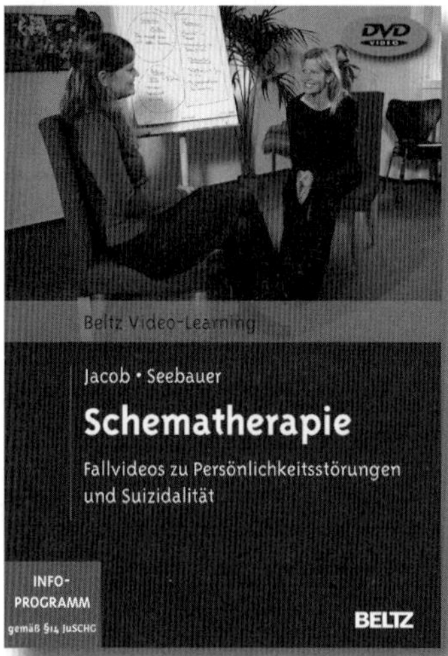

Gitta Jacob • Laura Seebauer
unter Mitarbeit von
Eva Fassbinder, Manuela Klaube
und Christine Zens
Beltz Video-Learning
Schematherapie
2 DVDs, 250 Min. • 16 Beispiele für Modi
2013. 16-seitiges farbiges Booklet.
EUR 69,- D
ISBN 978-3-621-28101-0

Therapievideos sind ein ideales Lehr- und Lernmittel für die Psychotherapie. Erfahrene Psychotherapeutinnen zeigen beispielhaft das Vorgehen in der Schematherapie.

Fälle
Patientin mit Borderline-Persönlichkeitsstörung (Therapeutin: Gitta Jacob)
Patient mit Cluster C-Persönlichkeitsstörung (Therapeutin: Laura Seebauer)
Narzisstischer Patient
(Therapeutin: Christine Zens)
Schwer suizidale Patientin
(Therapeutin: Eva Faßbinder)

Interventionen
Besprechung des Modus-Modells • Pro- und Kontra-Liste Bewältigungsmodus erstellen • Stuhldialoge mit verschiedenen Bewältigungsmodi • Imaginationsübungen mit verschiedenen Gefühlen • Stuhldialog mit verschiedenen dysfunktionalen Elternmodi • Empathische Konfrontation • Ableitung von Interventionen aus aktuellen Problemen u.a.m. (Die Benennung der Techniken und Modi ist zuschaltbar.)

Verlagsgruppe Beltz • Postfach 100154 • 69441 Weinheim • www.beltz.de

Von Fall zu Fall: Schematherapie in Aktion

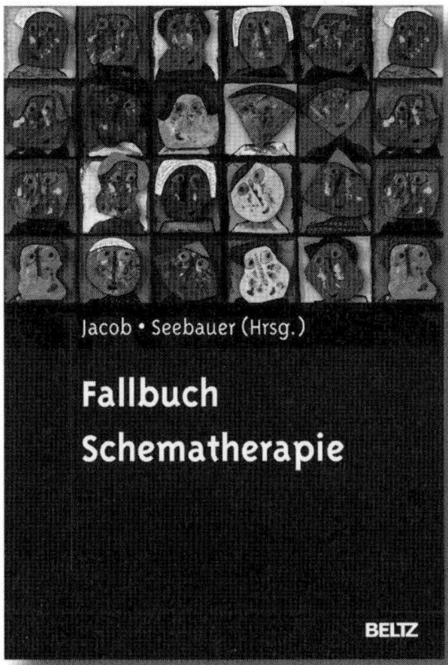

Gitta Jacob • Laura Seebauer
Fallbuch Schematherapie
2013. 272 Seiten. Gebunden.
ISBN 978-3-621-28083-9

Dieses Buch ist auch als E-Book erhältlich.
ISBN 978-3-621-28117-1

Mit der Schematherapie ist es möglich, eine ganze Bandbreite von psychischen Störungen zu behandeln: Narzisstische oder Borderline-Persönlichkeitsstörungen, Essstörungen, Zwangsstörungen, Depressionen oder Soziale Phobien. Dabei sollte der Therapeut immer die individuellen Eigenschaften, Ressourcen und Lebensumstände der Patienten im Blick behalten und so in die Behandlung integrieren, dass diese bestmöglich davon profitieren können.

In 29 Beispielfällen zeigen bekannte und erfahrene Schematherapeuten, wie eine Schematherapie ablaufen kann. Dabei demonstrieren sie sowohl Gemeinsamkeiten als auch individuelle Unterschiede zwischen den Fällen und dem Vorgehen verschiedener Therapeuten. Alle Kapitel sind ähnlich aufgebaut: Neben der Darstellung der Symptome und des biographischen Hintergrunds wird ein Schwerpunkt auf das persönliche Modus-Modell des jeweiligen Patienten gelegt. Anschließend wird die Behandlung mit ihren wichtigsten Schwerpunkten sowie Erfolgen und Schwierigkeiten beschrieben.

Verlagsgruppe Beltz • Postfach 100154 • 69441 Weinheim • www.beltz.de

Der beliebte Ansatz jetzt auch im Gruppensetting

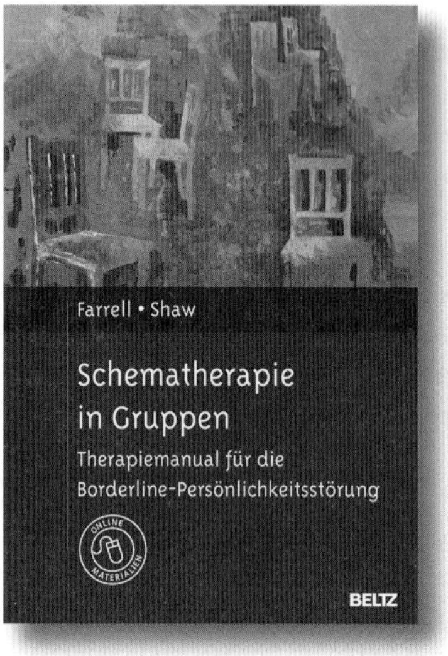

Die Schematherapie hat in den letzten Jahren deutlich an Beliebtheit gewonnen und verbreitet sich mehr und mehr, sowohl in ambulanter als auch stationärer Psychotherapie.

Joan Farrell und Ida Shaw übertragen den Ansatz erstmals auf das Gruppensetting. Vor allem bei Patienten mit Borderline-Persönlichkeitsstörungen hat sich diese Form der Schematherapie als außerordentlich erfolgreich erwiesen. Die Prinzipien des Ansatzes lassen sich direkt und unkompliziert auf den eigenen Therapiealltag übertragen. Mit vielfältigen Beispielen und zahlreichen Arbeitsblättern für Therapeuten und Patienten.

Farrell • Shaw
Schematherapie in Gruppen
Therapiemanual für die
Borderline-Persönlichkeitsstörung
Mit Online-Materialien
2013. Ca. 320 Seiten. Gebunden
ISBN 978-3-621-28035-8

Dieses Buch ist auch als E-Book erhältlich.
ISBN 978-3-621-28069-3

Aus dem Inhalt

- Das Konzept der Gruppenschematherapie (GST)
- Therapeutische Aspekte einer Gruppe
- Die Rolle des Therapeuten
- Grundlagen der Gruppenschematherapie
- Der Ablauf einer Gruppenschematherapie: Verbundenheit und emotionale Regulierung, Modusarbeit, Autonomie
- Materialien und Anleitungen für Patienten
- Kombination von Einzelschematherapie und Gruppenschematherapie

Verlagsgruppe Beltz • Postfach 100154 • 69441 Weinheim • www.beltz.de

Alle Materialien, die Sie für die Schematherapie brauchen

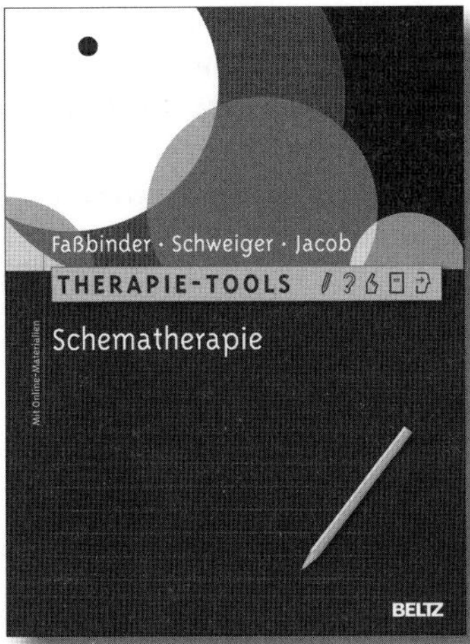

Die Schematherapie hat sich in den letzten Jahren vor allem bei der Behandlung von Persönlichkeitsstörungen als wirksames psychotherapeutisches Verfahren etabliert. In der Praxis wird dabei verstärkt auf das Moduskonzept zurückgegriffen, bei dem der Therapeut mit dem »einsamen Kind« oder dem »leistungsfordernden Elternteil« im Patienten arbeitet.

Eva Faßbinder, Ulrich Schweiger und Gitta Jacob stellen eine umfangreiche Materialiensammlung zur Verfügung: 140 modusspezifische Arbeits- und Informationsblätter für Patienten und Therapeuten sind direkt in den Therapiesitzungen einsetzbar und können sowohl in der Einzel- als auch in der Gruppentherapie verwendet werden.

Eva Faßbinder
Ulrich Schweiger
Gitta Jacob
Therapie-Tools Schematherapie
2011. 264 Seiten. Broschiert.
ISBN 978-3-621-27819-5

Dieses Buch ist auch als E-Book erhältlich.
ISBN 978-3-621-28023-5

Aus dem Inhalt:

- Einführung in die Schematherapie
- Psychoedukation
- Modi bewusst wahrnehmen
- Sicherheit herstellen
- Die problematischen Kindmodi
- Die problematischen Elternmodi
- Die problematischen Bewältigungsmodi
- Der Modus des fröhlichen Kindes
- Der Modus des gesunden Erwachsenen

Verlagsgruppe Beltz · Postfach 100154 · 69441 Weinheim · www.beltz.de

Schematherapie – eine Einführung für Praktiker

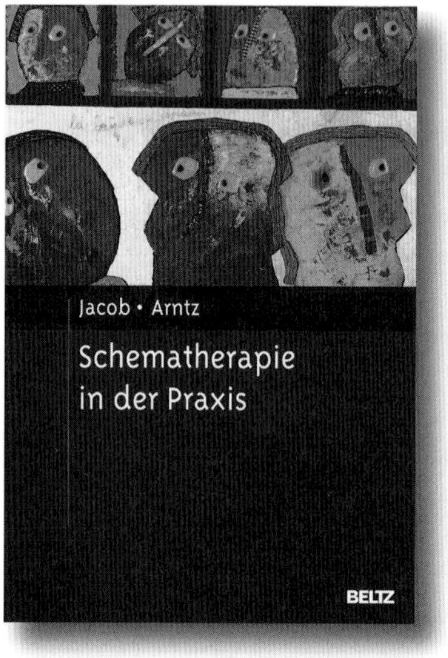

Die Schematherapie ist eine sinnvolle Ergänzung zur Verhaltenstherapie. Schemata werden als überdauernde Eigenschaften verstanden, die sich bereits in der Kindheit ausbilden. Die Autoren legen den Schwerpunkt des Buches auf das Moduskonzept.

Ein Modus (z.B. das verletzte Kind) ist der aktuelle Zustand des Patienten, mit dem man in der Therapie leichter arbeiten kann und der deshalb im Vordergrund der therapeutischen Arbeit steht. Es wird gezeigt, welche Modusklassen es gibt und wie das Modus-Fallkonzept erarbeitet wird. Die schematherapeutischen Interventionen wie z.B. Stuhldialoge werden modusspezifisch vorgestellt. Fallbeispiele unterschiedlicher Patiententypen veranschaulichen das therapeutische Vorgehen. Typische Fragen werden am Ende jedes Kapitels beantwortet.

Gitta Jacob • Arnoud Arntz
Schematherapie in der Praxis
2011. 206 Seiten. Gebunden
ISBN 978-3-621-27783-9

Dieses Buch ist auch als E-Book erhältlich.
ISBN 978-3-621-28052-5

Aus dem Inhalt

Teil I Fallkonzeptualisierung:
Grundlagen • Das Moduskonzept • Vermittlung des Moduskonzeptes an den Patienten

Teil II Behandlung:
Übersicht über die Behandlung • Überwinden von Bewältigungsmodi • Umgang mit verletzbaren Kindmodi • Umgang mit wütenden und impulsiven Kindmodi • Interventionen bei dysfunktionalen Elternmodi • Stärkung des gesunden Erwachsenenmodus

Verlagsgruppe Beltz • Postfach 100154 • 69441 Weinheim • www.beltz.de

Der neue Ansatz für Borderline-Störungen

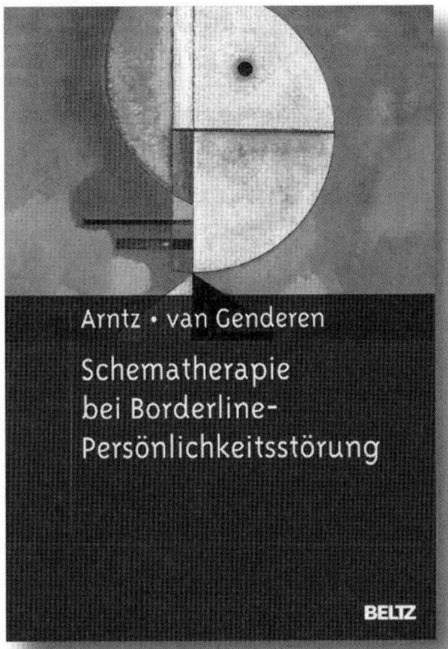

Arnoud Arntz •
Hannie van Genderen
Schematherapie bei Borderline-Persönlichkeitsstörung
2010. XVIII, 169 Seiten. Gebunden
ISBN 978-3-621-27746-4

Die Borderline-Störung – eine der häufigsten Persönlichkeitsstörungen – gilt als schwer behandelbar. Als sehr effektiv hat sich jedoch die Schematherapie erwiesen: Die Methode ist mit einer Kombination aus klassischen verhaltenstherapeutischen, kognitiven und erlebnisorientierten Techniken erfolgreich.

Arntz und van Genderen stellen das Borderline-Störungsbild sowie die Grundlagen und Techniken der modernen Schematherapie vor: Die zentralen Konzepte werden anhand von Fallbeispielen und Beispieldialogen veranschaulicht, sodass die konkrete Anwendung – auch bei der schwierigen Klientel der Borderline-Patienten – gelingt. Inklusive Therapiematerialien: Arbeits- und Informationsblätter für Patienten und Therapeuten.

Aus dem Inhalt:

- Borderline-Persönlichkeitsstörung;
- Behandlung mit Schematherapie;
- Therapeutische Beziehung;
- Erlebnisorientierte, kognitive und verhaltensbezogene Techniken;
- Modusspezifische Methoden;
- Abschlussphase der Therapie

Verlagsgruppe Beltz • Postfach 100154 • 69441 Weinheim • www.beltz.de

Schwierige Therapiesituationen meistern

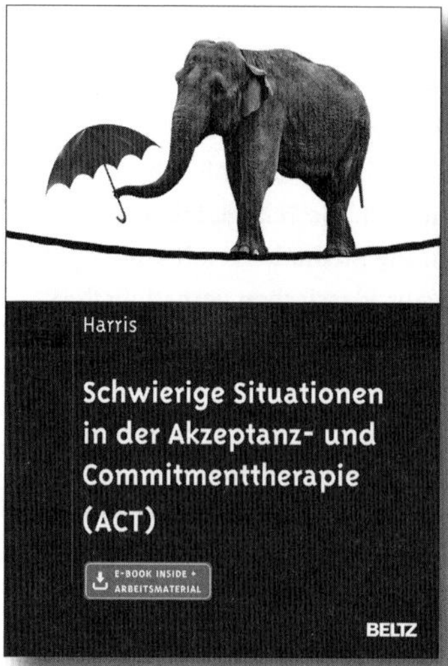

Russ Harris
Schwierige Situationen in der Akzeptanz- und Commitmenttherapie (ACT)
Mit E-Book inside und Arbeitsmaterial
2014. Ca. 192 Seiten. Gebunden.
ISBN 978-3-621-28145-4

Dieses Buch ist auch als E-Book erhältlich.
ISBN 978-3-621-28176-8

Die Akzeptanz- und Commitmenttherapie (ACT) gewinnt zunehmend an Bedeutung, immer mehr Psychotherapeuten arbeiten mit dieser Methode. Da sie aber noch relativ neu ist, fehlen bei Problemen mit Patienten oder dem Ansatz selbst die passenden Ansprechpartner. Dieses Buch schafft Abhilfe: In 14 Kapiteln werden die häufigsten Probleme bzw. schwierigen Situationen thematisiert, die in einer ACT-Therapie vorkommen können.

Wie können z.B. unmotivierte oder zurückhaltende Klienten für die Mitarbeit gewonnen werden? Wie können Therapeuten mehr Flexibilität für ihren Umgang mit Klienten erlernen oder diesen das ACT-Konzept besser vermitteln? Russ Harris beschreibt jede schwierige Situation in einem eigenen Kapitel und gibt zahlreiche Lösungsmöglichkeiten an die Hand. Besondere Praxis- bzw. Alltagsnähe vermitteln zahlreiche Beispieldialoge und Übungen.

Verlagsgruppe Beltz • Postfach 100154 • 69441 Weinheim • www.beltz.de